Finn Thoresen

Har kreftens gåte en løsning II

Kommentarer og refleksjoner

1

Finn Thoresen
Har kreftens gåte en løsning II
Kommentarer og refleksjoner

Idé omslag: Finn Thoresen
Omslag: Designlaboratoriet
Omslag foto: Erling Halvorsen
Boken er satt med Times New Roman

ISBN-13: 978-1517052454 (CreateSpace-Assigned)
Førsteutgave
© 2015 Stiftelsen Robin H. org. nr. 977151937
Utgitt i samarbeid med TheMa Forlag

1. Forfatterens og pasientens stemme

Hvis noen av leserne kommer over et eksemplar av «Har kreftens gåte en løsning II», og bind I ikke er noe sted å oppdrive, så har jeg lagt opp til at denne kommentarboken skal kunne leses uavhengig av hovedboken. Begge bøkene har den samme røde tråden – pasientdagboken - og lesere som her vil komme midt inn i fortellingen kan først slå opp i bokens appendiks som innledes med et resymé av høyde- og lav-punktene i pasientdagboken i tiden fra 17. april 2007, da jeg fikk kreftdiagnosen, og frem til det tidspunktet hvor denne boken begynner:

I tiden mellom 29. februar og 14. oktober 2008

Noe som opptok meg stadig mer, var legenes manglende oppmerksomhet overfor det faktum at jeg fikk behandlingen utenfor sykehuset og at sykdomsutviklingen min gang på gang avvek sterkt fra alle prognoser. Jeg klarte aldri å finne noen fornuftig og noenlunde *forståelig* – i betydningen akseptabel - forklaring på deres handlemåte. Det var nesten uvirkelig gang på gang å stange hodet mot veggen av mangel på vilje, eller evne, til å se eller gi uttrykk for at det ble sett sammenheng mellom Are Thoresens behandling og resultatene av den. Han har nå gjentatt en behandling som han forutsatte ville føre til stans i kreftutvikling i svulsten. Forusetningen var at pulsdiagnosen viste at jeg responderte på behandlingen. Den gjorde det nærmest umiddelbart! (Vist ved neste MR-måling.) At kreftspesialister om igjen, etter denne andre demonstrasjonen av metodens effekt velger å ignorere dette fenomenet, er besynderlig.

Min forbauselse må sees på bakgrunn av min unike situasjon: Jeg var den som ble behandlet og var vitne til enhver detalj og nyanse i alt som foregikk, både omkring meg og inne i meg. Jeg var den som erfarte denne direkte sammenhengen mellom behandlingen og dens tilnærmet øyeblikkelige effekt. Men likevel ...

Leger er ikke statistikere, og det er derfor en teoretisk mulighet for at de ved en overfladisk gjennomtenkning kan *tillate seg* å bedømme det som tilfeldigheter selv om veksten i kreftsvulsten to ganger[1] har stanset opp på nøyaktig samme tid som Are Thoresen har gjort grep for å få veksten til å stanse. En slik konklusjon vil være umulig å «tillate seg» å trekke for en som har matematikk som sitt analyseverktøy. [2]

Fra de fleste kreftspesialisters synspunkt er det at en svulst slutter å vokse eller skrumper igjen, bedømt som så usannsynlig at de ikke engang tar i betraktning at dette kan være en naturgitt egenskap og mulighet ved sykdommen. Når dette likevel *en sjelden gang* skjer også for pasienter på sykehus, som legene kan observere, betegnes det som anekdotisk helbredelse og blir ikke nærmere undersøkt. At dette bare skjer en og annen «sjelden gang» på sykehus, kan skyldes at kampen mot kreftsykdommens symptomer ikke er noen effektiv måte å stanse sykdommen på.

Det siste ville i 2008 blitt sett på som en tvilsom påstand, i beste fall en uutforsket hypotese. I dette innledningskapittelet skriver jeg både som pasient og forfatter. Forfatterens fremsynthet i dette viktige spørsmålet ble seks år senere i dette viktige spørsmålet bekreftet i offentlighet (sitat fra bokens epilog):

> *«2. april 2014 refererer Anne Synnevåg dagens ekko på NRK P2 fra en internasjonal kreftkonferanse i Lørenskog.*
> *Hovedtemaet er at en forskergruppe fra Oxford har oppdaget at enhver kreftsvulst har sin egen personlighet, sin egen genetikk, forskjellig fra alle andre svulster – også innenfor samme type kreft.*
> *Konsekvensen av denne oppdagelsen er bl.a. at en nå vet mer om det som tidligere har vært betraktet som kreftsykdommenes uberegnelighet, at det har vært medisinsk umulig å vite noe om det fremtidige forløpet av sykdommen, og ansett som å være mer eller mindre tilfeldig hvem medisinen har effekt på, hvem som oppnår varig bedring eller hvem som dør.*
> *Forskningen viser ifølge Dr. Bass Hassan, lederen for gruppen, at om en medisin har effekt på den største gruppen kreftceller*

6

og kanskje utrydder denne fullstendig, kan dette lede til
bedrede «livsvilkår» for en av de mindre kreftcellegruppene
som svulsten består av og som medisinen ikke har noen effekt
på. Dersom en i dag lykkes med å finne ny medisin som virker
på neste oppblomstring av kreftceller, er dette i mange tilfeller
innledningen på en runddans hvor en for hver ny og
tilsynelatende vellykket medisinering i realiteten stimulerer nye
og stadig mer aggressive cellegrupper - og til slutt ender med
det som betegnes tilbakefall med spredning. Den nye veksten
har samme genetiske problematikk som den første, og på hvert
nytt trinn i behandlingsprosessen blir sykdommen stadig mer
aggressiv og reduserer sjansene for helbredelse ned mot null.
Lenger enn dette er ikke forskerne i stand til å følge
sykdommen.
Denne kunnskapen er så langt en grensesprengende forklaring
på hvorfor dagens behandlingsmetoder i så mange og
uforutsigbare tilfeller mislykkes, og hvilke enorme utfordringer
det blir å fortsatt følge "symptom-sporet".[3]

Dersom legene og onkologene sjalter ut sin matematiske grunnkunnskap og også ser bort fra en medisinsk bedømmelse - fordi de såkalte anekdotiske helbredelsene av en ukjent, underlig årsak har havnet utenfor enhver medisinsk vurdering - vil kanskje også legene tenke som en lekmann, basert på den folkelige troen på hva kreft er:

- En sykdom som er irreversibel og kun kan stanses av de behandlingsstrategiene som autorisert kreftbehandling *i dag* består av.
- At det er bortimot galskap og livsfarlig ikke å følge den behandlingen legevitenskapen anbefaler.

Alle leger som tenker seg om vet at moderne medisins historikk tilsier at fremtidens behandlingsstrategier vil være forskjellige fra i dag. Jeg kan forstå at de legene som mer eller mindre bare har vært innom og hilst på, bladd litt i journalen, veiet og målt og ellers holdt godt tak i de folkelige og dogmatiske synspunktene også agerer i pakt med folketroen og dogmene. Men jeg kan fremdeles ikke forstå denne ignoransen av eget fag hos de som i egenskap av beslutningstakere

7

nødvendigvis må ha foretatt en viss fordypning i mitt sykdomsforløp. At også de har kunnet tillate seg nærmest å late som ikke den massive mengden av sykehusenes prøveresultater fremviser og dokumenterer av *kvalitative fakta,[4]* om akupunktur- behandlingsmåtes effekt eksisterer. Så langt peker 3 CT-er, 4 MR, 1 PET CT og 6 biopsier alle i samme retning.

I bøkene om metoden til gjenopprettelse av vårt naturgitte forsvar mot kreftsykdommer har jeg også beskrevet en rekke andre tilfeller hvor metoden har vist sin effekt – enten ved Thoresens klinikk eller ved klinikker i andre land. De er dårlig dokumentert, og selv om en velger helt å se bort fra disse, står vi uansett tilbake med to veldokumenterte tilfeller som begge indikerer usedvanlig stor effekt, større enn noen annen kjent behandlingsmetode.

I og med at sykejournalen er min eiendom, vil jeg her og nå erklære at alt av betydning for en riktig forståelse av effekten av behandlingsmetoden er tilgjengelig i forskningsøyemed.

For en matematiker er det selvfølgelig en absurditet å påstå at det her kan ha vært tilfeldigheter som har spilt Thoresen og meg et puss. Flere leger har som nevnt derimot sagt med en slags selvsikker autoritet at mine bedringer må skyldes tilfeldigheter. Her vil jeg sitere en av dem Den avvisningen står for meg som norsk rekord i kombinasjonen av faglig arroganse og ignoranse. Da jeg oppfordret til å se på resultatene av de laboratorieforsøkene som Sergio Manzetti har gjennomført, svarte kreftforskeren med replikken:

> *«Nei det er uten interesse, for vi vet jo fra før at akupunktur ikke kan helbrede kreft.»*

2. Mellom Yin og Yang

På samme måte som
motsetningsparet Yin
og Yang er fullstendig
avhengig av hverandre
innbyrdes for at liv
skal oppstå og
utvikles, er vår vestlige
kulturs overlevelse
avhengig av at vi ikke
lenger frastøter, men
tiltrekker og
samarbeider med våre
motpoler.

Juni 2012

Det er krevende å få norske leger til å forstå at akupunktur kan være en effektiv behandlingsmetode for en lang rekke sykdommer og helseplager. Molekylærbiolog Sergio Manzettis laboratorieforskning som beskrives i hovedboken, gir en nøkkel til slik forståelse ved at laboratorieforsøkene «oversetter» endringer i blodet fra akupunkturteoretiske definisjoner til naturvitenskapelige termer.

I denne boken er det dessuten gitt plass for to kapitler som forsøker å trenge under huden på kulturforskjeller mellom østlige og vestlige virkelighetsforestillinger. Riktignok en lengre vei enn Manzettis, men som i det minste viser at forestillinger på begge sider av den usynlige skillelinjen er like riktige, og fremfor alt – like verdige.

For de fleste som er født og oppvokst i vår vestlige eller europeiske kultur, er akupunkturens virkemåte et mysterium. For de fleste leger og forskere er den uakseptabel, mens for pasienter som får hjelp for sine helseplager, er denne hjelpen som oftest tilstrekkelig til å få en positiv holdning til behandlingsmetoden. I denne sammenhengen er det viktig å oppnå skeptiske legers og forskeres aksept for at

9

akupunktur faktisk virker. Ved å belyse enkelte av denne medisinske tradisjonens historiske forutsetninger håper jeg å åpne for forståelsen av *at* akupunktur kan ha en effekt på sykdom. Å forstå *hvordan* akupunktur virker, er et betydelig mer krevende prosjekt og må overlates til dem som gir leger og forskere etterutdanning i denne formen for legekunst.

Før den teknologiske revolusjonen inntok Europa en meget tilbakestående plass i medisinens historie. I alle de årtusenene vi kan følge Kina tilbake i historien, ser vi derimot at fremveksten av en sofistikert legekunst har vært sentral i dette rikets kulturutvikling.

At et flertall av leger og forskere i Vesten sannsynligvis fremdeles mener at akupunktur ikke er legekunst, men noe bortimot det motsatte, tror jeg skyldes en dårlig kombinasjon av mangelfull kunnskap og sviktende toleranse. Et jevnt voksende mindretall mener imidlertid at tiden er inne for å benytte all tilgjengelig kunnskap om helse, sykdom og helbredelse til beste for en stadig mer hjelpetrengende befolkning.

oOo

Thoresen er utålmodig etter å komme til orde etter å ha fått opplest denne innledningen til det første kapitlet som for alvor berører hans fagfelt. Han ville helst ha gått rett på, uforstående til hvorfor han aldri har blitt forstått – utenfor den indre kretsen av dem som på forhånd har hatt forutsetningene for å kunne forstå ham og hans forskning. Denne indre, men verdensomspennende kretsen består av medisinere med forskjellig kulturell tilnærming til medisin, og som har møtt hverandre under to grunnleggende forutsetninger: et helhetssyn på mennesker og verden, helse og sykdom (helhetsmedisin eller holistisk medisin), og utstrakt kjennskap til bruken av akupunktur. Både den klassiske (kinesiske) og den som gjennom et drøyt århundre er blitt videreutviklet i andre deler av verden, spesielt i Frankrike. Denne fornyelsen av akupunkturen har for øvrig også funnet sted i Norge, ikke minst takket være Thoresen selv, som i det store utland er kjent for mange betydelige nyvinninger innenfor akupunktur og for videreutvikling tilpasset de raske endringene i menneskenes livsbetingelser som har skjedd i hans egen levetid.

10

Selv om jeg raskt ble fengslet av det prinsipielle i Thoresens tilnærming til spørsmålet om sykdommenes vesen og hvordan helbrede dem, forsto jeg svært lite når han skulle forklare meg hva dette i detalj handlet om. Dette skyldtes at prinsippene for akupunktur er svært vanskelige å formidle til noen som ikke har innsikt i den virkelighetsoppfatningen, spesielt den som gjelder organismene, som prinsippene for akupunkturbehandling i sin alminnelighet springer ut av.

Jeg innså tidlig at det var viktig å formidle denne bakgrunnskunnskapen ut fra den velkjente årsaken til mange unødvendige "kulturkollisjoner": *Den som forstår, aksepterer*, mens *den som ikke forstår, forkaster.*

Om Thoresen ikke hadde tid til selv å fortelle meg om alle etappene på sin vei inn i denne nye virkelighetsoppfatningen, besvarte han i det minste noen av de spørsmålene som ellers ville ha krevet et studium av kinesisk medisin på høyt nivå. Han gjorde det mulig for meg å gi leseren noe mer enn et overfladisk innblikk. Samtidig kunne jeg supplere med en forhåndskunnskap om asiatisk kultur, filosofi og religion som jeg hadde tilegnet meg i yngre dager. Hensikten er å gi et lite innblikk i hvilke lange og solide vitenskapelige tradisjoner dagens "moderne" akupunktur er resultatet av.

En litt uortodoks introduksjon til Thoresens synspunkter fikk jeg en gang jeg var invitert på et av hans seminarer for å lære litt mer om hans arbeide, slik kollegaer og elever møter det. Jeg fikk ikke mindre bakoversveis enn de andre tilhørerne da han innledet med utsagnet: "Det første dere må gjøre, er å glemme den kinesiske akupunkturtradisjonen!"

Var dette en form for zen-buddhistisk tilnærming for å vekke de fremmøtte opp av den hverdagsdvalen de ofte har med seg inn i en slik forsamling – eller koketteri med publikum? Min nysgjerrighet ble tilfredsstilt da jeg senere fikk anledning til en liten samtale om det jeg hadde hørt i foredraget.

- Sa jeg det virkelig så sterkt? Det var ikke meningen. Nei – jeg har stor respekt for det aller meste av det jeg kjenner til av gammel kinesisk filosofi og vitenskap. Men jeg har etter hvert fått stadig mer motvilje mot hvordan kineserne selv behandler

11

sine filosofiske tradisjoner. Enten kan de umulig ha forstått dem fullt ut, eller de lar dem stivne – stikk i strid med en av grunnpilarene i kinesisk filosofi: virkelighetens dualitet og dens uavbrutte dynamikk slik den er beskrevet i læren om Yin og Yang.

TCM (Traditional Chinese Medicin – min anmerkning), i særdeleshet akupunktur, er utenkelig, en umulighet, uten tilværelsens uopphørlige flyt og forvandling. Men mens kineserne selv beundrer sin kulturelle fortid, den gang filosofien var i dynamisk utvikling, blir dagens TCM stadig mer fastlåst i sine gamle spor. Vet du at det meste av ny utvikling innenfor deres egne medisinske tradisjoner, spesielt innenfor akupunktur, skjer på kulturområder hvor akupunktur er relativt nylig ervervet kunnskap. I Europa har spesielt Frankrike i lang tid vært et foregangsland for både forståelse og bruk av akupunktur på en måte som befordrer innovasjon og tilpasning til de endringene som har skjedd gjennom århundrene i våre organismer.

Fra en felles bekjent visste jeg han hadde blitt anerkjent i Kina for å ha funnet en rekke nye akupunkturpunkter på hester – i Vesten også på hunder og mennesker. Som en forklaring på sin innledende påstand på seminaret satte han i den videre samtalen sin egen innsats i relieff til moderne kineseres konservatisme.

- Overdreven respekt eller manglende evner, hva vet jeg, har ført til at kineserne ikke retter opp det som har vært feil i tradisjonen – eller som var riktig for to tusen år siden, men er feil i dag. Selv om stadig gjentatte erfaringer burde vise kineserne, like tydelig som vi ser det utenfra, hva som verken fungerer eller er basert på riktig forståelse.
- *Har du noen eksempler?*
- Mange, men da må jeg inn på mer faglige beskrivelser. Jeg kan isteden komme tilbake til dette etter at vi senere har gjennomgått noen av de viktigste grunnprinsippene for akupunkturbehandling.

    Det som kan være interessant i vår sammenheng, er staheten du har påpekt i det perspektivet du hadde som utgangspunkt i kapitlet om "Gåten og løsningen". Det har tatt

150 års forskning omkring kreftsymptomene før noen i de siste årene har begynt å granske vårt immunforsvar for å finne svaret på gåten.

- *Du nevnte læren om Yin og Yang. Er dette et element i kinesisk filosofi som kan sette oss på sporet av forskjeller i vestlig og østlig tenkemåte?*
- Ikke bare tenkemåte, men også forskjeller i forutsetninger for den aller første filosofi vi kjenner. I Kina var det i oldtiden ikke noe dominerende presteskap som filtrerte vismennenes virkelighetsforståelse, mens både i India og Midtøsten forvaltet presteskapet sannheten. Dette bevirket at tenkningen og forestillingsverdenen var uløselig forbundet med religionen i en form som ble forutsetningen for presteskapets makt gjennom historien.
- *Når omtrent ble forståelsen av virkeligheten som en dynamisk samvirkende tosomhet dannet?*
- Dualiteten kommer til syne i den kinesiske historien i skriftlig overlevering i form av beskrivelser av de to ursubstansene Yin og Yang. De tidligste funnene av beskrivelser er datert til cirka tolv hundre år før Kristus, men man regner med at denne filosofien og fortellinger om Yin og Yang har vært muntlig overlevert gjennom lang tid før dette. Skriftlige nedtegnelser forekommer likevel nærmere åtte hundre år før grunnleggerne av vår kulturs tenkemåte, Sokrates, Platon og Aristoteles, løsnet på bindingene mellom tenkningen og religionen, og utformet en filosofi basert på innsikt og forståelse, logikk og fornuft. Det som helt frem til vår tid blir stående som den avgjørende forskjellen, det som skiller kinesisk filosofi fra annen filosofi, er dynamisk samspill istedenfor motsetninger og kamp. Det som for indere og europeere forblir dualisme (motsetningene mellom himmel og jord, lys og mørke og så videre – min anmerkning), blir i Kina dualitet – et uavbrutt, livsbejaende samspill mellom Yin og Yang.
- *Representerer Yin og Yang de samme motsetningene som i dualismen?*
- De samme egenskapene, ikke som motsetninger, men som samarbeidspartnere. Yin representerer Jorden og alt som er mørkt, kaldt, dypt, visnende, vått og bløtt. Yang representerer

lyset, varmen, det voksende, det høye og harde. Månen er Yin og solen er Yang.

Før vi avslutter denne samtalen, nevner jeg for ham hvordan jeg ønsker å introdusere leserne for forskjellene i virkelighetsforståelsen bak det som er blitt til vestlig og østlig medisin, og jeg spør om han kan tenke gjennom hvilke elementer i østlig filosofi som burde betones i en slik sammenheng.

- Har du lest Albert Schweitzers lille gule?
- *Hva da?*
- Hans bok om østlige filosofiske tradisjoner. Den ble forresten første gang utgitt på norsk i 1972, noe som kan ha sammenheng med at han var i Oslo og mottok Nobels fredspris i 1954. Men den ble skrevet mye tidligere, omkring krigsutbruddet, under våkenetter i hans telt i Lambaréné i Gabon. Det var kort tid etter at han hadde forlatt sine karrierer i Europa som fagteolog og konsertorganist. Etter å ha gjennomført legestudiet fulgte han kallet han hadde fått, og brukte store deler av sitt liv til å arbeide for å bedre folkehelsen i Afrika.
- *Den lille gule?*
- Boken er både liten og tynn, og har et pent, lysegult omslag.

Etter å ha vendt hjem fra seminaret og tatt imot de første pasientene, stilt pulsdiagnoser og gitt dem nålestikk, ringte han meg.

- Første gang jeg var i Kina, kjøpte jeg et eksemplar av den siste engelske oversettelsen av I Ching (Forvandlingens bok – min anmerkning). Du kan låne den og i hvert fall lese forordet av psykolog Carl Gustav Jung. Og – du må skaffe deg et eksemplar av En yogis selvbiografi av Paramahansa Yogananda. Når du har kommet deg gjennom dette, har du fått en antydning om hvor avgjørende forskjellene kan være mellom vestlig og østlig virkelighetsoppfatning.

Yogananda hadde jeg lest i mine yngre dager og var umiddelbart enig i at han hadde lykkes med å vekke interesse for og formidle noe for oss så fremmedartet og uforståelig som østlig verdensanskuelse og virkelighetsoppfatning. Samtidig innså jeg at det som en så stor

14

forteller, med så gode forutsetninger – han hadde også mange års tilegnelse av vestlig kultur og tenkning bak seg – hadde behøvd nesten seks hundre sider på å bringe meg en gryende forståelse av, ikke var enkelt å videreformidle her.

Mine ambisjoner ble i denne boken redusert til å appellere til toleranse for østlig virkelighetsoppfatning for å vekke interesse for denne type kultur og tenkning, og la det være opp til leserne eventuelt å forfølge de oppgitte kildene.

Den vestlige forklaringen på skillet mellom orientalsk filosofi og virkelighetsoppfatning og vår egen er altfor ofte at våre konklusjoner representerer sannheten, og at de andres oppfatninger er resultatet av primitiv overtro. Etter mitt syn er det europeerne selv som er forledet av naiv over-tro – i betydningen for sterk tro. Det er overtroisk å ta for gitt at det bare finnes én gyldig virkelighetsbeskrivelse. Det kan argumenteres lenge og vel for en slik påstand, men vitenskapelig betraktet er den like umulig å bevise som de forskjellige trosretningenes påstander om guders objektive eksistens.

Toleranse i denne sammenhengen kan fornuftsmessig baseres på erkjennelsen av at det kan finnes flere, like gyldige, verdensbilder. Denne erkjennelsen finner vi mange forsvarere av i vår egen filosofiske tradisjon. Konsekvensen av et slikt overordnet perspektiv er at det av grunnleggende vesensforskjellige forståelsesformer nødvendigvis vil utvikles forskjellige definisjoner av virkelighetens fenomener og av de lovmessighetene som regulerer forholdet mellom dem. Knytter dem sammen eller adskiller dem.

Det har vært krangling og slossing, pinsler og plager og blitt ført utallige kriger gjennom historien med utgangspunkt i ulike trosretninger, meninger og oppfatninger av sannheten. I arbeidet med dette kapitlet har jeg kommet frem til at vi kan bedømme verdens mange virkelighetsoppfatnnger på tilsvarende måte som man kan bedømme Gud(er) og religioner etter hvor de befinner seg i den etiske evolusjonen. (Gudene bør etter mitt syn ha kommet et godt stykke lenger enn oss i moralsk forståelse for å fortjene betegnelsen.) Ikke nødvendigvis etter hvor de kan plasseres innenfor et etisk hierarki, men hvor hensiktsmessige de har vist seg å være for oss som bærer dem i vår bevissthet gjennom generasjonene og praktiserer konsekvensene av dem i våre liv og samfunn.

15

Når vi skal bedømme hva vi er mest tjent med, hva som gir oss mest glede, fred, frihet, reell velstand og god helse, oppdager vi at det ikke nødvendigvis finnes noe enten eller – hindu eller kristen, religiøs eller kunnskapssøkende, sjaman eller kirurg –, men begge deler.

Den lange prosessen som har resultert i denne bokens tilblivelse, har økt min egen forståelse av viktigheten av nettopp "Ja takk, begge deler!" Derfor vil jeg på ingen måte stille østlig kultur og vitenskap opp mot den vestlige, men forsøke å vise viktigheten av gjensidig toleranse og dens frukter: brobygging og samarbeid til alles beste.

Når dette er sagt, må jeg samtidig understreke behovet for selvkritikk, og for at vi, som er oppvokst i en kultur som alltid iherdig har forsvart sin berettigelse med å angripe andres tros- og virkelighetsforestillinger, bør være spesielt årvåkne for vår egen mangel på ydmykhet. Er det ikke slik at vi innenfor vår kulturkrets fremdeles er så opptatt av å fastholde det vi mener er den hele og fulle objektive sannhet, at det kan gå på bekostning av oppnåelsen av vårt arbeids og vår forsknings opprinnelige mål? Har vi stagnert i en slags tankemani, slik at vi bedømmer alt som ikke er bevist gjennom våre vitenskapelige metoder som ikke-eksisterende, som overtro eller humbug?

Bak denne generelle problemstillingen og innenfor denne bokens hovedtema, kreftforskning og kreftbehandling, har et konkret spørsmål i stadig sterkere grad gjort seg gjeldende: Er helsemyndighetene og forskningsmiljøene av ren rutine og tradisjon blitt så bundet av det som vurderes som medisinvitenskapelig sant og riktig, at de uten viten og vilje har kommet til å overse eller motarbeide strategier og terapier som kan være et minst like effektivt forsvar mot kreftsykdommene som den autoriserte behandlingen?

16

3. Broene

Fortsettes fra hovedboken

Like a bridge over
troubled water, I will lay
me down ...

Paul Simon, 1969

Kapitlene som tematisk er en utvidelse og utdyping av tematikk som først presenteres i hovedboken, kan inneholde gjentakelser av enkelte avsnitt. Dette er først og fremst gjort av hensyn til at denne boken skal kunne leses uavhengig av hovedboken og uten å gå glipp av det mest vesentlige av det bind en formidler.

Gjentagelsene kan også være nyttige påminnelse for dem som har hatt en så lang lesepause mellom bøkene at ikke alt som står i hovedbokens temakapitler lenger er langt fremme i hukommelsen.

oOo

Da jeg ble kjent med behovet for brobygging over de avgrunnene som skiller moderne, vestlig medisin fra nær sagt all annen medisin – fra vår egen medisinske forhistorie, naturmedisinen, og fra andre kulturers medisinske tradisjoner – innså jeg nødvendigheten av å etablere et felles brofundament på vår side av avgrunnen. Det handler om en første gjennomtenkning av begrep som *toleranse, innsikt* og *empati*, noe som i seg selv vil lede oss mot en holdning til andre tiders og steders kulturer der vi innser at disse *kan* ha kommet frem til en *like verdig* virkelighetsforståelse som den vi i Vesten har i dag.

En første forutsetning for å ta skrittet ut på en av de broene jeg nedenfor vil tegne noen skisser av, er å ha nådd det grunnleggende nivået av vitenskapelig fordomsfrihet som innebærer at det ikke

17

handler om å ha rett og sloss for egen tro eller kunnskapsmakt, men om å samarbeide.

oOo

Med bakgrunn i min interesse for *helhetstenkning*[5] spisset jeg ører da Thoresen uventet kom med en innrømmelse som innebar et helt reelt klassisk knefall. Og det var ikke et knefall for hvem som helst, men for det mange vil se som hans potensielle hovedmotstander: vestlig og teknologisk fundamentert kreftforskning.

I min første læretid om hans nyutviklede metode hadde jeg fått med meg at akupunkturnålene plasseres på forskjellige steder, og at dette ikke er relatert til kreftformen, men til legemsdelen hvor kreften har oppstått. På et av mine første "hvorfor det?" svarte Thoresen at det er dette områdets immunforsvar han forholder seg til, og at det er dette han stimulerer med nålestikkene.[6] Mitt umiddelbare neste "hvorfor det?" avviste han ved å gå litt dypere inn i en viktig konsekvens knyttet til mitt første spørsmål:

- For å være helt sikker på hvilken behandling jeg skal velge, er jeg i mange tilfeller avhengig av at en patolog ved hjelp av avansert laboratorieutstyr har fastslått hvor sykdommen først har oppstått. Det er ikke sjelden at modersvulsten befinner seg et annet sted enn der symptomet kommer til syne eller har forårsaket problemer, og det vil da være helt avgjørende med en skolemedisinsk analyse av en vevsprøve for å klassifisere krefttypen – før jeg kan igangsette en hundre prosent målrettet akupunkturbehandling.
- *Men jeg trodde immunforsvaret er det samme for hele kroppen, og at det derfor bare er én måte å stimulere dette på, uavhengig av sted i kroppen?*
- Dette har vært den naturvitenskapelige oppfatningen frem til ganske nylig, men jeg kan sende deg noen referanser til nylige oppdagelser om det som kan betegnes som *det partielle immunforsvaret*.[7] Denne oppdagelsen burde styrke forståelsen av virkningsmekanismen i min behandlingsmåte. Tidligere har det derimot vært umulig å snakke høyt med alminnelig utdannede leger eller kreftforskere om et partielt immunforsvar.

18

- *Er dette basert på en forståelse av immunforsvaret som er utviklet innenfor akupunkturmedisinen?*
- Til det kan jeg vel svare både ja og nei. At deler av immunforsvaret er knyttet til bestemte organer eller deler av kroppen, er en oppdagelse jeg gjorde for snart tretti år siden, og dette var det den gang heller ikke noe som var lett å snakke høyt om blant akupunktører. Men i og med at dette er noe jeg både har forelest og skrevet mye om i internasjonale sammenhenger, og det har vært utprøvd med gode resultater nettopp gjennom kreftbehandlingsmetoden, kan man jo si at det er en forståelse som i dag er under utvikling innenfor vestlig akupunkturmedisin.

oOo

Hvis blikket heves, ikke mye, men nok til at kreftbehandlingen ikke fremstår som et isolert fenomen, men en av mange medisinske metoder for våre forskjellige helseplager, finner man at den adskiller seg fra de andre som lite egnet til sitt medisinske formål. Den *eneste* kreftbehandlingen vi blir tilbudt – "eneste" i betydningen at all annen behandling enn den som gis på spesialsykehus eller kreftavdelinger, er forbudt og straffbart – har ingen målbar effekt sammenlignet med de behandlingene som i dag tilbys for andre livsfarlige sykdommer.[8] I tillegg til denne grunnleggende innvendingen er behandlingen i seg selv så helsenedbrytende at den påfører et stort flertall av pasientene langvarige eller kroniske skader – i mange tilfeller med varig uførhet som resultat. Kreftsykdommene fremstår for oss som så forferdelige at de, mer eller mindre ubevisst, også tillegges skylden for de skadene som er konsekvenser av operasjoner, strålebehandling og cellegifter. Det få erkjenner, er at ved behandling basert på helsestyrkende og *livgivende* pleie ville flertallet av kreftpasientene fremstått som friske, i hvert fall mye friskere enn hva tilfelle er i dag, og de ville generelt gjennom sykdomsforløpet hatt mer livsenergi – eller *chi* – og mye høyere livskvalitet.

Her støter vi på en annen misforståelse, en som sannsynligvis allerede har ledet mange lesere til å tenke at "uten den nedbrytende behandlingen vil pasienten gå den visse død i møte". I bokens siste del vil jeg vise at denne forestillingen imøtegås av både statistikk og nye vitenskapelige studier. Riktignok er det jeg har betegnet som

19

helsestyrkende og livgivende behandling, fremdeles for dårlig dokumentert, men denne bokens hovedoppgave er å opplyse flest mulig om at det er utviklet en slik behandling i Norge, og at den har en helbredende effekt som er langt overlegen all annen kjent kreftbehandling.

Langvarig underkommunisering av problemsidene ved kreftbehandlingen sammen med en overdrevet fremtidsoptimisme på kreftforskningens vegne har hatt en konserverende virkning og hindret at det har vært søkt løsninger i andre retninger enn den hvor autorisert kreftforskning har lett tilnærmet resultatløst (etter helbredende kreftbehandling) i mange årtier. Det har vært nok av mediaoppslag om oppløftende forskningsresultater og positiv forhåndsreklame for medisiner som er under utprøving, men når det kommer til *the bitter end* – hvor mange som dør, og hvor få som faktisk fremdeles overlever sykdommen over tid – viser det seg at så langt har det meste som er blitt lansert på dette markedet gjennom de siste femti årene, hatt en begrenset effekt. Det er gledelige unntak for enkelte av de mindre forekommende kreftformene, men disse gir knapt merkbare utslag på den store kreftstatistikken.

Disse lite oppløftende opplysningene er referert her av hensyn til dette kapitlets hovedmotiv: behovene for endring og spesielt for brobygging. Jeg er langt fra alene om bekymringen over manglende samarbeid mellom de såkalte *skolemedisinere* og nær sagt alle andre, som oftest omtalt ved sekkebegrepet alternative behandlere. Behovene for endringer i kreftbehandlingen, spesielt en større varsomhet med bruken av de mest skadelige virkemidlene, er nylig, våren 2013, i ferd med å komme til overflaten. De er ikke fremført av kritikere av skolemedisinen, men uttrykkes innenfra av selve "hjernen" i det norske forskningsmiljøet. I Aftenposten 23. april 2013 gir forskningsleder på Radiumhospitalet, Steinar Aamdal, og flere av hans kolleger uttrykk for det samme behovet for å finne erstatninger til den sterkt helsenedbrytende behandlingen.

Imidlertid gjør det seg her gjeldende en ikke uvesentlig forskjell fra denne bokens grunnleggende ambisjon om brobygging. Aamdal og hans kolleger tar nemlig alle for gitt at slike grunnleggende forbedringer av kreftbehandlingen vil komme som resultat av autorisert kreftforskning alene.

20

Men – som jeg har forsøkt å vise i kapitlet "Gåten og løsningen", er det et veldig stort *MEN* med hensyn til om den retningen kreftforskningen valgte for mer enn 100 år siden, vil kunne lede forskerne nærmere målet. Min hypotese er at feil angrepsvinkel gjør at kampen mot symptomene alltid vil komme haltende etter et sykdomskompleks som bare har vist seg å vokse og manifestere en form for resistens som enkelte ganger kan ligne den vi ser ved overdreven symptombehandling med antibiotika.

En stadig økende andel av befolkningen i den siviliserte del av verden dør av kreft. I Norge handler det om cirka 30 dødsfall hver eneste dag, år etter år uten opphold og med jevnt stigende kurve de siste tiårene, hvor vi har offentlig tilgjengelig statistisk materiale.

Bortsett fra statistikker for sluttresultatene (død eller fortsatt liv) er det lite eller ingenting å finne av forskning knyttet til den autoriserte kreftbehandlingens medisinske konsekvenser. Faglig innsikt i de direkte virkningene – av store og kroppslig traumatiserende operasjoner, vevsødeleggende og kreftfremkallende radioaktiv bestråling, og helseødeleggende cellegifter – tilsier at dette sjelden handler om fysiske effekter alene, men at det som oftest også har en psykisk nedbrytende effekt. Blant dødsfallene der kreft er oppgitt som dødsårsak på dødsattesten, er det et diffust, men sannsynligvis stort antall som er direkte relatert til sykehusbehandlingen og derfor bare indirekte kan sies å ha relasjon til sykdommen. Dette understreker behovet for en naturlig og stimulerende form for behandling som hjelper kroppens eget immunforsvar med å angripe sykdommen ved roten.

Min hovedoppgave er å vise at den behandlingsformen Thoresen har utviklet og benyttet gjennom snart 30 års klinisk praksis, har mye å tilføre skolemedisinen gjennom et felles samarbeid. Noen få enkle punkter kan illustrere denne tesen. Vi begynner der kapitlet begynte, med Thoresens innrømmelse av sin behandlings avhengighet av moderne, teknologisk diagnoseverktøy for deretter å fokusere på den autoriserte behandlingens svake sider:

- Uten hjelp av autorisert medisin blir diagnostisering ved akupunktørens/legens pulsdiagnose i mange tilfeller alt for unøyaktig, noe som ikke bare kan gjøre behandlingen

21

virkningsløs men, i helt spesielle tilfeller, også forårsake at den virker mot sin hensikt.

- Uten hjelp av autorisert medisin blir oppfølgingen og kontrollen av det videre sykdomsforløpet mangelfull. Akupunktøren er avhengig av moderne røntgen- og laboratorieutstyr og dessuten onkologers, røntgenlegers og patologers fagkompetanse for å etablere et optimalt helhetsbilde som bakgrunn for videre behandling.
- Uten hjelp av en mer effektivt helbredende behandlingsmetode tilsier en statistisk fundert prognose at resultatene av kreftbehandling på sykehus vil forbli så dårlig for den enkelte pasient at det er et tidsspørsmål før det blir allment kjent at det å søke legehjelp for sykdommen statistisk sett gir omtrent like stor sannsynlighet for å forverre situasjonen som å forbedre den.
- I tillegg gir den autoriserte behandlingen bare begrenset forutsigbarhet for noen få pasientgrupper når det gjelder den videre sykdomsutviklingen. Det gis nemlig ingen individuell prognose basert på den enkelte pasients helsetilstand. Denne uforutsigbarheten er resultatet av den store avstanden mellom selve kreftsykdommen og legenes kunnskapsnivå, noe som skyldes den ensidige fokuseringen på symptomene og manglende oppmerksomhet mot sykdommens "opprinnelse" og dens samspill med mennesket og livsutfoldelsen.

  Forutsigbarheten foreligger først i siste stadium, for å beregne *restlevetid* – noe som egentlig er mer å regne som en negativ spådom basert på at sykehuset ikke lenger har annet enn lindrende behandling å tilby. Forutsigelsen forutsetter nemlig at *pasienten ikke søker helsestyrkende og livgivende strategier,* som i de fleste tilfeller både vil forlenge og forbedre restlevetiden, i enkelte tilfeller også stoppe sykdommen.[9]
- At sykehusets prognoseverktøy ikke kan gi en velbegrunnet forutsigelse om den individuelle kreftsykdommens tilsynelatende uransakelige veier, kan kompenseres ved akupunktørens diagnoseverktøy – pulsdiagnosen. I den grad legen behersker denne avanserte del av legekunsten, gir den sammen med sykehusets teknologiske verktøy en langt på vei pålitelig prognose med hensyn til sannsynligheten av om

behandlingen vil være virksom – eller om det vil være viktig og riktig å endre behandlingen.

Den minst inspirerende delen av brobyggingsarbeidet er at de alvorlige innvendingene mot den autoriserte behandlingen som er antydet ovenfor, må synliggjøres for å bane veien for den gode nyheten: at det finnes en løsning hvis bare prestisjen legges til side og brobyggingen og samarbeidet igangsettes.

De som tviler på beskrivelsen av den manglende effekten av dagens kreftbehandling, i tillit til de gjentatte meldingene om "den siste tidens store fremskritt i kreftforskning og kreftbehandling", henvises til dokumentasjon i kapitlet «Statistikk som sannhetsvitne. I sammenheng med disse uventede «funnene» vil jeg understreke at dokumentasjonen ikke består av utsagn fra andre enn kvalifiserte statistikere og kreftforskere, publiserte studier eller offisielt statistisk materiale fra Kreftregisteret, Statistisk Sentralbyrå eller tilsvarende statistikker fra EU eller USA.

oOo

Den andre broen er allerede bygget. Om den ikke er helt ferdig, så har den i første omgang forent to former for forskning som tar utgangspunkt i to helt forskjellige kulturer. Konkret handler dette om at akupunkturforskning, via en naturvitenskapelig hypotese, flyttes fra den urgamle kinesiske tradisjonens metoder til molekylærbiologisk forskning på laboratorier i Norge, England og USA.

Thoresen har vært arkitekt og byggmester, men har fått uvurderlig hjelp til brobyggingen fra den andre siden av de avgrunnsdype kulturmotsetningene – hvor molekylærbiolog Sergio Manzetti på en rekke forskningslaboratorier har gjennomført forsøk i den hensikt å utprøve troverdigheten av Thoresens hypotese. Selv om jeg er fullstendig amatør på begge områder, har det jeg har kunnet tilegne meg av kunnskap både om akupunkturteori og molekylærbiologi – og fysiologi - overbevist meg om at Thoresen/Manzetti har begynt på en bro som vil kunne bære en betydelig trafikk av medisinsk kulturutveksling.

Manzettis forskningsresultater åpner uanede perspektiver for en ny generasjon kjemisk medisin som forener urgammel østlig

23

medisinsk tradisjon med ny vestlig teknologi. I seg selv er dette tema for en egen bok. Det som blir beskrevet her, er imidlertid en slags bivirkning av denne forskningen, en bivirkning som utgjør forståelsesbroen mellom de to vesensforskjellige verdensbildene. Forskjellen i virkelighetsoppfatning har gjort det vanskelig, i mange tilfeller umulig, for naturvitenskapelig skolerte forskere å akseptere at akupunktur kan ha noen virkning på annet enn "enkle" sykdomssymptomer, som smerter. Bieffekten av Thoresens og Manzettis forskning er at den åpner for en generell naturvitenskapelig forståelse av hvordan akupunkturbehandling påvirker kroppens kjemiske prosesser. I tillegg kommer muligheten for å gjenta Manzettis laboratorieforsøk metodisk for enhver tenkelig sykdom hvor akupunktur har effekt, og slik etablere en medisinvitenskapelig forklart virkningsmekanisme bak den enkelte, spesielle behandlingen – inklusive metoden Thoresen har utviklet for å sette organismen i stand til å eliminere kreftsykdommer. I og med at hans behandlingsform er tuftet på analyse av de stoffene som dannes i blodet under akupunkturbehandlingen i form av *peptider* som ikke tidligere er oppdaget, vil nye medisiner, basert på syntetisering av de samme peptidene, være naturlige stoffer uten toksiske effekter eller andre uønskede bivirkninger.

Et *peptid* er en kjede av *aminosyrer* som er bundet sammen. Flere peptider kan foldes og bindes sammen. Slik oppstår *proteiner*. Når proteiner brytes ned, dannes også peptider. Kort sagt kan man si at forskjellen på peptider og proteiner er at peptidene er kjeder uten noen spesiell struktur, mens proteinene er komplette strukturer med en bestemt funksjon. Noen hormoner, for eksempel insulin og *neurotransmittorer* (signalstoffer i nervesystemet), er peptider.[10]
     Takket være Manzettis laboratorieforsøk, spesielt det beskrevne RNA- eller mekanismeforsøket, kan hvem som helst med medisinsk utdannelse forstå *hvordan* akupunkturbehandling virker – og dermed rasjonelt måtte akseptere *at* den faktisk virker.

oOo

Den tredje broen handler om behandling. Den er også bygget, riktignok i liten skala, men farbar. Med «liten skala» sikter jeg til at

24

samarbeidet Thoresen/Manzetti, akupunktur/molekylærbiologi er i starten på noe som vil kreve mye mer forskning. Jeg sikter også til mine egne valg om å prøve denne broen: Diagnose og kontroll av sykdomsutviklingen/helbredelsen på sykehus kombinert med noen få halvtimes akupunkturbehandlinger, i den første tiden med to til fire ukers mellomrom.

Foreløpig er det kun én pasient som har forsøkt kombinasjonen av akupunkturbehandling og kontroll på sykehus, men en bro som er gått av én med godt resultat kan følges av mange. Jeg tenker at denne broen i første rekke vil kunne benyttes av kreftpasienter etter at de har satt seg grundig inn i alle aspekter av kombinasjonen av naturlig kreftbehandling og kontroll og oppfølging på sykehus og fått forståelse av at den ikke er farlig å utprøve. Det skyldes at en i god tid før det vil være aktuelt å starte kreftbehandling på sykehus vil kunne avlese på MR, CT og ved biopsier (celleprøver) – og ved akupunktørens pulsdiagnose - om akupunkturbehandlingen har effekt på sykdommen eller ikke.

Mange har ment at jeg var spesielt modig som ikke lot meg operere så fort som mulig. Det skyldes nok i hovedsak den frykten som folketroen om kreft har innpodet oss. Slik jeg hele tiden så det var det ikke *mot* som styrte mine valg. Det var såkalt *sunn fornuft* som ledet meg til å stole på de første prøvene som alle tydet på at sykdommen var i ferd med å helbredes, og at det derfor ville være *ufornuftig* å starte en annen behandlingsform som medfører store belastninger for kroppen. Denne belastningen er det mye som tyder på ikke bare belaster vårt immunforsvar mot ytre påførte sykdommer, men også kroppens naturgitte forsvar mot kreft.

Valget ble også lettere ved at jeg satt meg inn i den statistisk sett svært dårlige prognosen for oppnåelse av varig helbredelse som forelå i mitt tilfelle. Å forsinke dødstidspunktet ved hjelp av en behandling som ville redusere min livskvalitet betydelig i min restlevetid, var for meg et lite tiltrekkende alternativ.

- Men hva med begge deler?

vil muligens noen spørre. Til det kan jeg bare svare at dette bør pasienten selv bestemme, eventuelt sammen med pårørende, og jeg tror nok jeg selv hadde valgt begge deler dersom jeg på tross av de første gode resultatene hadde gått med konstant frykt for sykdommen.

oOo

Den fjerde broen er *kommunikasjon* – i det offentlige rom og innenfor faglige og politiske miljøer hvor beslutningene tas om vårt helsevesens fremtid.

Dette er ikke et tema som krever noen forklaring. Jeg fortsetter isteden arbeidet med å formidle det som er relevant for at flest mulig kan tilegne seg basiskunnskap om den nye behandlingsmetoden. Dens effekt er så langt demonstrert ved å stoppe mange forskjellige former for livstruende kreftsykdom på hunder, hester og mennesker, og den er forklart og et stykke på vei dokumentert gjennom den beskrevne laboratorieforskningen.

4. System-svik

14. oktober 2008
Det har gått et halvt år siden forrige dagboknotat i februar. Dette skyldes at jeg var frisk, noe Are Thoresen og spesielt PET CT-resultatet fra februar hadde bekreftet, og at jeg hadde behov for å ta fri fra å tenke sykdom og bare oppleve den dype gleden av å ha fått tilbake perspektivet om et fortsatt godt liv sammen med familie og venner.

Jeg la dagboken i en skuff og konsentrerte meg om hvordan jeg skulle leve mitt nye liv, noe som viste seg å være litt forhastet. Det som skjedde, og som gjorde at jeg tok dagboken frem igjen et halvår senere, kunne ha gjort meg angstbitersk og bitter. På den annen side tror jeg ikke jeg hadde kommet til å skrive denne boken hvis jeg bare hadde kunnet få surfe videre i min ny-vundne livsutfoldelse. Alt i alt har jeg derfor forsonet meg med at alt det som har gitt opphav til tittelen på dette kapitlet, sett i et helhetsperspektiv, kan fremstå som en nødvendighet. Og fremdeles, før jeg leverer manus fra meg og gjør de siste korreksjonene i teksten, er jeg så oppriktig glad for å ha fått oppgaven knyttet til arbeidet med boken, at det er en verdig motvekt til alt det vanskelige jeg har måttet gjennomgå så langt denne ettersommeren og høsten.

Det er ikke alle sider ved tradisjonen og moderne medisins utviklingshistorie vi kan være like stolte av, og rester fra det lite minneverdige i fortiden gjør at den faglige autoriteten noen ganger vakler, og ville ha falt - hvis den ikke var blitt stivet opp ved hjelp av autoritære strategier.

I dag vil dagboken ha som hovedtema *det å bli utsatt for alvorlige systemfeil* - alvorlige i den forstand at de medfører så store negative konsekvenser at det kan være vanskelig å la være å bebreide dem som er ansvarlige for feilene. Noen ganger er det ingen der å bebreide, og jeg har i halvannet år, fra første gang jeg på Sykehuset i Vestfold fikk vite at det var en overlege på Radiumhospitalet som formelt hadde et overordnet ansvar for meg, bare kunnet fornemme en ikke-personlig autoritet som jeg vekselvis har forestilt meg som overlegen uten navn og ansikt eller som "systemet". Navnet ble jeg riktignok kjent med da jeg leste sykejournalen fra Radiumhospitalet, men jeg lar ham forbli anonym da hans taushetsplikt forhindrer ham i å besvare den kritikken jeg både har dokumentasjon på i journalen eller det jeg mistenker ham å være helt eller delvis ansvarlig for som en av de høyt plassert i systemet. Altså er det systemfeil og ikke personfeil jeg ønsker oppmerksomhet mot, på vegne av de kreftpasientene som gjør tilsvarende valg som jeg har tatt eller av andre årsaker krever mer individuelt tilpasset omsorg enn det jeg har erfart at systemet kan håndtere tilfredsstillende.

Før jeg forteller mer om den alvorlige systemfeilen som rammet meg, vil jeg referere en hendelse som ligger noe frem tid i forhold til det tidsrommet kapitlet for øvrig beskriver. At jeg bryter kronologien skyldes her behovet for en logisk tematisk progresjon. Jeg vil fram til den endelige bekreftelsen på hvordan kreftbehandlingsregimet er programmert til å eliminere individualitet til fordel for ensretting når det systemet som utgjør hjernen, skjelett og muskulatur behandles.

Det begynte med et brev.

Det var en skyfri, stille dag, en av dem hvor det er vanskelig å avgjøre om er en siste rest av sommer eller en løfterik begynnelse på høsten. Jeg hadde som vanlig fulgt med på solbuen i påvente av at solstrålene traff «lysthuset» og dekkstolen min og jeg kunne sette over kaffen. «Lysthuset» i anførsel da det på ingen måte er noe hus, men tvert imot så mye friluft som det er mulig å være, og at det på denne årstiden derfor er ganske kjølig der nede før solstrålene rekker frem. Navnet har jeg etter min bestemor, som hadde en platting omkranset at hassel og et stort eiketre. Hos oss er det hellelagte hjørnet nederst i hagen rammet inn av de gamle, opprinnelige syrinbuskene, de som lukter, og som jeg også har etter min bestemor. De danner en grønn, senere fiolettskimrende og velluktende vegg mellom meg og resten av verden som passerer forbi på den smale gårdsveien nedenfor, veien til det eneste levende gårdsbruket som er igjen på disse traktene.

Ettersom vinteren ubønnhørlig nærmer seg blir det naturlig nok stadig senere frokoster, inntil jeg delvis må gi meg og tar kaffen inne.

På soldager blir da spisingen forskjøvet til en tidlig men lang utelunsj med radio, telefon og min bærbare pc som selskap.

Så sent på året – etter skolestart og med alle sommerhusene tomme og kjølige - har postmannen gjerne levert før jeg er kommet til frokosten, og jeg var forbauset over å finne et brev med brevhode fra kirurgisk avdeling på Radiumhospitalet direkte til meg. Normalt skjedde all kommunikasjon via Sykehuset i Vestfold og onkolog Wenche Gustafson. Forbauselsen endret seg brått til et følelsesmessig sjokk da jeg hadde lest det korte brevet to ganger og endelig forsto hva dette handler om.

Min tilstand vekslet mellom en enorm skuffelse over en – etter mitt syn - primitiv og nedbrytende form for kommunikasjon, og jeg følte et innadvendt og selvdestruktivt raseri over det samme. Jeg visste at E. underviste og var utenfor rekkevidde, og i min nød ringte jeg den av hennes kollegaer som nylig hadde blitt kjent med min spesielle relasjon til Radiumhospitalet. Årsaken til det er at han kjørte E. hjem fra jobben samme dag som jeg hadde oppdaget at overlegen uten ansikt og navn hadde skrevet noe tilsvarende i pasientjournalen min. Den gang åpenbart som en slags instruks til Wenche Gustafson, basert på samme primitive strategi som dagens brev og intensjon, bare litt mindre direkte og brutalt formulert.

Da Svein var eneste fagperson utenfor sykehusene som kjente til min sykdom var det han som dukket frem i bevisstheten. Jeg har aldri gjort noe liknende før; forstyrre en bekjent i arbeidstiden for å be om akutt nødhjelp. Det skyldtes min usedvanlig sterke reaksjon på brevet, og som utspilte seg i et sjikt av psyken som er vanskelig, for ikke å si umulig, å holde noenlunde styr på. Uansett hvor mye jeg intellektuelt forsøkte å overbevise meg om at overlegens utsagn var skremmeskudd og at jeg ikke var kommet et minutt nærmere dødstidspunktet på grunn av dette brevet, forble jeg i en slags sjokktilstand – som om jeg var utsatt for en moderne, akademisk voodoo, som krevde strakstiltak for at ikke den sorte magien skulle gjøre for stor skade.

Jeg merket at henvendelsen også ble oppfattet som usedvanlig i den andre enden av telefonforbindelsen. Om det var innholdet i brevet eller det at jeg ringte om det som han reagerte mest på vet jeg ikke, men jeg skammer meg uansett ikke over at jeg gjorde som jeg gjorde. Tvert imot er jeg i ettertid glad for at jeg søkte råd, for det rådet jeg fikk av E.'s kollega førte nemlig helt frem til en endelig bekreftelse på at de mest negative erfaringene jeg har hatt med helsevesenet så langt ikke har skyldtes individuelle initiativ – noe som er en stor lettelse for meg - men hadde en fellesnevner; det jeg hele tiden har antatt måtte være «systemfeil». At det kan karakteriseres som feil vil jeg begrunne med at den strategien som nå kom til å bli bekreftet, ikke tar individuelle hensyn, noe som igjen vil si at den heller ikke tar medisinskfaglige hensyn. I dette henseendet behandles kreftpasientene som en flokk – av *umælende kreaturer*, som Knut Hamsun kunne formulert det. Ikke at jeg ikke har snakket for meg, men det jeg sa kunne like gjerne vært saue-breking, etter reaksjonene å dømme.

Kreft er ikke en epidemisk sykdom med tilnærmet identisk sykdomsforløp hvor det finnes en bakterie eller virus som skal bekjempes med én bestemt antibiotika eller lignende, en medisin som «hjelper alle eller ingen», og hvor det å motsette seg en standardisert behandling kan øke smittefaren for andre. Behandlingen gir tvert imot *aldri* noe forutsigbart resultat, dersom en da ikke betrakter «den umælende flokken» som en homogen, statistisk masse.

Som Svein hadde gjort meg oppmerksom på i februar, den dagen vi fortalte ham om sykdommen og hvordan jeg opplevde å være pasient på Radiumhospitalet, hadde statistikk en overordnet funksjon. Overordnet også i forhold til legeetikken hadde jeg den gang konkludert med. I statistikken forsvinner individet og enkelttilfellet bak den store mengden av krefttilfeller. Når pasienten kun fremstilles ved et tall, skjules de store variasjonene i konsekvenser av den samme behandlingen. Hvis en derimot snur seg mot enkeltmennesket, eksempelvis ser på alle de som har utviklet en ca. centimeter lang svulst nederst i tykktarmen og har fått identisk behandling, spriker resultatet i alle retninger: Noen blir helt friske, andre dør og mange får en varig sykehistorie eller forskjellige funksjonshemminger av behandlingen. Disse mange og store variasjonene viser at den standardiserte behandlingen langt fra er optimal og undret meg lenge etter Sveins besøk på hvorfor dette ikke for lengst har påkalt en langt mer individuelt tilpasset behandling.

Resultatene av dagens kreftbehandling er med andre ord usedvanlig uforutsigbare sammenlignet med nesten all annen medisinsk behandling. *Spesielt der hvor de sterkeste virkemidlene som*

30

er til disposisjon tas i bruk. Virkemidler som det for andre helseproblemer kreves nettopp forutsigbarhet for å kunne anvendes.

Når det gjelder kreft kan legene anta, de kan tro og håpe, men aldri med noen som helst presisjon forutse om den behandlingen som gis vil forbedre pasientens tilstand over tid, eller om den isteden bare vil forverre pasientens tilstand ytterligere. Cellegift, radioaktiv bestråling og operasjon vil så godt som alltid gjøre vondt adskillig verre dersom disse tiltakene ikke bidrar til å gi *varig* positiv effekt i første runde. Dersom det ikke lykkes i første forsøk viser statistikkene at sjansen for overlevelse synker fra "en fair sjanse" til svært lave prosenttall. Det skyldes at disse tre sentrale behandlingsformene, alle svekker immunforsvaret og at sykdommen av nylig oppdagede genetiske årsaker på sin side styrker seg.[11]

Denne kunnskapen og slike enkle medisinsk-logiske betraktinger var en vesentlig del av grunnlaget for min beslutning om å satse på den livskaft- og immunforsvar-styrkende behandlingen alene. Dessverre kom konsekvensene av å takke nei til den standardiserte sykehusbehandlingen - det å stille meg skjevt på samlebåndet i håp om relevant individuell tilnærming til mitt særtilfelle - til å forårsake helt andre helseproblemer for meg enn kreft.

Poenget med å skrive om kreftbehandlingens uforutsigbarhet her, er at det som burde være en naturlig konsekvens av at det statistisk vurdert, sammenholdt med det vi nå vet om kreftsykdommenes naturlige tilbaketrekning,[12] er omtrent like farlig å gjennomgå kreftbehandling som å la det være. Dette forholdet, som selvfølgelig mange kreftforskere og onkologer vet enda mer om enn jeg gjør, burde ha ført til en viss tilbakeholdenhet med hensyn til hva pasienten bør velge: behandling eller ikke? Hvilken behandling? Det er det motsatte som skjer: Overfor oss som velger annerledes eller krever innflytelse på det som skal skje med oss, insisteres det kraftig og med så sterke virkemidler på at vi skal gjennomgå den skjematisk forutbestemte formen for behandling, at det til tider oppleves som et umenneskelig press for å få oss til å skifte mening.

Her er vi fremme ved den største feilen innenfor «systemfeilen»: den etiske, relatert til vårt historisk sett nylig innførte ideal om likeverd og frihet for alle. Ellers i vårt moderne, demokratiske samfunn er det bare når en person står foran

31

gjennomføringen av kriminelle handlinger at det tillates en offentlig instans å benytte trusler og skremsler for å obstruere vår individuelle selvbestemmelse. I kreft-sammenheng er en slik strategi forsøkt skjult bak en fasade som skal gi pasientene inntrykk av *at legen og sykehuset har medisinsk belegg for at dette vil være til pasientens beste* – noe de altså ikke har (jfr. fotnoten og de der nevnte dokumentasjonene). For meg, med min nåværende kunnskap om kreft og behandling av den, fremstår det som tvilsom kamuflasje for umyndiggjøring av en betydelig del av befolkningen. Det som muligens kan føres til forsvar for dem som er pålagt å følge denne strategien, er at mange leger, kanskje de aller fleste, *tror* det er en dokumentert faglig begrunnelse bak den. Hvor de har denne troen fra, bortsett fra manipulerte statistikker, får deres lærere og undervisningsinstitusjonene ta ansvaret for. I min søken etter kunnskap er det pr. idag overveldende informasjon fra alle kanter og miljøer, autoriserte og alternative, som gjør at en av de autoriserte «unge» (i tanke og handling) kreftforskernes ord får bli mitt siste om denne problemstillingen:

> *«Det er ikke så lenge til de som mener kreft er en irreversibel sykdom som bare voldsom kreftbehandling kan stanse går av med pensjon. Deretter vil nok den nye kunnskapen vi har tilegnet oss de siste tiårene få en helt annen oppmerksomhet og gjennomslagskraft.»*

Jan Mæhlen, kreftforsker ved Ullevål Universitetssykehuset, er en av dem som ga meg troen på at kløften mellom autorisert og alternativ medisinsk tenkning kan brolegges med ny vitenskapelig forskning i andre retninger enn den som i hovedsak har resultert i livsforlengende behandling. Det finnes ingen dokumenterte holdepunkter for at nye og stadig mer kostbare kjemikalier skal føre frem mot medisinen som en dag skal kunne helbrede kreft.

Et av de livsforlengende og såkalt ufarlige nye antistoffene tok nesten livet av en av Are Thoresens pasienter, noe som blir utførlig beskrevet nedenfor – ikke fordi dette i seg selv er noe å bruke boksider på, men fordi det som forhindret at pasienten mistet livet er absolutt er verdt det.

Men først tilbake til E.'s sykehuskollega og hans reaksjon på min uortodokse inntrengen i hans arbeidsdag.

Nukleærmedisineren Svein Rynning, tidligere ansatt på Radiumhospitalet, lyttet med stigende uro og bekymring til min uvanlig utagerende ordflom, til meg og være, og kom med et for situasjonen genialt og beroligende råd:

- Ta kontakt fastlegen din og be ham ta opp saken med rette vedkommende.

Bård Nome fant virkelig frem til rette vedkommende, som til min overraskelse ikke var brevskriveren, men Øivind Kavlie, leder for sosialmedisinsk avdeling – en avdeling jeg ikke engang var klar over eksisterte. Jeg fikk time få dager senere, og etter en lang, betryggende samtale fikk jeg tillit til at dette var rett sted å legge frem den helt konkrete årsaken til at jeg var kommet.

Jeg tok frem brevet og leste høyt:

" ... Behandling vil i fremtiden derfor måtte rette seg mot å lindre plager som måtte komme fra svulsten over tid. En operasjon som den som nå var planlagt og som gir håp om å helbrede deg for kreftsykdommen, vil i fremtiden neppe bli aktuelt".

Kavlie spurte om han kunne få ta en kopi, leste det langsomt før han la det i kopimaskinen og foreslo at han kunne arrangere et møte med kirurgen så snart det ble praktisk mulig. Og som han sa; «på nøytralt område» - dvs. hans eget kontor. Der ville jeg få anledning til selv å konfrontere kirurgen med mine synspunkter på det brevet han hadde sendt meg.

oOo

Jeg hadde store sommerfugler i magen; nok en gang på vei mot løvens hule og den overveldende fagmakten. Til gjengjeld var mine sommerfugler usedvanlig store. Men da jeg hadde trådt innenfor terskelen til Kavlies kontor - stort som en leilighet sammenlignet med de kottene jeg hadde vært i tidligere - og blitt mottatt med noe nær ærbødig respekt for meg som person, foldet de sammen vingene og sovnet.

33

Det var underlig, i min detaljorienterte årvåkenhet, å betrakte hvordan overlegen-heten i ansiktsuttrykket på han som kom inn døren noen minutter senere, nærmest trådte et skritt tilbake igjen og veldig raskt justerte seg til et litt gutteaktig, jovialt menneske av helt moderate dimensjoner.

Han hadde nemlig trodd at han først skulle få en introduksjon av Kavlie alene. Denne ene lille forfjamsende detaljen: at jeg hadde fått audiens først istedenfor at de to kollegaene skulle sitte trygge i hver sin stol når jeg og sommerfuglene mine banket forsiktig på døren, var den fullkomne forberedelse til Kavlies innledning. Med et par enkle setninger ryddet han det store kontoret for all eventuell tvil om at det nå var pasientens og ikke sykehusets interesser som var i sentrum.

Denne for meg nesten kongelige introduksjonen – «pasientens interesser i sentrum» - hadde etterklang av fanfare i mine ører og overbeviste meg om at noe av det første Kavlie hadde gjort da han en gang i fortiden tiltrådte sin stilling, var å fjerne alle de autoritære spøkelsene fra en føydal fortid. De som får selv store kontorer til å virke trange, og som bare ved sitt fravær ga Kavlies kontor uanede dimensjoner.

Uansett mine tanker mens dette for meg usannsynlige og uforutsette tablået utspilte seg, og uansett min tidligere erfaringer med Radiumhospitalet, ble jeg nesten like imponert over at sykehuset har opprettet en sosialmedisinsk avdeling som jeg ble imponert av at de med største sannsynlighet hadde funnet rett person til å lede den. Takket være dette, og Kavlies initiativ til å arrangere dette møtet med gastrokirurgen, fikk jeg nå den beste medisinen det i denne situasjonen var mulig å gi meg.

«Medisinen» var en reservasjonsløs innrømmelse fra kirurgen om at utsagnet i brevet ikke har noen rot i den medisinfaglige virkeligheten:

*«Slik sykdommen din har utviklet seg og utfra de siste bildene av svulsten er min personlige vurdering at dersom vi tar bilder hver tredje måned **vil det medføre minimal risiko å utsette en operasjon til den eventuelt begynner å vokse igjen.**»*

Om brevet hans hadde vært et sjokk, ble denne utviklingen i Radiumhospital-føljetongen også en form for sjokk, bare med motsatt

34

fortegn. Overlegen hadde raskt tilpasset seg rammen for møtet, som eliminerte enhver mulighet for å skjele til noen instruks fra et (for meg diffust) overordnet nivå i hierarkiet. At det virkelig handler om en instruks fikk jeg bekreftet da kirurgen allerede etter et par minutters gjennomgang av de skjebnetunge setningene i brevet strakk hendene i været" og lavmælt forsvarte det han hadde skrevet i brevet, med:

«Jeg gjorde jo bare det vi skal gjøre i slike situasjoner.»

Dette var til å klype seg i armen av, falle av stolen.

Så stor betydning har scenografien og rollespillet, tenkte jeg, og nøt i fulle drag den uventet tildelte rollen som «ikke-pasient» – ikke i betydningen lavest rangert lenger, men at vi som fullt ut likeverdige ikke lenger tilhørte ulike kategorier. Vi var nå på samme lag, med sykdommen som felles fiende, slik jeg etter coloskopien hos Drivenes og Sykehuset i Vestfold hadde forestilt meg det kom til å bli.

Vi var tre fornufts-orienterte samtalepartnere som drøftet viktige medisinske spørsmål.

Lenge etter at Kavlie måtte forlate oss for å gå i et annet møte, ble kirurgen og jeg sittende å snakke «fag». Han fortalte engasjert om en ny måte å operere min type svulst på som var utviklet av engelske kirurger, og jeg fortalt minst like engasjert om en ny måte å helbrede kreft på som var utviklet av en veterinær og akupunktør i Vestfold.

5. Et møte med Are Thoresen[13]

> *Snart skal mennesket bli sin
> egen lege og selv sette på seg
> igjen de lemmene det en gang
> mistet.*
>
> Novalis (1772–1801)
>
> *Dette kan være mottoet for alle
> leger som arbeider i bevissthet
> om at det beste de kan gjøre for
> sine pasienter, er å styrke deres
> iboende evne til
> selvhelbredelse.*
>
> Thoresen, juli 2011

Endelig var han på plass i lysthuset, på en passe temperert sommerdag for vårt formål med den: i fellesskap å komme frem til representative innblikk i de områdene av Thoresens liv og virke hvor fag og biografi møtes på en måte som er interessant også for andre enn hans nærmeste omgangskrets.

Fra dikterfilosofen Novalis' optimistiske spådom gikk jeg videre bakover, forbi Jesu fødsel og til den tid og det sted som aller først innvarslet at det ville komme en overgang fra en mytisk til en rasjonell tidsalder. Jeg sikter ikke her til religion eller filosofi, men til de tidligste tegn på dyrevelferd jeg kjenner til. Ut fra det jeg allerede løselig visste om Thoresens første yrkesaktive innsats, er det nettopp respekten for dyrenes ve og vel snarere enn lojalitet til arbeidsgiverne som har festet seg, og som jeg vil han skal fortelle litt mer om.

En av grunnleggerne av gresk filosofi og matematikk, Pythagoras (6. århundre f.Kr.), er blant annet tilkjent æren for at matematikk ble et eget element innenfor den klassiske filosofien, og for å ha etablert en filosofisk skole i den greske kolonien Kroton i Syd-Italia. Det usedvanlige ved denne skolen var etter sigende at den ikke tok opp elever som spiste kjøtt. Pythagoras' begrunnelse var, ifølge

Platon, at mennesker som fremdeles står på det utviklingstrinn at de spiser sine venner, ikke er tilstrekkelig modne til å motta den lærdom (les: filosofi, av *filos sofia* = kjærlighet til visdom) Pythagoras ville formidle til sine elever.

Det er i dag umulig med sikkerhet å vite om dette er et historisk faktum eller en legende. Uansett vitner historien, slik Platon formidler den, om en bevissthet om dyrenes egenverd i en tid da menneskene ennå var langt fra å tenke seg menneskerettigheter og likeverd som grunnverdier i samfunnsbyggingen. Vi er over et halvt årtusen før Bergprekenen, hvor et menneskeliv ikke var mye verdt sammenlignet med hvorledes vi betrakter det i dag. Og, som vi skal se, var Pythagoras' tenkemåte også langt forut for den tenkemåten som lå til grunn for behandlingen av slaktedyr i Norge helt frem til 1980.

- *Jeg har sett av CV-en din at du har kort fartstid som kontrollveterinær. Men du rakk i hvert fall å gjøre en stor innsats for grisene før du reiste fra Bodø?*
- Ja, mest for grisene, men også noe for sauene. Da jeg begynte med rutinekontroll på slakteriene, oppdaget jeg fort at den bedøvelsesmetoden som ble benyttet, ikke var tilstrekkelig effektiv, slik at grisene ble slaktet levende og ved full bevissthet og med full smertefølelse, og dette medførte lidelse. Da jeg meldte fra til departementet om dette forholdet, fikk jeg bare høre at "jeg måtte ikke komme her og komme her", og "hvem innbilte jeg meg at jeg var, fersk fra skolebenken, som ville overprøve en metode som samtlige av landets kolleger i kontrollveterinærfaget hadde godkjent i årevis".
- *Kanskje ikke en helt uventet reaksjon. Likevel var det vel ikke enkelt for deg å dokumentere dette?*
- For å vise at grisene levde lenge etter at norske veterinærer i en årrekke hadde regnet dem som døde, samlet jeg mye informasjon om kroppens reflekser, som jo gradvis forsvinner når man er bevisstløs, og blir helt borte når man er død. På den måten kan man bestemme graden av bevisstløshet.
- *Hva slags reflekser?*
- Slik ...

37

Thoresen demonstrerer den sterkeste kroppsrefleksen vi selv har, den klassiske som består i å slå seg selv under kneet – noe som i dette tilfellet fører til at hans ene ben fyker opp i parasollbordet og skaper bølger i tekrusene.

- Beklager, men det var bare en av refleksene på grisene jeg testet, og de er ikke like velegnet til å demonstrere kroppslige reflekser som kneleddet. Via disse refleksene var det ikke vanskelig å se at det ikke var mindre liv i de såkalt bedøvede grisene enn jeg nå viste deg at det er i meg. Etter å ha referert disse undersøkelsene for en saksbehandler i departementet, fikk jeg brev om at de ville se på forskriftene på nytt, og at jeg i mellomtiden sto fritt til å velge en annen slaktemetode.
- *Hadde du klart for deg hva som ville fungere bedre?*
- Nakkeskudd! Jeg ansatte en av de tidligere kriminelle i Bodø som hadde solid våpenerfaring. Han var den perfekte seriemorder, og dette fungerte utmerket så lenge jeg arbeidet der.
- *Hva skjedde når departementet hadde "sett" på forskriftene?*
- Ha-ha, ja, du kom meg i forkjøpet der. Fersk som jeg var, hadde jeg ennå ikke lært meg at "å se på" betyr akkurat det motsatte: at de ikke engang gidder å ta en kikk på forskriftene. Og dessuten, om de hadde giddet og i tillegg innsett behovet for endringer, så vet jeg jo nå at det kan ta årevis fra noen bestemmer seg for å endre en forskrift, til at "noen" faktisk gjør det – da forutsatt at en hopper over mellomstadiet.
- *Som er ...?*

Det var tydelig at vi hadde kommet inn på et tema som stimulerte Thoresens velkjente *respektløshet* – ikke for mennesker vel og merke, men for svært mye av det de foretar seg – og jeg ble nysgjerrig på dette mellomstadiet i saksbehandlingshastigheten.

- ... at "vi skal tenke på saken". Dette er et tilnærmet evigvarende stadium, og om det tenkes eller ikke tenkes i departementet, er i grunnen ikke så vesentlig i og med at dette svaret uansett betyr at det ikke vil komme til noen handling.
- *Så det skjedde ikke noe?*

- Selvfølgelig ikke, og det var først like før jeg flyttet fra Bodø to år senere, at jeg forsto at jeg måtte foreta meg noe. Det hjalp jo ikke Norges sauebestand stort om jeg og min håndlanger ...
- *Massemorderen?*

Forsøket på å følge opp den lette og humoristiske tonen fra min side ble nok oversett, for hver gang vi nå og i andre sammenhenger kom nærmere rent faglige spørsmål og situasjoner, ble den flegmatiske og tilbakelente holdningen raskt avløst av en skjerpet positur. Han fortsatte uten å fortrekke en mine.

- ... skarpskytteren, ja – og at vi sammen likviderte noen hundre sauer etter en mer human metode enn den som ble brukt ellers i landet, gjorde ikke mye fra eller til i det store bildet. Den siste helgen før turen med sørgående hurtigrute laget jeg derfor en omfattende dokumentasjon om saken og fylte tre konvolutter med kopier adressert til Dagbladet, NRK og Statsadvokaten. Mandag morgen ringte jeg til Veterinærdirektøren, fortalte hva jeg hadde gjort, og at jeg kom til å postlegge konvoluttene påfølgende helg hvis forskriftene ikke var endret før arbeidstidens slutt fredag.
- *Oj sann! Hvordan reagerte han på det?*
- Vanskelig å si, men han grep i hvert fall dypt i skuffen og tok tak i saken, for førstkommende fredag fikk jeg tilbakemelding om at det forelå nye forskrifter. Dagen etter fikk jeg en annen tilleggsmelding pr. telefon, denne gang fra en av departementets advokater. Han opptrådte i rollen som en slags departemental aktor og kunne fortelle meg at jeg var havnet på en liste over uønskede personer, og at jeg neppe noen gang kunne regne med å få jobb i departementet.

   Jeg beroliget ham med at denne beslutningen nok ikke kom til å få noen konsekvenser for meg eller for departementet.

Thoresen hadde fått et nytt krus te og fortalte at hans avskjed sannsynligvis hadde irritert den departementale aktoren så mye at han ville sørge for at episoden skulle få følger for den ustyrlige veterinæren. Thoresen fant i hvert fall ingen annen forklaring på at han den eneste gangen han etter tiden i Bodø hadde søkt en offentlig stilling, denne gangen hos byveterinæren i Sandefjord, av en av de ansatte som var med i gruppen som innstilte kandidater til stillingen, fikk høre at de ikke engang hadde tatt seg bryet med å vurdere hans søknad.

Bra han ikke fikk den stillingen, tenkte jeg, og det var tid for å gå over til den delen av Thoresens yrkeskarriere som er mest interessant i vår sammenheng.

- *Når vi i dag sitter med fasiten, er det vel like bra at du endte som privatpraktiserende kliniker. Men det du har fortalt om så langt, var likevel langt fra avslutningen på konflikter med det offentlige helsevesenet. Jeg har etter hvert fått forståelsen av at faglig vellykkethet ikke nødvendigvis er det som stimulerer kollegialt samhold og samarbeid. Du har nevnt flere episoder hvor det å innrapportere gode behandlingsresultater bare har endt opp med frustrasjoner for deg. Jeg har spesielt merket meg tre hendelser. Den første jeg vil du skal beskrive, er når du i 2003 henvender deg til en overlege på Radiumhospitalet angående gjennomføringen av en klinisk studie du ønsket å utføre på de av dine pasienter som hadde kreft.*
- Jeg orienterte ham først om metoden jeg hadde utviklet til å stimulere kroppens iboende evner til selvhelbredelse. Formålet med studien var å undersøke eventuelle sammenhenger mellom stimulering av selvhelbredelsen og den videre utviklingen av kreftsykdommen. Jeg møtte først en positiv holdning til min henvendelse og fikk detaljerte instruksjoner om hvordan jeg burde legge opp og gjennomføre studien.

  Da jeg to år senere sendte ham resultatet av undersøkelsen, fikk jeg aldri noe svar.
- *Hvordan forklarer du dette bruddet i kommunikasjonen?*
- Jeg kan ikke forklare det, men tenker at resultatet av studien ble en utfordring for en overlege og forsker som har den bestemte oppfatningen at den behandlingstradisjonen de selv står i, ikke bare er den beste, men den eneste som har effekt på kreftsykdom.
- *Du mener at resultatet var for bra?*
- Dette ble kommunisert svært tydelig av en kvinnelig overlege på Rikshospitalet, som jeg senere hadde en dialog med. Da jeg

40

hadde referert resultatet av studien, sa hun: "Dette er for godt til å være sant", og viste ingen interesse for å fortsette samtalen.

- *Etter det jeg nå vet om deg og ditt arbeid på dette feltet, må det være frustrerende å bli konfrontert med hvordan de som forvalter konsensus, allerede i mange år har hindret, eller i hvert fall kraftig bremset, utbredelsen av en metode som jeg etter å ha snakket med mange av dine pasienter, har blitt overbevist om kan hjelpe et stort antall av dem som i dag dør av sykdommen. Spesielt fordi mange som er avskrevet av Radiumhospitalet, har oppsøkt deg som en siste mulighet, og de lever fremdeles.*

  Men det nærmer seg lunsjtid. Innen vi avrunder innblikkene i din yrkeskarriere fra tiden før du begynte å lete etter løsningen på kreftens gåte, vil jeg gjerne høre din egen versjon av hvordan den fine europeiske statistikken for leverproblemer hos hester ble ødelagt etter at du begynte som veterinær.

- Det høres ut som den versjonen av historien du har hørt, ikke har tatt med at jeg først ble nektet innpass i denne statistikken, og at den derfor fikk lov til å være grovt misvisende i over tyve år til. Et poeng i denne sammenheng er at det meste av det som bryter radikalt med den gjengse oppfatningen, ofte enten blir fornektet eller i enkelte tilfeller, som i kreftbehandlingen, forbudt.

  Opptakten til det eksemplet du nevner, var at jeg gjennom min egen diagnosemetode, som er en videreutvikling av den kinesiske pulsdiagnosen, oppdaget sammenhenger mellom forskjellige sykdomssymptomer hos hest og et underliggende leverproblem. Fordi jeg alltid har vært mer opptatt av å finne frem til den egentlige sykdomsårsaken – behandle ondet fra roten fremfor å behandle de symptomene som plager pasientene – fant jeg ut at enkelte muskulære problemer, allergier og også mentale svakheter skyldes et bakenforliggende og grunnleggende leverproblem hos mer enn halvparten av de hestene jeg undersøkte. Årsaken til at jeg ble tilkalt, skyldtes som oftest at gode løpshester uten synlige sykdomstegn eller andre problemer begynte å falle nedover på resultatlistene. I de tilfellene jeg konstaterte et leverproblem og behandlet dette ved hjelp av akupunktur, klatret som regel hesten raskt oppover resultatlistene igjen.

41

- *Hvordan reagerte veterinærmyndighetene på dine nye observasjoner?*
- De ba meg først innstendig om ikke å innrapportere mine diagnoser på leversvekkelse, da dette, som du nevnte, nesten over natten hadde snudd opp ned på statistikken i Norge. Jeg var bare glad til for å slippe innrapporteringen, men det var en liten tilfredsstillelse da det noen år senere ble utviklet en mye mer følsom diagnoseform innenfor tradisjonell veterinærmedisin, som avdekket at cirka 60 % av hestene har leversvakheter. Det tilsvarer det antallet jeg selv hele tiden har registrert og behandlet.
- *Det betyr at i mellomtiden har nesten alle hester med leverproblemer, som du ikke har hatt å gjøre med, vært ubehandlet?*
- Ja, et stort antall gode løpshester ble malt opp til fôr fordi leverproblemene etter hvert førte til at hestene rett og slett ble halte.

Vi spiser lunsj og snakker litt løst om problemene med å være deltaker og liten brikke i et stort system man stadig kommer i konflikt med og føler seg generelt utilpass i.

- Det var da heller ikke lenge jeg orket å være veterinær i det offentlige, innenfor en samfunnsordning som maskinmessig maltrakterer store grupper av skapninger som egentlig skulle vært våre venner, slik Pythagoras minner oss på. Isteden blir de tingliggjort og betegnet som *slaktedyr*.

Jeg fortsetter med det punktet på min agenda som handler om hvordan han istedenfor å måtte tåle de daglige utfordringene fra kolleger og overordnede fikk friheten til å utføre sin legegjerning i nøyaktig den retningen han selv vurderte ga pasientene best hjelp.

- *Vi har nå snakket mye om at du verken følte deg hjemme innenfor den etablerte Veterinærmedisinen eller i kontakten med byråkratiet som styrer den – ikke minst på grunn av hvorledes forholdet til våre husdyr har utviklet seg.*

Kanskje du kan fortelle hvorfor det ikke ble som du først
hadde tenkt: at du etter de første årenes nedslående erfaringer
vurderte å begynne med noe helt annet, men at du isteden raskt
opparbeidet en egen praksis som ga deg et levebrød.
- Det er ikke ofte jeg bedømmer livets fenomener som tilfeldige,
men årsaken til at jeg ikke ble husmaler eller bonde eller søkte
meg til et annet jordnært yrke, var en av de hyggeligste
tilfeldighetene jeg har vært utsatt for.
- *Det er jo vanlig å betegne tilfeldigheter som fører til store*
forandringer, som skjebne eller forsynets inngripen. Jeg trodde
kanskje du hadde en tendens til å se verden ut fra en slik
grunnholdning?
- Delvis gjør jeg nok det, og som utøver av holistisk medisin har
jeg også oppøvd evnen til å se sammenhenger og mening der de
fleste ser tilfeldige sammentreff. Men når det gjelder meg selv
og ikke pasientene, er jeg forsiktig med å legge tolkninger til
fenomenene.
- *Hvorfor det?*
- Det kan lett føre galt av sted, for eksempel til *hybris* – til
overmot – og til å se seg selv som viktigere enn andre. Vi har jo
hatt nok av mennesker gjennom historien som har sett seg selv
som Guds utvalgte ...
- *... og som du tenker har fått en slik oppfatning på bakgrunn av*
evner eller vilje til å se sammenhenger der andre bare ser
tilfeldigheter eller kaos?
- Ja, særlig det. Men denne formen for synsevne er, som de fleste
egenskaper, noe som kan oppøves, og den tilhører like mye
trivialitetenes verden som den sakrale. Årsaken til at ikke flere
har denne evnen, er at vår kulturhistorie i flere tusen år har hatt
en bevegelse i motsatt retning og konsekvent dyrket evnen til å
se og studere detaljer, noe som best kan gjøres ved å isolere dem
fra helheten, det vil si ved abstraksjon. Da forsvinner helheten –
den trekker seg på en måte tilbake fra synsfeltet og dermed også
fra vår tolkning av det vi ser. De som gjennom historien har hatt
spesielle evner til å se helhet og sammenheng, har lett blitt utsatt
for enten å bli opphøyet eller steinet.
- *Det minner meg om at da jeg ba en av dine tidligere gode*
naboer å si noe om hvordan han oppfattet deg, klarte han etter

lang betenkningstid ikke å komme på noe annet enn å karakterisere deg som "rar".

- Å ja – det å være annerledes vet jeg mye om. Helt fra jeg var ganske liten, ble jeg klar over at det å forstå eller se noe som ingen av de andre så eller forsto noe av, kunne være både fortrinn og handikap. Og jeg har ikke vært spesielt opptatt av å skjule mine rariteter, men har stadig plumpet ut med ting som jeg først etterpå har oppdaget ikke er slikt alle andre har et forhold til eller snakker om. Jeg har forsøkt å følge Aristoteles' råd og velge den gyldne middelvei også på dette området. Slik fikk jeg slutt på pendlingen mellom fortvilelse og hybris, og begynte å tenke om det spesielle på samme måte som de andre tenker om det helt vanlige – kanskje med en liten spørrende tilføyelse: Hvorfor kan ikke også det tilfeldige være like guddommelig som åpenbaringer av hittil skjulte sammenhenger?

Denne uttalelsen gir mening til mine iakttakelser av hvordan Thoresen alltid snakker om selv de mest eksepsjonelle ting i sitt liv og praksis med det samme lave tonefallet og lett smilende mimikk – på nøyaktig samme måte som han omtaler hverdagens trivialiteter.

Fremdeles er jeg nysgjerrig på hvilken "tilfeldighet" som gjorde at han forble helsearbeider og ikke bonde eller husmaler, og sporer ham tilbake til temaet.

- Etter Bodø startet jeg forsiktig opp en egen klinikk et par kvelder i uken. Jeg hadde ikke mange pasienter, og jeg begynte for alvor å tenke på helt andre yrkesvalg. Jeg rakk egentlig ikke å gjøre meg mange tanker om dette før jeg fikk besøk av en mann som sørget for at jeg snart måtte utvide åpningstidene istedenfor å annonsere etter pasienter eller at jeg var ledig for maleroppdrag.
- *Hvordan klarte han det?*
- Han hadde et spesielt helseproblem som ingen leger eller noe sykehus kunne hjelpe ham med, og som holdt på å ta livet av ham. Han klarte nemlig ikke å holde på maten. Alt kom opp igjen, og slik hadde han hatt det i over to år. At jeg løste dette problemet på en enkel måte, ga meg på overraskende kort tid så mange nye pasienter at jeg ikke ville hatt mye tid til overs for husmaling.

44

- *Det må du fortelle litt mer om.*
- Det har seg slik at det i Sandefjord er mange klubber av forskjellige slag, spesielt for herrer, og de har mange medlemmer. Min pasient var leder for en av disse klubbene.
- *Jeg skjønner. Han snakket høyt på et møte i klubben om at han hadde blitt frisk igjen og hvordan. Og den første historien om dine gode resultater spredte seg derfra og utover i lokalsamfunnet. Og hva var det som feilte ham?*
- Han hadde en energiblokkering i leggen som skyldtes at det to år tidligere hadde røket en muskel der. Det arrvevet som dannet seg i området, forårsaket blokkeringen. At ikke magen fungerte normalt, skyldtes at arrvevet blokkerte energien i det som betegnes som magemeridianen, og som energimessig handler om viderebefordring av energier. Magen er jo det sentrale organet for bearbeidelse og videreformidling av den energien vi tilfører kroppen gjennom næringsstoffer. Når magen ikke mestret den delen av oppgaven som består i å formidle energien videre til andre deler av organismen, støtte den maten fra seg igjen ubearbeidet.

  Én akupunkturbehandling var nok til å åpne energibanen, og han begynte å ta til seg føde på normal måte igjen allerede samme dag.
- *Ved å starte egen praksis hadde du nå løst problemet med dårlig kommunikasjon eller manglende forståelse hos dine kolleger for at du gikk dine egne veier. Dine pasienter har jo ikke noe problem med forståelsen når bare behandlingen virker.*
- Du har rett i at jeg senere i livet i liten grad har opplevd uforstårenheten som noe problem, selv om det har vært noen flere episoder enn dem du har nevnt i dag. Blant leger og veterinærer som benytter akupunktur i sin praksis, finnes det et omfattende internasjonalt nettverk som jeg har god kontakt med, og i Norge er det spesielt innenfor hesteverdenen utelukkende positive holdninger til mine arbeidsmetoder. Der er det bare resultatene som teller, og svært få er opptatt av hvorfor og hvordan. Ingen har noe annet å forsvare enn pengene sine, og de bryr seg ikke om hvordan akupunktur virker – bare det virker. Det handler ofte om enorme pengesummer den ene eller andre veien, og i dette

tilfellet er etterspørselen etter akupunkturbehandling en pålitelig målestokk for dens effekt.

Innenfor det offentlige helsevesenet er det nærmest omvendt. Der gjelder det å følge sedvane eller *konsensus,* det som flertallet har tilsluttet seg, og lojalt følge forskrifter, ferdige oppskrifter og deretter, muligens, skjele til erfaringene man selv gjør med hensyn til hva som faktisk virker over tid. Det er lite rom for å benytte legeintuisjonen, i hvert fall når den leder legen mot en ukonvensjonell behandling eller såkalte alternative behandlingsmåter. Jeg både kan og har praktisert autorisert medisin, og jeg kjenner de fleste alternative metodene som har tradisjon og utbredelse å vise til. Imidlertid har jeg for de fleste helseproblemene, enten det gjelder hest, andre dyr eller mennesker, uten sammenligning hatt best resultater for mine pasienter med akupunkturmetoden.

- *Du nevnte konsensus på en måte som får meg til å tenke på et annet sjelden brukt ord: paradigme – hvor det er slik at før et såkalt paradigmeskifte inntrer, det vil si at ny banebrytende forskning fører til tilsvarende endring i dominerende tenkning og praksis, yter de som representerer konsensus, stadig sterkere motstand mot slike endringer.*

- Når virkeligheten er slik at det er de eldste som har størst innflytelse på hva som til enhver tid er konsensus – og vi vet at jo eldre menneskene blir, jo mer motsetter de seg endring –, er det gitt at konsensus endrer seg langsommere enn kunnskapen vi tilegner oss gjennom forskning. Den utradisjonelle forskningen, den som søker nye veier når konsensus ikke er bra nok, er gjerne utført av unge forskere uten respekt for denne type innarbeidet tradisjon. Slik oppstår det ofte både store faglige konflikter og et tungt etterslep, hvor vi i altfor lang tid drar på gamle og lite virksomme helbredelsesmetoder og medisiner. Spesielt vanskelig er det i kreftbehandlingen fordi sunn konkurranse er eliminert og alle konkurrenter til autorisert kreftbehandling i utgangspunktet er kriminalisert og truet med bøter eller fengselsstraffer. Denne monopolsituasjonen øker tregheten, også når det gjelder å ta hensyn til grensesprengende forskning fra dem som forsker innenfor autorisert medisin.

- *Du har også nevnt for meg at på åttitallet var det å behandle dyr med akupunktur fremdeles så kontroversielt at det for ditt vedkommende førte til en reaksjon fra departementet.*
- Ja, saken endte der til slutt, og reaksjonen fra departementet ble at jeg ble avkrevet en skriftlig erklæring hvor jeg måtte love aldri mer å behandle dyr med såkalte alternative behandlingsmetoder.
- *Etter det jeg kan forstå, var ikke dette et løfte du overholdt lenge?*
- Ikke et øyeblikk. Lojalitet overfor pasientene og deres helse går selvfølgelig foran lojalitet til byråkratiet. Dessuten ble dette underlige påfunnet fra departementets side snart historie.
- *Hvordan da?*
- Etter at jeg bosatte meg i Sandefjord, startet min egen klinikk og hadde faste oppdrag i landets travmiljøer, ble det også lagt merke til utenfor travmiljøene at jeg hadde gode behandlingsresultater. En følge av dette og av at akupunktur nå begynte å bli møtt med mer konstruktive holdninger, var at jeg to år etter den spesielle skriftlige avtalen med departementet ble bedt om å undervise andre veterinærer i enkelte av de akupunkturteknikkene hvor resultatene hadde vakt spesielt stor oppmerksomhet. Jeg sendte da et litt provoserende brev til departementet hvor jeg ba om dispensasjon fra "forbudet", og fikk da til svar at jeg var fritatt fra mitt løfte.
- *En ting var anerkjennelse fra andre enn travmiljøene, men det var vel fremdeles ditt arbeid med hester som på kort tid gjorde deg til en etterspurt foreleser og foredragsholder i mange land og verdensdeler?*

  Du har oppdaget nye akupunkturpunkter hos hester, punkter som nå er inntatt i kinesisk akupunktur, det er et tema jeg kommer tilbake til senere. Her vil jeg høre med deg om et par av de "anekdotene", nærmest vandrehistoriene, som verserer om deg, er noe du kjenner deg igjen i. Den som best illustrerer ditt internasjonale omdømme innenfor travmiljøene, har et spektakulært innslag hvor du er hovedpersonen i et privat jetfly over det amerikanske kontinentet. Sammen med to indianske veterinærer hadde du blitt hentet av en velstående

47

araber i hans jetfly for om mulig å helbrede en dødssyk travhest i Cincinnati.

- Indianerne hadde ikke noe med travhesten å gjøre, så her er det nok to historier som er koblet sammen. Det var på en av mine andre reiser jeg fikk anledning til å ta imot invitasjonen fra indianske kolleger om å røyke sammen med denne indianerstammens *sjaman,* den lokale "medisineren", som også forvaltet stammens tradisjonelle, religiøse seremonier.
- *Fortell!*
- Dette var innvielsen i et ritual som indianerne ønsker å bevare som en tradisjon, og derfor kan jeg heller ikke fortelle mer enn at de etterpå fortalte meg at dette var første gang en hvit mann hadde oppnådd et virkelig innsyn i hva denne innvielsen handler om.
- *Har hemmelighold noe med saken å gjøre?*
- Egentlig ikke så dumt spørsmål. De fleste forstår ikke hvorfor slike ritualer voktes for innsyn utenfra, og tror det har å gjøre med en type hemmelighetskremmeri som skyldes maktbehov hos dem som forvalter hemmelighetene. Sannheten er at religiøse ledere der tradisjonen fremdeles er levende og ikke har forfalt til tomme ritualer og maktstrategier, har arvet en intuitiv kunnskap om at bevisstheten og tenkningen til mennesker som er involvert, innvirker på prosessene ritualene initierer. At få "hvite" har vært innført i denne stammens seremonier, ser jeg som et resultat av at den europeiske kulturen har hatt tendens til å invadere andre kulturer, ikke bare materielt, men også med en nedvurderende holdning og ikke minst vår velutviklede naturvitenskapelige skeptisisme, som kan ha en destruktiv innvirkning på det den undersøker og dissekerer.
- *Sunn skepsis er det noe som heter ...*
- Det er også noe som heter "alt til sin tid" – og det er jo ikke ukjent for europeerne at om skepsis er en viktig posisjon i naturvitenskapelig forskning, er det ydmykhet og tro som gjelder i religionen. På dette området oppnår man ikke annet med skepsis enn enten å blinde seg selv eller å skyve fenomenet man vil studere, ut av synsfeltet – eller begge deler.
- *Jeg er ikke fremmed for at analyse eller bare det å beskrive med avgrensende begreper kan bli feil, at det bare er erfaring som*

48

teller. Selv om jeg fortsatt er interessert i å høre mer om dette, skal jeg derfor la fredspipen være i fred for min nysgjerrighet og gå over til den andre delen av historien, til årsaken til at du var blitt hentet den lange veien med fly.

Ifølge historien jeg har hørt, var det en av sjeikene som styrer Dubai, som hadde fått vite at du var foredragsholder på veterinærkongressen, og som tok kontakt med kongressledelsen for å få deg til å se på en av verdens dyreste travhester.

- Han fortalte at han hadde betalt 73 millioner dollar for hesten og påsto at det var den høyeste prisen som var betalt for en hest på den tiden. Dette var et stykke ut på 1990-tallet, så han tilhørte den gruppen som leger gjerne omtalte som så desperate at de til og med gikk til alternative behandlere og kvakksalvere for å få hjelp.

- *Men du er jo ingen kvakksalver. Etter det jeg nå har fått forståelsen av, er akupunktur i seg selv en avansert form for medisinsk vitenskap. I tillegg til å være fullt orientert om denne formen for medisin er du fullt utdannet innenfor vestlig medisin. Det har dessuten vært ny kunnskap for meg at veterinærutdanningen ligger så tett opp til humanmedisin at en veterinær nærmest kan likestilles med en lege når det gjelder alle vesentlige og grunnleggende aspekter ved naturvitenskapelig medisin.*

- Joda, og min ordbruk var nok nærmere sarkasme enn realitetsbeskrivelse, Uansett var ingen av mine medisinske kunnskaper til hjelp for hesten eller sjeiken. Den kunne jeg dessverre ikke gjøre noe mer for enn å avlive den, noe som vel gjør at denne historien ikke er noe å ta med i din bok.

- *Si ikke det. Selv om du ikke kunne redde hesten, er resten av historien en kuriøs understrekning av at du i mange andre sammenhenger har lykkes der andre ikke har kunnet hjelpe. Det er jo årsaken til at du ble tilkalt, og det viser hvordan ryktet om dine medisinske resultater har gått foran deg til steder på kloden du den gang ennå ikke hadde besøkt, og sikkert også til mange steder du ennå ikke har vært.*

- Jeg kunne nok også ha fått anledning til et besøk i Dubai, for selv om hesten døde, har jeg både den gang og senere fått tilbud om holde hans andre hester friske.

49

- *Nå er jeg spent på hva du sier om den snåleste historien jeg har hørt om deg, en historie jeg har hørt to forskjellige versjoner av, og som derfor må kunne kalles en vandrehistorie.*
- Nå ble jeg nysgjerrig.
- *Essensen av historien er at en gang ble du tilkalt for å hjelpe en syk hest, hvor det også var flere personer tilstede, blant annet hestens eier. Mens du undersøkte hesten, fikk eieren plutselig et alvorlig illebefinnende og falt om, og da han ble liggende på bakken, skal du ha sagt noe slikt som: "Nå er hesten frisk, og dere kan bære inn eieren, så skal jeg ta meg av ham etterpå".*

  Er det noe sant i denne historien, og hva var det i så fall som skjedde?
- Ja, det er mer enn et snev av sannhet i historien, selv om det ikke var akkurat slik det foregikk. Dette var i Berlin, og hesten var eid av en kvinnelig advokat. Hesten hadde et energioverskudd, og hun bekreftet på forhånd at jeg kunne lede denne energien ut via henne.
- *Dette høres ikke ut til å være noen anerkjent medisinsk metode?*
- Det er mange former for energiutveksling mellom dyr og mennesker som kjenner hverandre, bare tenk på den gjensidige hengivenheten mellom hunder og mennesker. Slike såkalte usynlige bånd som knytter oss sammen med andre mennesker og dyr, er faktiske bånd som i noen tilfeller kan utnyttes i sykdomstilfeller. Dette ble imidlertid så kraftig at advokaten besvimte og forble bevisstløs i et kvarter, og da hun våknet igjen, var hun så forvirret og lite fornøyd med situasjonen at jeg istedenfor honorar ble lovet et erstatningssøksmål.

  Det er forresten pussig du nevner denne historien, for jeg har akkurat holdt et foredrag på Veterinærhøgskolen om denne metoden.
- *Du er altså ikke kontroversiell eller på kant med dine norske kolleger lenger?*
- Etter å ha vært ikke-eksisterende for dem i mange år fikk jeg overraskende nok en invitasjon igjen. Men jeg er redd for at jeg nok en gang gikk litt for fort frem og kan ha provosert meg til en ny karantenetid. Mitt problem er at jeg har vanskelig for å være taktisk, og siden dette er noe jeg gjennom mange år har praktisert med gode resultater, falt jeg for fristelsen.

- *Dette vil jo for en alminnelig dannet nordmann fremstå som bare tull, men kjenner jeg deg rett, har du vel en slags forklaring på denne varianten av åndemaning eller eksorsisme?*

   Jeg tillater meg denne karakteriseringen av fenomenet i og med at Jesus hadde en motsatt variant da han utdrev en såkalt ond ånd av en mann og lot den fare inn i noen griser i nærheten.
- Du har helt rett i at det ikke alltid er like enkelt å forklare pasienter eller tilskuere hva det er som skjer. Jeg foretrekker en vitenskapelig beskrivelse av slike fenomener, da energetisk medisin ikke ser noe religiøst eller overnaturlig i disse prosessene, men plasserer dette trygt innenfor en litt annen naturvitenskapelig ramme enn den vi er opplært til å akseptere i Vesten. Forståelsesbakgrunnen er slett ikke personifiserte ånder, men energier i overskudd eller underskudd. At energetiske overføringer mellom individer er en helt naturlig prosess, kan beskrives ved hvordan et gjesp eller et smil smitter. Slike prosesser er også mulig å påvirke ved akupunktur, ikke bare mellom mennesker, men også mellom dyr og deres eiere. Diagnostisk er det ofte tydelig for meg, slik som i den hendelsen du nevnte, at årsaken til et dyrs sykdom kan være å finne hos eieren. Da kan det i enkelte tilfeller være mest hensiktsmessig å reversere prosessen ved å behandle eieren.
- *Hvordan vet du at det handler om slike overføringer, og hvem det vil være mest effektivt å behandle?*
- Her er det mer vanskelig å være helt konkret. Det jeg kan si, er at det handler om en kombinasjon av intuisjon og gjennom pulsdiagnosen å etterprøve om intuisjonen er riktig. Likesom i alle former for behandling handler det primært om resultatene. Denne behandlingsmåten har gjennom årene utviklet seg på en slik måte at intuisjon, diagnose og effekt stadig oftere stemmer overens.
- *Dette er fremdeles ganske uklart for meg.*
- Det er lettest både å forklare og forstå slike overføringer av energi, og spesielt nytteverdien av dem, når det gjelder behandlingen av småbarn. Mellom mor og barn er det normalt en særlig åpen og lett påvirkelig energiutveksling. Om ikke dette er noe vestlig naturvitenskap har registrert ennå, er det i det minste enkelt logisk å slutte seg til at det må være slik: at ikke kuttet av

51

navlestrengen avslutter den nære forbindelsen, men at overføringskanalene flytter tyngdepunktet fra det fysiske/åndelige mot det psykisk/energetiske og deretter mer og mer mot det dagvåkent bevisste og språklig uttrykte.

I og med at barn gjerne er minst like redde for mine nåler som de er for tannlegens bor, pleier jeg å behandle barnet via morens energisystem.

- *Hvordan gjør du det?*
- Etter å ha diagnostisert barnet, ber jeg moren ta barnet på fanget. Deretter behandler jeg henne i de meridianer og punkter jeg ellers ville ha behandlet barnet. Ørebetennelse hos barn er et utbredt helseproblem jeg har gode erfaringer med å behandle på denne måten.

Etter hvert lyktes jeg også med å diagnostisere barnet ved å føle på morens puls.

- *Det er jo lenge siden energioverføring bare handlet om elektrisk strøm gjennom kobberledninger, så selv ensidig materialistisk tenkende burde jo kunne forestille seg former for energioverføringer som vi i Vesten ennå ikke har kartlagt?*
- Vi benytter i dag trådløs overføring av elektrisitet, TV- og radiosignaler og laser, og kan kommunisere over enorme avstander i universet, så det er jo på tide å ta i betraktning organiske former for energioverføringer. Det er tross alt organismene som alltid er et hestehode foran forskning og teknologi når det gjelder produksjon og variasjon i energiformene.

Alle forskere arbeider innenfor sin "firkant", eller kunnskapshorisont, noe som både er riktig og nyttig for medisinsk videreutvikling – *innenfor den samme firkanten.* Det er når forskere uttaler seg med stor autoritet om det andre medisinere forsker på, utenfor firkanten de selv har sin kunnskap fra, at det blir feil. Det er en gjenganger og usigelig fruktesløst hele tiden å bli konfrontert med påstander fra forskere med sin spesielle bakgrunn som uttaler seg skråsikkert om hva som *ikke finnes* innenfor andre forskeres arbeidsfelt.

- *Ut fra din kunnskaps- og erfaringsbakgrunn har du postulert at energetisk påvirkning av vår evne til selvhelbredelse forårsaker endringer i blodets sammensetning – noe som igjen fører til*

bedring av kreftsykdomssymptomer. Det at du faktisk forholder
deg til blodet og molekylærbiologiske undersøkelser av hva som
skjer i blodet hos de kreftpasientene du behandler, har jeg så
langt sett som et kvantesprang. Men når du nå presenterte bildet
med de forskjellige firkantene, sto det klart for meg at det nok
ikke er så enkelt å komme inn i varmen. Slik jeg ser det, har en
overbevisning befestet seg gjennom mange tiår om at ingen
andre enn de som forsker innenfor de etablerte
kreftforskningsmiljøene, vil kunne oppnå grensesprengende
forskningsresultater på dette feltet.

- Jeg har aldri hatt ambisjonen om å komme inn i varmen, som du
  kaller det. Til det er det medisinske utgangspunktet for
  forskjellig. Det beste jeg har håpet på med vår
  laboratorieforskning, er å bli forstått. Å få vestlige medisinere til
  å erkjenne at akupunktur kan ha minst like stor endrende effekt
  på fysiologiske systemer som kjemisk medisin, er avgjørende.
  Det er ikke nok å vise *at* det skjer forandringer, det kan
  fremdeles bortforklares med magi- og placeboeffekter. Det er
  først når man kan vise *hvordan* det virker, gjennom RNA- eller
  mekanismeforsøk, at det blir umulig å bortforklare at det handler
  om tilsiktet medisinsk behandling - som også virker etter
  hensikten.
- *Dette har din forskningspartner, Sergio Manzetti, forklart meg,*[14]
  så selv om dere ikke har penger til å føre forskningen videre mot
  en eventuell kjemisk medisin, har dere egentlig oppnådd det du
  beskriver som hovedformålet med laboratorieforskningen.
- Det var nok naivt å tro at vi kunne komme inn fra det ukjente og
  utfordre legemiddelgigantene i deres firkant, og om vi hadde
  lykkes, hadde det muligens vært et sidespor.
- *Etter å ha blitt kjent med effekten av akupunkturbehandlingen vil*
  jeg gå så langt som til å kalle det et blindspor. Hvorfor bruke
  hundrevis av millioner på å utvikle en kopi av en naturlig
  prosess, og som med all sannsynlighet vil være en unødvendig
  og fordyrende omvei til en dårligere behandlingsmetode enn å
  stimulere den naturlige prosessen ved naturlige
  helbredelsesmetoder. Dessuten tror jeg aldri det ville ha lykkes.
  Det viktigste var å vise at akupunkturens effekt kan forklares
  mikrobiologisk, og ikke nødvendigvis å omskape metoden til et

kjemisk artefakt. Blant alle dem jeg har snakket med i arbeidet med boken, er det en som i et langt liv har hatt lederoppgaver ved etableringen av mange store kjemiske industribedrifter rundt i verden. Kortversjonen av hans reaksjon på dine ambisjoner på dette feltet, er at han trakk på smilebåndet. Deretter konstaterte min venn at du aldri vil komme rundt disse konsernene. Han trakk en parallell til hvordan oljeindustrien har lykkes med å stanse eller forsinke konkurransen på deres hovedmarked: bensin- og dieselmotorene i verdens bilpark, og påpekte at hvis dere hadde lykkes med å nærme dere markedet med et produkt med noe i nærheten av effekten av akupunkturbehandlingen, ville dere ha truet investeringer på størrelse med både statsbudsjett og oljefond. Hans konklusjon var at en eventuell suksess med medisinforskningen ville satt dere i en posisjon som ville skapt nye og uløselige utfordringer for dere istedenfor å løse kreftproblemet.

- Forretningsverdenen er et fullstendig ukjent felt for meg, så din venn kan nok ha rett i at vi ville vært uforberedt på hva vi kunne møte. Men vi har jo allerede nålene, og ikke minst en verden hvor akupunktur er anerkjent og utbredt over like store områder som moderne medisin. Penger behøves ikke, bortsett fra til et lite tilleggskurs for medisinere som allerede benytter akupunktur.

- *Du bruker ordet medisinere og ikke leger?*

- I den store verden er det ofte langt mellom leger som benytter akupunktur, mens det kan være kort vei mellom kvalifiserte akupunktører. I de fleste vestlige land er det derimot blitt stadig flere leger som praktiserer akupunktur. Derfor er det ingen dristig spådom at veien for denne behandlingsmetoden må gå gjennom leger – fortrinnsvis på sykehus, slik at den blir del av et samlet tilbud. Det er selvfølgelig en fordel for pasientene at faglig kompetanse og teknologisk utstyr er samlet på ett sted. Min behandlingsmetode er, som du har beskrevet tidligere, helt avhengig av korrekt diagnose av sykehuslaboratoriets patolog. Uten et slikt samarbeid vil jeg ikke vite hvilket område av det partielle immunforsvaret jeg skal stimulere.

- *Hvis vi går tilbake til ditt og Manzettis laboratorium, så var det vel opprinnelig et initiativ fra din side fordi vi i Vesten stort sett bare anerkjenner det vi pr. i dag har blitt i stand til å måle?*

- Nettopp! Når vi blir flinkere til å måle prosessene i blodet med vestlige mål og apparatur, eller fortsetter det arbeidet Sergio og andre som har forsket på sammenhenger mellom akupunktur og vestlig forståelse av organismen har begynt på, vil det jeg i dag gjør, og som tilsynelatende mirakuløst fjerner kreftsymptomer, være selvsagt og basert på allment tilgjengelig kunnskap.

Teknologisk medisin er i sin spede begynnelse, kulturhistorisk betraktet, mens det har vært forsket på kinesernes *chi* og indernes *prana* [begge er begreper for livsenergi – min anmerkning] i minst fem tusen år. Fordi teknologisk utviklede måleinstrumenter ikke har vært tilgjengelig i disse årtusenene, har forskerne og legene innenfor den østlige tradisjonen oppøvd en følsomhet som også omfatter energienes kvalitative aspekter, ikke bare de kvantitative som instrumenter kan avlese. Slik sett er en akupunktør som behersker pulsdiagnosen i besittelse av et langt mer avansert måleinstrument enn det er mulig å fremstille teknologisk. Dette kan gi den tilsynelatende selvmotsigende beskrivelsen "kvalitativ måling" mening. I vår kultur er kvalitativ og kvantitativ etter mitt syn blitt et unødig motsetningsforhold, spesielt innenfor vitenskap. Pulsdiagnosen er et eksempel på hvordan dette motsetningsforholdet kan bygges bro over – ved at den måler både kvantitative og kvalitative aspekter av chi, av livsenergien. I et naturvitenskapelig perspektiv er imidlertid den kjensgjerning at kvalitative målinger vil kunne være forskjellige når flere akupunktører vurderer resultatet, en så alvorlig svakhet at denne type målinger overhodet ikke kan komme i betraktning eller aksepteres som element i en vitenskapelig undersøkelse.

I motsetning til hva som var tilfellet tidligere, hvor vi hadde den såkalte huslegen, som baserte mesteparten av sin diagnostikk og behandling i stor grad også på sine kvalitative bedømmelser, har ikke moderne medisin innsett den kvalitative bedømmelsens verdi. Av denne årsak er *legeintuisjonen* ikke tatt vare på og videreutviklet den sammen med den teknologiske og kjemiske medisinen. Jeg tror nok likevel at mange leger fremdeles også er leger i tradisjonell forstand, selv om det ikke lenger er denne grunnleggende delen av vestlig medisin det snakkes om og forskes på.

- *Vestlig medisin kan vel få mye gratis ved å granske akupunktørens følsomhet for vårt energisystems tilstand, ikke minst takket være den høyt utviklede fagterminologien som gjør det mulig å kommunisere samme følsomhet?*
- Østlig medisins utgangspunkt er at vår livsenergi både har kvantitative og kvalitative aspekter, og at man også har språk og verktøy for å manipulere denne grunnleggende delen av vårt levende liv. Dette har nesten falt helt ut av vårt språk og vår medisin fordi vi på dette ikke helt uvesentlige området – oss selv – ser bort fra det ikke synlige, mens vi driver iherdig forskning i de usynlige aspektene ved de tingene som er til hjelp for oss i daglig- og yrkeslivet, som radio, TV, mobiltelefon, radar, ekkolodd, og så videre. Vi har både språk og verktøy for å korrigere tingenes "livsenergi" dersom de ikke fungerer som de skal. Med hjelp av verktøyet akupunktur kan vi på tilsvarende måte både øke, minske og styre livsenergien og foreta en balansering som betyr store kvalitative endringer for mennesket, dets erfaring av egen kropp og dets fortsatte livsutfoldelse – reparasjoner likesom de vi i Vesten med største selvfølgelighet blant annet utfører på det høyteknologiske utstyret på våre sykehus.

Thoresen puster inn og ser diskret på klokken – tror han – og begynner like etter å bevege kroppen i stolen på en måte som ikke er til å ta feil av. Jeg har altså likevel ikke Thoresen til disposisjon hele dagen. Men når jeg tenker på det jeg allerede på forhånd hadde skrevet, og mengden av notater foran meg, ser jeg at å fullføre en gjennomgang av hans karriere som selvstendig helsearbeider vil sprenge rammene for mitt eget arbeid. Mye av dette blir indirekte behandlet andre steder i boken, og det mer biografiske får heller vente til vi sitter med hver vår stråhatt og mimrer bakover istedenfor som nå, hvor vi fremdeles skuer forhåpningsfullt mot fremtiden.

Når det gjelder det som kunne vært hovedtema for en mer omfattende biografi, årene etter at han begynte sin egen praksis i Sandefjord, vil jeg her oppsummere med å konstatere at Thoresens kreative tilnærming til sitt fag har resultert i at hans videreutvikling av akupunkturvitenskapen nå er spredt til en lang rekke land. Hans teorier, studier og behandlingsanvisninger er så langt oversatt til

56

engelsk, tysk, fransk, italiensk og svensk, og det er planlagt oversettelse til russisk.
Fra disse årene er det imidlertid én episode, som verken er anekdote eller vandrehistorie, som jeg må referere:

- *Noe jeg tror mange lesere nå gjerne ville ha spurt deg om hvis de hadde hatt anledning, er hvordan du gjorde den oppdagelsen som førte til at du nå har hjulpet et stort flertall av de pasientene som har oppsøkt deg med en kreftsykdom.*
- I 1983 begynte jeg å gruble over mulige sammenhenger mellom kreft og de prosessene jeg avleste ved pulsdiagnosen. Jeg så et mønster, og det hadde logisk nok sammenheng med energien som styrer den delen av vår organisme som *kontrollerer* veksten. Det er altså ikke nødvendigvis *immunsystemet* det er noe galt med når kreft oppstår, men kroppens egen kontroll av celleveksten. Innenfor kinesisk akupunktur finnes det noe som kalles kontrollsyklus, men som har vært lite anvendt både innenfor og utenfor Kina. Det var dette jeg bestemte meg for å prøve ut da naboens hund fikk jurkreft (brystkreft) med spredning til lungene. Jeg satte nålen på det punktet jeg intellektuelt hadde kommet frem til ville være det mest effektive for å reetablere tapt kontroll over veksten i det aktuelle området, og jeg ventet – som en jeger som venter på sitt bytte.

Han skiftet stilling i hagestolen til lett foroverbøyd med et imaginært haglegevær liggende skrått over lårene.

- En måned senere var svulsten vekk. Og den kom aldri mer tilbake.

57

6. Eksperimentet

14. oktober, fortsettes

Som nevnt ble det en lang pause i mine notater om sykdommen, ganske enkelt fordi både Thoresens og min vurdering ettervinteren og våren 2008 var at jeg var helt frisk. Energibalansen hadde lenge vært stabil og uten behov for korreksjoner ved hjelp av akupunkturnåler. Uansett mine erfaringer de siste årene, er mine egne intellektuelle forutsetninger grunnleggende naturvitenskapelig fundamentert, og jeg festet derfor aller mest lit til resultatene fra MR, CT og PET CT – noe jeg hadde forventet at den av Radiumhospitalets leger som jeg forsto hadde et slags overordnet ansvar for oppfølging av meg også hadde hatt tillit til.

Samtlige resultater gjennom dette året hadde fortløpende bekreftet Thoresens observasjoner av energibalansen gjennom pulsdiagnostikk. Denne presisjonen var nye erfaringer for meg, men ikke noe jeg snakket med legene om, da jeg har lært meg at et stort flertall av onkologer og kirurger er immune mot informasjon om denne *kunsten* – en ferdighet ikke mange akupunktører fullt ut behersker – og isteden bedømmer denne diagnoseformen å være humbug og manipulering av pasientene. Selv om jeg som nevnt deler deres naturvitenskapelige forståelse av vår fysiologi, hadde jeg naturlig nok ingen problemer med å anerkjenne det jeg gjennom dette året hadde vært vitne til på kloss hold.

Det eneste jeg i februar ønsket meg av det norske helsevesenet var en fortsatt oppfølging gjennom regelmessige kontroller, på samme måte som alle andre kreftpasienter som har gjennomført vellykket behandling får.

Isteden stilte «systemet» meg 29. februar 2008 overfor følgende ultimatum:

> *Enten aksept av en ny behandling som jeg nå ble tilbudt -* **eller slutt på fortsatte kontroller av sykdommen på norske sykehus.**

Nei, jeg kan umulig ha vært klarttenkende da dette ble fremlagt for meg. Kanskje hadde jeg vært *annerledespasienten* så lenge at jeg godtok den tenkemåten som ligger bak en slik innbydelse til «hestehandel»?

Jeg vet ikke. Det jeg nå vet, et drøyt halvår senere, er at jeg av en eller annen årsak hadde et av mitt livs svakeste øyeblikk, på et tidspunkt hvor jeg selv følte meg som aller sterkest. Jeg var jo friskmeldt av sykehusvesenets mest avanserte teknologi og kontrollapparat. Men jeg så ikke tydelig nok det absurde i hvorfor en kreftfri pasient skulle akseptere å underlegges noe jeg nå har nok kunnskap til å karakterisere som et av de mest hasardiøse eksperimentene som er gjennomført på norske sykehus i nyere tid.

Dette er den hendelsen i mitt liv som med størst tyngde har fått meg til å reflekterer over om det virkelig er noe hold i det gammelmodige, folkelige snakket om *skjebnen;* dens uransakelige veier og overmakt over oss mennesker - som om vi bare er marionetter i en koreografi vi ikke engang vet om finnes eller bare er fantasi.

Jeg trøster meg med at det alt i alt, alt tatt i betraktning, inklusive min akutte hjernenummenhet denne dagen og i tiden som fulgte, er en overvekt av sannsynlighet for at akkurat denne beslutningen skulle jeg egentlig ikke ha noe å gjøre med selv. Ikke at det nødvendigvis var forutbestemt, slik tradisjonene med tolkning av mønstre i kaffegrut og teblader, eller sees fremtiden sees lys levende dypt inne i en krystallkule. Mer mot munnhellet at "dette var min lodd i livet", som det sies når alle forklaringer blir umulige. Så kanskje heller slutte å spørre om *hvorfor*, nøye meg med å fortelle *hvordan* jeg uforvarende havnet i denne situasjonen og ikke bare lo den bort, gikk min vei eller meldte noen til politiet. Jeg ble isteden sittende uten noen vektige motforestillinger til en så usannsynlig hendelse, at ettersom tiden har gått siden den gang har det bare blitt mer ubegripelig at dette faktisk kan ha skjedd.

Jeg tviler forresten også på om noe lignende noen gang har skjedd - på et sykehus i Norge, eller i noe annet land – i nyere tid. Mens alvorlig syke/døende kreftpasienter som ønsker slik behandling blir nektet dette av ressurshensyn, skulle jeg, etter min mirakuløse helbredelse, bli påtvunget en rådyr og, som det skulle vise seg, ennå uprøvd kreftbehandling (på annet enn mus).

Jeg husker ikke mye av hva jeg tenkte, eller ikke tenkte. Det kan se ut som hjernen var vasket, grundig, så det ikke var rester av forutinntatte synspunkter eller innlærte varsler tilbake der inne, ikke engang en sunn skepsis som forsiktigvis sender impulser tilbake til de involverte og normalt ville ført til at jeg i det minste ba om litt tid – sove på det, konferere med familien.

Tvert imot oppførte jeg meg som om jeg var et lam. Et snilt, godtroende, eller bare et dumt lam som tenkte som så, i den grad det var tenkning: Når jeg ble stilt overfor dette ultimatumet så var det sikkert en naturlig følge av at jeg så langt bare hadde vært til bry for helsevesenet og konsekvent avvisende til deres velmenende tilbud. Like konsekvent som det at solen står opp om morgenen er en naturlig følge av at den gikk ned kvelden før og tilbrakte natten som dag ved å opplyse baksiden av jordkloden.

Momentet som fikk meg til å assosiere til «hjernevask» var det faktum at jeg nå plutselig begynte å tro på det som ble sagt: Fra forskningsavdelingen meldtes det at dette var en behandling det bare var fordeler med, ingen ulemper, garantert, dette var «vidundermixturen fra Amerika hvor alt dette utelukkende fordelaktige var vitenskapelig bevist - etter utprøving og bruk på døende kreftpasienter for å forlenge livene deres noen uker eller måneder, som jeg senere fikk vite.

Dette trodde jeg på, jeg som i enhver annen sammenheng hadde satt meg grundig inn i alt som kunne tenkes å bli aktuelt for meg å ta stilling til, og så langt sagt nei til alt. Nå svarte jeg ja – uten engang å be om betenkningstid. Kan det ha vært bare for å være grei, endelig si ja til noe, selv om noen form for kreftbehandling på dette tidspunktet var så godt som det absolutt aller siste jeg var interessert i? Jeg hadde til og med avsluttet behandlingen hos Are Thoresen. Fordi jeg var frisk.

Hvor frisk jeg var hadde selvfølgelig også Radiumhospitalet full innsikt i. Spesielt etter resultatet av den mest avanserte kontrollen som er tilgjengelig. PET CD er den sikreste testen som så langt er utviklet i forhold til hele kroppens tilstand både når det gjelder farligheten i svulster, utbredelse av metastaser og enda tidligere stadier av spredning - som ingen andre tester kan avsløre. Resultatet var helt usedvanlig positivt og er beskrevet i resymeet av denne situasjonen i

60

nest siste ordinære kapittel i hovedboken. Jeg tar med et direkte sitat derfra:

> *«Behandlingen hadde ikke bare stanset den farlige veksten i svulsten og endret egenskapene i kreftcellene. Den hadde restaurert og stimulert mitt immunforsvar i en slik grad at det nå fortløpende stanset de mutasjonene som er forstadiet til kreft, og som også alle friske mennesker har. I min organisme ble denne medfødte tendensen stanset mer effektivt enn det normalt skjer hos helt friske mennesker.»*

Dette ble mye og litt hulter til bulter, men de som blir med meg videre inn i fremtiden, vil ikke ha vanskelig for å akseptere at jeg her har latt noe av mine mest frustrerende skriverier bli stående – som en del av den samlede dokumentasjonen.

7. Østlige forestillinger om vår organisme og livskraft

Fortsettes fra hovedboken

Den som
forstår,
aksepterer,
mens den som
ikke forstår,
forkaster.

Juli 2013

I Ching har undertittelen *Forvandlingenes bok*. Dypest sett kan den betraktes som et motstykke til våre eldste akademiske lærebøker, enten det er fysikk, biologi, og så videre. Frem til nylig har den vært ansett for å ha varig gyldighet. Imidlertid er det ikke fjernt for enkelte "yngre" (i tenkemåte og forskerinnstilling) vestlige fysikere å betrakte våre egne naturlover som underlagt endring, selv om enkelte av de dypereliggende forvandlingene i naturen og i lovene som styrer dens utfoldelse, skjer så langsomt at vi ikke er i stand til å observere dem innenfor et livsløp eller en avgrenset kulturepoke.

Her er det også at tradisjonell kinesisk legekunst, ifølge Thoresen, begår alvorlige feil. I sin dyrkning av fortidens mestere og i respekt for det de kom frem til for hundrevis av år siden, har kinesisk medisin i nyere tid oversett de forvandlingene i naturen og også de sannsynlige endringene i menneskenaturen som krever at medisinen som vitenskap må gjennomgå tilsvarende forvandlinger.

Denne boken følger opp med en «oppskrift» på hvordan få mer enn et overfladisk, intellektuell forståelse av østlig tradisjon.

Hvor er *jeg*? Hvor er *vi*? Som barn av hele vår kulturhistorie og ikke bare de siste århundrenes økende materialisme vil jeg stille følgende spørsmål med hensyn til vårt *jeg* eller vår *sjel*: Er det meg kirurgen ser når han opererer meg i hodet og kikker inn i min hjerne? Kan han se meg der jeg hviler bevisstløs under narkosen, avventende til oppvåkningen og til at han kommer på legevisitten og forteller at han har kikket inn i mitt hode og sett hvordan *jeg* i virkeligheten ser ut? Nei, selvfølgelig kan han ikke det, vil vi svare, enten vi er materialister som jakter på oss selv i gener og andre cellestrukturer, eller vi er av den overbevisning at vår egentlige identitet ikke er av materiell eller fysisk art.

Jeg skriver ikke dette for å omvende noen fra en materialistisk virkelighetsoppfatning, men for at lesere med en slik oppfatning forhåpentligvis skal kunne innse *muligheten* for at det finnes noe ukjent, noe som ingen med sikkerhet kan vite hva er, som er noe annet eller mer enn det som er biologisk kartlagt - *kan* være av ikke-sansbar og ikke-målbar art.

Uten en slik fordomsfrihet blir det også vanskelig å forstå akupunkturens sentrale «virksomhetsområde» på annen måte enn i form av sekkebegrepet energi. Og for all del: Dette "området" (i anførsel fordi vi i vårt språk ikke har et dekkende begrep for dette) som akupunktur og akupunktøren forholder seg til, handler ikke om det nevnte *jeget*, om *sjelen*, *egoet* eller *selvet*, men om å åpne for forståelsen av det kineserne i oldtiden ga navnet

Chi

Midt inne i organismen, mellom anatomien og sjelens erfaringer, befinner det seg et formidlende element som knytter kropp og sjel sammen og holder liv i begge deler. Her er det ikke lenger relevant å snakke om mindre eller større, om dualismens statiske motsetningspar, men om dualitetens bevegelighet og flyt, stimulans og hindringer av flyt, overskudd og underskudd.

Kineserne er uinteresserte i om *chi* er synlig eller ikke fordi de kan *føle* den.

Kinesiske leger og enkelte vestlige medisinere som benytter akupunktur, har utviklet en følsomhet for å føle/fornemme *chi* gjennom sitt medisinstudium og senere gjennom sitt arbeide på samme måte som den følsomheten erfarne leger har for deler av vår indre anatomi.

Chi fremstår for akupunktører, i det minste for en del av dem, som like differensiert og nyansert som ytre former og farger er for oss. Å se *chi* på denne måten er nok også en medvirkende årsak til at de vestlige leger som oppøver følsomheten og lærer seg teknikkene for å hjelpe livsenergien til rette, ikke kan tenke seg å slutte med denne formen for medisin.

I forsøket på å beskrive noe jeg selv ikke har spesielle evner eller trening i å forholde meg til, har jeg kommet til at det er lettest for oss som ikke har denne følelsen, å nærme oss en forståelse av hva *chi* er når den ikke er tilstede. Mitt utgangspunkt, slik jeg er vant til å se på meg selv, er at den for meg ukjente *chi* befinner seg, i det minste billedlig, mellom mitt erfarende jeg og min fysiske kropp. *Chi* er den delen av organismen som holder meg sammen som både subjekt og objekt og derfor som helt menneske. *Chi* sørger for at min kropp og sjel ikke virrer rundt i universet hver for seg. At *chi* forbinder kropp og sjel og holder liv i dem begge, er kanskje årsaken til at vi i Vesten best kan betegne dette området av oss selv som *livskraft*.

Når det ikke lenger flyter livskraft i organismen, er den død, og det som var et hele, går i oppløsning. Den som har sett et kjært menneske etter at det er dødt, tror jeg kunne ha observert *chi* gjennom dets fravær: den bemerkelsesverdige forskjellen mellom uttrykket i ansiktet til et menneske som sover, og når det ikke lenger er levende.

En gang i en fjern oldtid fant menneskene ut at å overvåke og eventuelt hjelpe gjennomstrømningen av livskraft i organismen er den mest effektive måten vi kan påvirke både de fysiske og ikke-fysiske delene av organismen på. Et større antall leger som er utdannet både innenfor skolemedisin, klassisk kinesisk akupunktur og andre terapiformer, har kommet til at det for mange sykdommer og plager ikke er andre metoder som gir legen så gode muligheter for en effektiv og rask behandling, som å "hjelpe" livskraftens løp gjennom oss.

Utfordringen for vestlige medisinere er at vårt legestudium hverken har gitt rom eller tid for livskraften i pensumet. Dette er igjen et resultat av at dette tradisjonsrike begrepet (som utgjør prinsippet for den retningen som er kalt vitalismen) ikke har noen plass i nyere naturvitenskap. Dermed er det også vanskelig å akseptere at å påvirke

64

den, enten ved akupunktur eller andre metoder, har noen virkning. Å manipulere noe "innbilt" vil ikke være særlig effektivt. Her tror jeg vi er fremme ved det sentrale punktet i vanskelighetene med å etablere konstruktive relasjoner både med det offisielle behandlingsapparatet og norske forskningsmiljøer. Det første skrittet på veien mot en dialog tror jeg kan være å akseptere at vi ikke *bare* er en kropp på cirka 0,1 kubikkmeter fysisk masse, men at vi har ikke-fysiske egenskaper som er fullverdige deler av vår organisme, og som gjennomtrenger og innvirker på den fysiske kroppen både på godt og vondt.

For mange kan begrepet energi være en nøkkel. Det kreves energi for å opprettholde livet i en fysisk kropp, og det kreves energi for å oppleve noe – for å *være* den som opplever. Et mulig problem knyttet til energibegrepet er at vi i Vesten kan ha lett for å begrense det til bare å omfatte de egenskapene ved energien vi kan måle med de instrumentene vi så langt har utviklet. Da glipper det eksistensielle aspektet ved livsenergien unna. Subjektet, det å *være* energien, det å leve den, er ikke målbart, i hvert fall ikke i kvantitativ forstand.

Etter disse refleksjonene og etter å ha lest Thoresens definisjoner,[15] blir jeg, som det vestlige mennesket jeg er, sittende å stirre ut av mitt vindu, og jeg ser resten av livet, der ute, som et fysisk landskap, som en ytre verden og et ytre univers.

Forestiller jeg meg at jeg ser den andre veien, østover, eller med østlige øyne, snus retningen: Jeg ser *innover* i det å leve livet, i det som *er* landskapet, verden og universet.

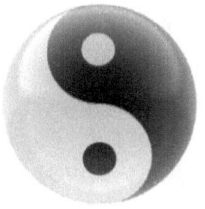

8. Eksperimentet II

14. oktober, fortsettes
Den behandlingen jeg måtte akseptere for ikke å bli fratatt muligheten for fortsatte kontroller på sykehuset, hadde aldri før vært gitt noen norsk kreftpasient, muligens heller ingen annen kreftpasient noe annet sted. Behandlingen besto i intravenøs tilførsel av et relativt nyutviklet antistoff, *Avastin*, utprøvd i USA og så langt bare gitt til døende kreftpasienter i kombinasjon med cellegift. Og: *utelukkende i den hensikt å forlenge den aller siste sykdomsperioden frem mot døden.*

Det spesielle i mitt tilfelle var at jeg ikke var døende, jeg var heller ikke kreftsyk i henhold til de medisinske kriteriene som skal foreligge for en slik diagnose. Jf. alle MR, CT, PET CT og biopsier som indikerer det motsatte.[16]

Alle mine avvisninger av sykehusbehandling hadde vært en stor påkjenning for E. Hun hadde gått med en så stor frykt for at dette var en for stor risiko, at hun aldri helt og fullt hadde kunnet ta del i min og våre barns glede over alle prøveresultatene som vitnet om at sykdommen var slått tilbake. Hun var tross alt innpodet med den gamle forståelsen av kreft og opplært innenfor den tradisjonen som trodde at kreft vanligvis er en irreversibel sykdom som ender med døden hvis den ikke blir behandlet på sykehus. Dette er den utbredte oppfatningen innenfor sykehusmiljøene, og E. var bioingeniør, verken lege eller onkolog og som normalt har en noe mer nyansert og faktaorientert kunnskap om dette, i hvert fall burde ha det - dersom de regelmessig oppdaterer seg i faget sitt.

Det nærmeste jeg har kommet en forklaring på at jeg bøyde meg for det fremlagte ultimatumet er at jeg kunne ikke, ville ikke, dra hjem fra noe som skulle være dagen hvor jeg hadde fått de mest oppløftende informasjonene om sykdommen en kreftpasient kan få, og samtidig måtte fortelle E. at jeg ikke lenger vil få kontroller av den videre utviklingen - at hun og barna våre må leve i konstant usikkerhet i årene som kommer i forhold til om sykdommen har blusset opp igjen eller ikke.

Jeg tror dette ble riktig. Slik må det ha vært, jeg må ha blitt utsatt for det psykologene betegner *fortrengning* – den mest intrikate formen for å skyve noe under teppet som finnes. Fortrengning er så «hinsides» at den som foretar seg dette verken er klar over at han gjør det eller kommer til å huske hva det var han skjøv under teppet.

Det vil si; med mindre det ikke lokkes frem igjen i en form for terapi, som eksempelvis å skrive en dagbok om det som er overflaten, om teppet, som problemet ble skjøvet under. Slik var det jeg først fem år senere rev bort teppet og begynte å få en forståelse av hvordan, og *hvorfor,* dette hadde skjedd - og den fulle rekkevidden av det.

Tilbake i dagboktid og til årsaken bak gjenopptakelsen av arbeidet med den – at jeg ikke lot den bli liggende i skuffen og surfet videre i min helbredede tilværelse, men fortsatte arbeidet. I går, 13. oktober, gjennomgikk jeg de tre måneder gamle prøveresultatene fra PET CT sammen med Wenche Gustafson. Prøveresultatene fra juli var eneste måten å effektivt kunne vurdere resultatet av Avastin-behandlingen, den som jeg 29. februar ikke hadde sett noen mulighet for å avvise. At jeg gjennomførte en seks ukers «kur» med dette nye antistoffet skyldtes at jeg var blind for at trusselen om å miste muligheten til medisinsk kontroll på sykehus hvis jeg nektet, bare var en tom trussel, spekulert ut av noen som ikke ville hatt makt til å iverksette den. Det ville også jeg forstått hvis jeg hadde søkt råd hos noen på utsiden av sykehuset. Det kunne vært hvem som helst – bare de hadde utviklet og tatt vare på en noenlunde normal dømmekraft.
De fleste lesere vil nok straks og instinktivt se at en trussel av denne typen nødvendigvis må være tom. Dette er helt opplagt, men for det tilfelle at noen innenfor vil forsvare dette slik at det vil kunne ramme andre forsvarsløse pasienter, vil jeg fortelle hvordan jeg er kommet til denne oppfatningen og hvorfor jeg er helt sikker på at den er riktig. Dessverre fem år for sent.

29. februar 2008 falt det meg aldri inn, slik det begynte å demre for meg et halvår senere, at det er grenser for hva slags beslutninger den sentrale ledelsen i norsk kreftbehandling kan ta på vegne av andre

sykehus (jeg var pasient på Sykehuset i Vestfold). Her tar jeg det for gitt at det må ha vært ledere på høyt nivå som hadde kommet frem til hvordan jeg skulle behandles for jeg hadde fått beskjed om at alle kreftbehandlingsregimer var sentralstyrt fra Radiumhospitalet. Slik jeg kjenner Wenche Gustafson utelukker jeg at hun ville fremført et slikt forslag for meg hvis ikke det hadde vært en suveren, uimotsigelig autoritet bak det. Hun har dessuten bekreftet min forståelse ved skriftlig å godkjenne min fremstilling, slik at jeg kan offentliggjøre det.

Jeg har imidlertid aldri gjort noe for å få vite noe om *hvem* – da jeg utelukkende ønsker å bidra til endring av det *systemet* og den *kulturen* som ligger bak denne typen av hendelser. (Her har jeg forsøkt forskjellige ord, men da karakteristikker enten blir for bastante eller for blasse, holder jeg meg til regelen om å la hendelsene være karakteriserende nok i seg selv.) Noen som har enda større makt og bruker makten riktig, bør bedømme disse hendelsene som hva de er, og sikre at noe lignende aldri skjer igjen på et norsk sykehus.

Selv får jeg bare fortsette forsøket på oppklaringen av min egen tankeløshet, og adferd. Så langt i mitt liv er dette det største mysteriet. Hvorfor handlet jeg som jeg gjorde? Hvorfor tok jeg den beslutningen som jeg angrer mest på av alle de dumheter jeg har hatt ansvaret for? Dette kunne jeg selvfølgelig gjort i mitt lønnkammer, men jeg velger å la denne nærmest selvterapeutiske teksten bli stående som et eksempel på hvilke ekstremsituasjoner kreftpasientrollen kan bringe oss inn i og hva det kan gjøre med oss. Og for all del - som en oppfordring til alle medpasienter om *aldri å la seg skremme, presse eller utpresse til noe de ikke selv vil, av frykt for at trusselen er reell.*

oOo

Å skrive handler noen ganger om å legge sammen to og to, finne det enkle selvfølgelige svaret. I dette tilfellet klarte jeg det ikke mens jeg sto midt oppe i det. To pluss to er i dette tilfellet sammenkoblingen av den grunnleggende etikken - enhver leges eneste og avgjørende autoritet - med det å true med å la være å hjelpe en pasient. Bruke trusselen som virkemiddel for å oppnå noe fra pasienten som resultat.

I klartekst:

Sykehuset truet med å nekte meg overvåkning av kreftsvulsten min fordi de ville oppnå noe fra meg. De forlangte en gjennytelse for å gi meg fortsatte kontroller. Gjennytelsen var at jeg skulle la meg behandle av dem mot min vilje.

Dengang så jeg ikke det åpenbare, men lot meg forlede inn i «systemets logikk», der det å benytte en slik kjøpslåing med pasienter tydeligvis vurderes som en logisk konsekvens av deres enorme overmakt. Nå kan jeg klare å se at det hadde to avgjørende forutsetninger: I tillegg til *det umulige i å komme hjem til E. og skulle forklare at jeg var blitt avvist som fremtidig pasient*, var min tilstand, der og da, slik at den både blendet og blindet meg. Jeg var blind for det som foregikk i verden utenfor.

Tilstanden betegnes *hybris* og er en ekstrem form for overmot. I psykologisk forstand patologisk ved at den alltid fører til et fatalt fall – *nemesis*. Når jeg sammenligner hendelsen 29. februar med alle de andre gangene hvor jeg på forskjellige måter var blitt «overprøvd» var min reaksjon denne gangen helt forskjellig. Jeg hadde opplevd ikke å bli tatt på alvor som meningsberettiget om min egen helse og mitt eget beste og at den usedvanlige bedringen som prøveresultatene viste ikke ble tatt hensyn til, ikke engang kommentert. Jeg hadde reagert da, men denne gangen følte jeg ingen indignasjon, ble verken rystet eller sjokkert, slik som da jeg mottok brevet med dødsdommen. Jeg var det motsatte av sjokkert, jeg var uanfektet og suveren, i en slags beruselse over de fantastiske PET CT bildene vi like før hadde gjennomgått som viste at jeg var frisk i hele meg. Jeg var til og med renset for mutasjonene, eller forstadiene til kreft, som PET CT avslører at selv de aller fleste friske mennesker har.[17] I tråd med hva jeg nå visste måtte jeg derfor nødvendigvis ha utviklet et usedvanlig sterkt immunforsvar mot kreftsykdommer. En immunitet som jeg nå helt feilaktig overførte til det psykososiale planet. Jeg oppførte meg som en person rammet av en tilstand bare personer med en bi-polar lidelse kjenner seg hjemme i.

Manisk er et mer moderne ord enn hybris for den tilstanden jeg husker meg selv i denne dagen. En kombinasjon av en usedvanlig sterk følelse av å være usårlig; at ingenting trenger inn gjennom den auraen hybris skaper, og at den som *befinner* seg innenfor auraen, som regel kommer til å oppføre seg overmodig og føle overmotets

69

konsekvenser dersom ingen eller ingenting hjelper en ut av denne livsfarlige tilstanden. Sagn-antihelten *Ikaros* ble det første kjente offeret for hybris. Så langt har jeg ikke, som Ikaros, mistet livet, men min påstand er; at om ikke det hadde vært for Are Thoresen og hans behandlingsmetode, hadde jeg med stor sannsynlighet for lengst vært død og begravet. Denne bastante påstanden vil jeg nedenfor underbygge med sykehusets egne vurderinger, men her og nå vil jeg stramme opp kronologien litt og vende tilbake til beskrivelsen av hva som faktisk skjedde.

Årsaken til at vi nå satt her, Wenche Gustafson og jeg, over tre måneder etter PET CT-en som ble tatt for å sjekke resultatet av Avastin-behandlingen, var primært at rapporten fra radiologene på Rikshospitalet var blitt liggende i en eller annens "skuff" helt til jeg nå for to dager siden ringte og etterlyste den.

Jeg vil her innskyte at jeg overhodet ikke er interessert i hvilken skuff den var blitt liggende i. Det er altså ikke den individuelle utilsiktede feilen det handler om for meg, det handler om et system som har kunnet utvikle seg dithen at en av de største dødsfarene vi statistisk sett kan utsette oss for, er å havne på et sykehus med sykdom som krever lang behandlingstid.

Årsaken til at vi nå satt her, onkolog og pasient, i intens konsentrasjon om prøveresultatene, er at jeg definitivt hadde gått fra hypotesen om at «ingen tilbakemelding fra sykehuset er en god melding». Jeg hadde begynte å få en begrunnet mistanke om at min egen holdning gjennom sommeren kunne ha vært feil. Det var nå på flere måter blitt tydelig for meg at min logikk, det jeg hadde trodd var logisk, egentlig ikke hadde med logikk å gjøre, men at jeg bare ønsket meg bort fra å tenke sykdom nå når jeg både var erklært frisk og i tillegg hadde fått en helt ufarlig behandling – som selvfølgelig heller ikke ville ha noen virkning (siden jeg var frisk). Og jeg hadde jo stolt på at det ikke var bivirkninger ved denne behandlingen.

Det fremgår av første del av min pasientdagbok at min strategi på dette området vært konsekvent; Ikke tenke for mye frem mot prøveresultater. Spesielt den første tiden var det stor sannsynlighet for at de kunne vise seg å være nedslående. Jeg regnet jo som en selvfølge

70

at urovekkende prøveresultater ville bli gitt effektiv behandling fra sykehusets side. Tanken bak ikke å etterlyse resultater var å redusere risikoen for å utsette meg for eventuelle negative nyheter, dvs psykiske belastninger, før det var nødvendig å ta stilling til dem. Hver dag, ja, hver time uten bekymring var på den tiden gaver, noe jeg daglig verdsatte. Jeg ble klar over at jeg hadde fått dette i store mengder tidligere i livet, den gang jeg fikk dem uten stans, og at det muligens i fremtiden kunne komme til å bli knapphet på det. Eksistensielle nedturer ville jeg på ingen måte bidra til å forsere til fortrengsel for de gode timene. På den måten slapp jeg å risikere at jeg fikk kunnskap om hva som var galt inne i kroppen, før det var helt nødvendig. Det ville bare legge seg klamt og tungt rundt alle andre tanker og følelser - og forkrøble dem til speil for det store tungsinnet som preger stadier av sykdom uten håp.

Når en har flyttet perspektivet fra tradisjonell langsiktighet - der livet strekker seg utover i alle retninger som den Argentinske pampasen - til dag for dag, time for time, har hver time og hver ekstra dag hvor jeg både har hatt troen og et levende håp om å fortsatt få leve, vært en bremse på nysgjerrigheten etter å avsløre fremtidspotensialet. Jeg lærte raskt at nysgjerrighet ikke bare var dumt men egentlig like nytteløst som å speide etter pampasgress eller atlanterhavsbølger bakenfor fremtidshorisontenes krumning. Bevisstheten om øyeblikkets kvaliteter har blitt så sterk at den i seg selv har fremstått som en sammenhengende rekke av gode nyheter. Når de virkelig gode nyhetene kom, da jeg ble innkalt for å gjennomgå prøveresultatene, ble det en topping av denne livskvaliteten, samtidig som jeg hele tiden var klar over at alvorlig dårlige nyheter ville kunne rive meg ut av denne virkeligheten. Skremmende fantasier om fremtiden kunne komme til å overdøve realitetsorienteringen ved tanken på at det ville bli en brå slutt på den.

Oddsene har nøkternt vurdert vært slik at jeg har hatt uendelig mye mer å tape på å fremskynde en dårlig nyhet enn å utsette en god.

Det er nå blitt en kjent sak at det er urovekkende mange *avvik* fra og stor romslighet i forhold til de *avvikene* som fører til pasienters død. I hvert fall om en sammenligner med avvik i andre yrker med dødelig utgang. Det er eksempelvis enorm avstand til nulltoleransen for menneskelige feil hos flymekanikere som fører til flypassasjerers død.

Mange pasienter kunne hatt god grunn til å tenke - dersom de fremdeles hadde vært pasienter og ikke forhenværende pasienter – at *det er fly en skulle vært, ikke menneske, når en trengte til reparasjon.*

Jeg har satt "avvik" i kursiv fordi jeg lenge har undret meg over hvorfor en bruker et så ufarlig ord på alvorlige, fatale feil som fører til andres ulykke. Hadde det å dø på sykehus på grunn av at sykehusansatte gjør feil vært en diagnose eller sykdom, ville den rangert høyt på listen over de aller farligste.

Jeg hadde ikke kalkulert med avvik i min logiske forestilling om at «intet svar er et positivt svar».

Noe annet jeg mente å vite, som jeg hadde blitt forklart før behandlingen begynte og ikke gjorde meg særlig nervøs for akkurat dette prøveresultatet (PET CT bildene), var at det ble opplyst bare å være to mulige resultater av behandlingen og at begge ville være positive for meg: I og med at Avastins siktemål er å stanse eller hemme blodtilførselen til store kreftvulster som har etablert en egen blodforsyning, og bare har effekt på aktive kreftvulster, ville den ikke ha noen effekt på min svulst dersom Are Thoresen hadde rett i sin vurdering: at den nå i hovedsak består av bindevev og rester av tidligere kreftceller som biopsiene hadde vist ikke lenger var farlige. Da virkningen av Avastin ble forklart, hadde jeg sett det positive i endelig å få konstatert en status for sykdommen som det ikke ville være mulig å ha forskjellige meninger om.

Wenche Gustafson forklarte meg de to mulige utfallene av behandlingen, og som begge ville være positive:

1. Hvis svulsten krympes skyldes det at den overveiende består av kreftceller, og den vil etter behandlingen bli mye enklere å fjerne ved operasjon.
2. Hvis svulsten derimot ikke krymper, vil det være enda mer positivt, ettersom eneste mulige årsak til at Avastin-kuren ikke har effekt skyldes at svulsten ikke lenger i det vesentlige består av kreftceller med egen blodforsyning, men av normale celler med ordinær blodforsyning.

Svulsten er det den er, noe jeg må forholde meg til, uansett hva den viser seg å være. Og jeg måtte selvfølgelig være enig i at begge utfall ville være positive – en forestilling som nok medvirket til at jeg ikke angret på min forhastede beslutning så sterkt at jeg omgjorde den i ventetiden før behandlingen startet.

Halvveis i behandlingen ble det tatt bilder, en første test på virkningen av den. Gustafson skriver sin konklusjon i journalnotat 10. juni:

> *Vurdering av tumor viste ikke tegn til respons på denne behandlingen med Avastin og den ble derfor avbrutt.*

En ny strålende dag. Fravær av effekt av Avastin-behandlingen hadde definitivt bevist at jeg var frisk og ikke lenger bar på en farlig kreftsvulst. Jeg hadde gitt opp å få noen som helst oppmerksomhet fra de andre kreftspesialistene om oppsiktsvekkende resultater knyttet til min sykdomsutvikling, men jeg hadde stor glede av å vurdere resultatet sammen med Wenche Gustafson - opp mot de forutsetningene som var trukket opp på forhånd. Selv om jeg ikke denne gangen heller vil tillegge henne bestemte synspunkter, vil jeg i det minste referere at hun ikke motsa meg da jeg, basert på hennes egne beskrivelser før behandlingen, konkluderte med at Avastin-behandlingen var en sterk indikasjon på at Ares hypotese om at svulsten overveiende var forvandlet til bindevev er riktig.

– Endelig ferdig med sykehusene, tenkte jeg

og syklet mot solen hjemover, mot en sommer uten mange tanker om sykdom.

73

9. Utprøving av medisiner

Fortsettes fra hovedboken

Etter at jeg fikk diagnosen i april 2007, førte jeg en dagbok som var tenkt å være noe mine barn kunne få dersom det kom til å gå slik jeg den første tiden regnet som mest sannsynlig - før de gode nyhetene begynte å komme. Da det utover sommeren ble klart at jeg ikke kom til å ta imot tilbudet om sykehusbehandling, planla E. og jeg en reise til det stedet vi aller helst ønsket å besøke igjen. Planen materialiserte seg i en fantastisk uke i utkanten av Dubrovnik, hvor jeg på hotellbalkongen om ettermiddagen hevet ambisjonsnivået med dagboken et hakk og begynte å veve notatene jeg hadde med i min bærbare PC, sammen med et reisebrev fra vår ferie. Reisebrevet hadde på sin side "avstikkere" til tilbakeblikk fra tidligere reiser til daværende Jugoslavia og mer essayistiske betraktninger knyttet til blant annet kreftproblematikken.

Dette ble for mye, og for lite relevant stoff for disse to bøkene, men noe har jeg hentet inn. Min interesse for enkle matematiske modeller hadde beveget seg fra beregninger av sannsynligheten for egen overlevelse til en illustrasjon av det jeg så som en overraskende ny mulighet for relativt enkelt å kunne undersøke om det kan etableres *signifikans* (overveiende sannsynlighet) for at Thoresens behandlingsmåte har positiv effekt på kreftsykdommer. Dette arbeidet hadde jeg så vidt innledet i Dubrovnik og fortsatt med på en påfølgende reise til Thailand en måned senere – mest for å avrunde et prosjekt, da jeg fremdeles, i november 2007, langt fra var trygg på at det ble noe mer enn denne reisen.

Et par år senere kunne jeg supplere dette materialet med en form for analyse jeg mener med fordel kan erstatte den ekstremt kostbare metoden som i dag er den eneste som benyttes for å bedømme et legemiddels effektivitet. I det følgende siterer jeg de avsnittene i reisebrevene hvor dette er temaet:

«Jeg har aldri tidligere vært opptatt av å skulle bevise noe. Det som skjer, skjer, og det du gjør, gjør du. Etter at jeg ble syk, ble jeg oppmerksom på at det finnes situasjoner hvor du ikke får aksept for det du gjør hvis du ikke også kan bevise at det du gjør, er det riktige å gjøre. Hvis for eksempel noe av det du gjør, er å utvikle et nytt legemiddel, må du kunne bevise at du faktisk har utviklet et nytt legemiddel, og at det fungerer etter hensikten. Hvis ikke vil helsemyndighetene sette foten ned fordi du ikke har bevist hva du har gjort.

Den siste tiden har jeg tilegnet meg litt kunnskap om denne helt spesielle delen av virkeligheten hvor fenomenene ikke kommer i betraktning som det de er, før det er bevist at de er det. I motsatt fall er de ingenting. I noen tilfeller må de også bevises på en bestemt måte for å kunne få anerkjennelse som det de er.

For å kunne selge et nytt legemiddel må den som vil gjøre det, først ha bevist at et nyutviklet legemiddel er virksomt, samtidig som det beviselig ikke skal være uforholdsmessig farlig. Dette er betryggende, for hvordan ville det ha forholdt seg uten slike krav til bevisførsel når vi vet hvordan det kan forholde seg med både så som så med effekten og diverse farlige bivirkninger – selv med disse strenge kravene.

Et eksempel på det siste finner vi ved å se litt bak den nylig publiserte statistikken som viser at gjennomsnittlig medisinbruk for beboerne på norske institusjoner for eldre er åtte forskjellige medisiner daglig.[18] Hvis vi ikke ser nærmere på virkeligheten og hverdagen bak tallene, vil det være naturlig automatisk å trekke den konklusjonen at eldre på institusjoner i Norge er plaget med et stort antall helseproblemer, kanskje så mange som åtte i gjennomsnitt.

Heldigvis er det ikke slik. Når vi ser bakenfor tallene som denne statistikken gir oss, viser det seg at den egentlig forteller noe helt annet. Statistikken i seg selv har nemlig aldri påvist at eldre som bor på institusjoner er i nærheten av å plages av gjennomsnittlig åtte sykdommer. På den annen side sier statistikken heller ingenting om at dette langt fra er tilfellet, noe vi også blir klar over når vi undersøker forholdene på institusjonene nærmere.

Da oppdager vi at virkeligheten bak statistikken fra norske alders- og sykehjem er at det i utgangspunktet ikke behøver å handle om mer enn ett enkelt helseproblem. At pasientene likevel i gjennomsnitt serveres en meny med åtte medisiner, skyldes det faktum at medisinen mot det opprinnelige helseproblemet *i gjennomsnitt* har så store bivirkninger at det skaper medisinfremkalte helseproblemer - som i sin tur krever en ny medisin, som i sin tur har så mange bivirkninger at det kreves enda en ny medisin, og så videre. Slik understrekes viktigheten av å forklare statistikkene ut fra den konkrete virkeligheten: Hva de *egentlig* forteller oss, er i dette tilfellet at de som selger medisiner til befolkningen, ikke har gitt tilfredsstillende bevis for at medisinene ikke er uforholdsmessig farlige. Tvert imot er de så farlige at det behøves medisiner for å bøte på skadene de forårsaker, noe som igjen forårsaker en kjedereaksjon av medisinbruk.

Forsvarerne av hyppig og utbredt medikamentbruk vil muligens påstå at den opprinnelige helseplagen, den pasientene først fikk medisin mot, er så alvorlig at det rettferdiggjør den påfølgende kjeden av medisininntak. Resultatene som er rapportert av fagpersonale og tilsynsleger ved de eldreinstitusjonene i Norge som har gjort forsøk med å redusere og i mange tilfeller helt fjerne den rutinemessige medisinbruken for beboerne, peker entydig i en og samme retning: Forsøkene har det til felles *at beboerne gjennomgående har blitt friskere og mer våkne, initiativrike og tilfredse uten medisiner enn det de var da de gjennomsnittlig spiste åtte forskjellige medisiner daglig.*

Av de medisinene som er ansett for å være mest helseskadelige, befinner mesteparten seg i den lange rekken av legemidler som benyttes i behandling av de forskjellige kreftsykdommene. Sammen med strålebehandling og kirurgi medfører disse medisinene en så stor belastning for pasientene at enkelte leger har begynt å spørre seg om ikke mange kreftpasienter hadde levd minst like lenge og hatt en bedre livsavslutning uten disse medisinene. Her står vi muligens overfor et alvorlig og tilsynelatende uløselig dilemma, som det kan synes som om de som tar beslutningene om vår medisinbruk har lukket både sine egne og våre øyne for. Dilemmaet kan uttrykkes på følgende måte:

I og med at noen blir friske av behandlingen, kan vi ikke slutte å gi medisinen selv om vi er klar over at andre dør av den.

76

Den eneste veien ut av dilemmaet, og uføret for dem som opplever det er, utviklingen av en type medisin som ikke bare påstås etter forholdene å være ufarlig, men i praksis også viser seg å være ufarlige. I eksemplet med de eldre på institusjon, viser det seg at mange godkjente medikamenter er så farlige at de fører til alvorlig overmedisinering. For kreftpasienter er det ofte slik at dersom ikke behandling og medisinering stanser kreftutviklingen er det i mange tilfeller begrunnet tvil om pasienten egentlig dør av sykdommen eller av de mange forsøkene over lang tid på å stanse den med stråling og cellegiftkurer.

Pr. i dag har ikke dette vært ansett å være noe stort problem i og med at det innenfor autorisert kreftbehandling har vært, og er, en enerådende oppfatning at hvis ikke kreftpasienten blir frisk av behandlingen på sykehus så vil pasienten dø.

Ny kreftforskning viser at dette ikke er riktig, noe som beskrives utførlig i kapitlet «anekdotiske helbredelser og naturlig kreftbehandling».

oOo

For å finne ut om problematikken med farlig medisin har noen sammenheng med hva slags bevisførsel som kreves av legemiddelindustrien med hensyn til medikamentenes virkninger, må man se nærmere på hvordan legemidlene blir godkjent av myndighetene. Kanskje vil dette også avdekke andre uønskede effekter enn at mange av de eldste i vårt samfunn visner og dør før deres tid egentlig er omme.

Først noen generelle betraktninger angående dokumenteringen av legemidlenes effekt.

Forskning bekrefter seg selv og sin relevans gjennom to hovedformer for bevisførsel: *alminnelig* eller *ren sannsynlighetsberegning* og *statistisk sannsynlighetsberegning* (statistisk signifikans). Den første metoden krever at alle data som ligger til grunn for beregningen, er pålitelige, og at det bare er få og ubetydelige, helst ingen, kjente feilkilder. Et eksempel på denne formen for sannsynlighetsberegning er at et preparat prøves ut i et anerkjent laboratorium ved å føre det sammen med en kreftkultur *in vitro* (i glass: reagensglass, petriskåler,

77

og så videre). Dersom preparatet har innvirkning på kreftcellene, eksempelvis tar livet av dem, er det etablert en ren sannsynlighet for at det vil virke på samme måte om en gjentar forsøket – i samme laboratorium, i andre laboratorier eller også setter preparatet i kontakt med samme type kreftceller under andre forhold. Overføringen til andre forhold, for eksempel til kreftceller i en organisme, innebærer imidlertid en usikkerhetsfaktor som reduserer sannsynligheten så mye at man må utføre forsøket i en tilsvarende organisme for å oppnå ren sannsynlighet. Dersom man vil skape sannsynlighet for at preparatet også har effekt på mennesker generelt, ikke bare på forsøkspersonen, kreves statistisk sannsynlighet – at mange må delta i forsøket.

Utprøving av kreftmedisin skjer i første stadium ved ren sannsynlighetsberegning (laboratorieforsøk) og følges deretter av statistisk sannsynlighetsberegning (dyre- og menneskeforsøk). Menneskeforsøkene skjer på store grupper, i størrelsesorden mer enn hundre personer, og de inkluderer en kontrollgruppe som får uvirksom medisin uten at noen av deltakerne vet hvem som får hva. Dette siste skal via et statistisk beregnet resultat eliminere at placebo blir en underliggende usikkerhetsfaktor i utprøvingen. Forsøket er bare vellykket dersom det er en *signifikant,* en betydelig og forhåndsdefinert, forskjell på sykdomsutviklingen hos dem som har fått preparatet, og de som har fått "sukkerpiller".

Når det gjelder enkelte alvorlige sykdommer, som kreft, vil etiske begrensninger gjøre det umulig å gjennomføre "ekte" statistiske sannsynlighetsberegninger på mennesker. Og dette er viktig: Fordi det er etisk forkastelig å utsette eller avlyse autorisert behandling av kreftsyke på grunn av en slik utprøving, vet vi ingenting om hvordan den økende flommen av nye, kostbare kreftmedisiner virker på hele gruppen av kreftsyke. Det vi får vite, er *den statistisk sett mest sannsynlige virkningen på kreftpasienter som ikke har blitt helbredet av autorisert behandling, og som ikke lenger kan tilbys noen autorisert behandling.* Det er bare denne gruppen, det vil si *terminale* pasienter, som av etiske årsaker tilbys å delta i utprøvningen av nye kreftmedisiner.

Satt på spissen kan vi formulere det slik at på grunn av etiske årsaker blir ikke nye kreftmedisiner utprøvd på den pasientgruppen som utgjør den egentlige målgruppen for medisinen.

Naturlige oppfølgingsspørsmål er da:

- Hvem er innforstått med dette?
- Hvem er ikke innforstått med dette av dem som burde være det?
- Tas det ekstra forholdsregler overfor kreftpasienter som får medisin som ikke er utprøvd på den kategorien pasienter de selv befinner seg i?
- Er dette noe kreftpasientene blir eller kan bli underrettet om før de selv skal ta stilling til om de vil forsøke medisinene?
- Eller er dette noe bare forskere/leger/Statens Legemiddelkontroll kjenner til, og som ikke pasientene får vite noe om fordi de ikke er tiltrodd tilstrekkelig dømmekraft til selv å vurdere om de bør ta sjansen eller ikke på å benytte de farligste og kanskje minst utprøvde medisinene som finnes på markedet?

I tillegg til den etiske siden er problemet også at de pasientene som blir underkastet utprøvingen av medisinene, vil være så sterkt helsemessig svekket[19] av sykdommen og i så stor grad påvirket av behandlingen at resultatet av utprøvingen ikke er direkte overførbart på mennesker i motsatt modus: de med en tidlig fase av sykdommen og med normalt fungerende organer og immunforsvar. Disse pasientene utgjør den desidert største gruppen av de kreftpasientene som nylig har fått diagnosen, og som derfor i mange tilfeller vil utgjøre medisinens største målgruppe dersom den består utprøvingen.

Dette er ikke bare en teoretisk problemstilling, men en problematikk som har vist seg å ha dramatiske konsekvenser for kreftpasientene. Påstanden her om fatale virkninger av kreftmedisiner som ikke har vært utprøvd på den tiltenkte pasientgruppen, er beskrevet i kapittel 10 som er et resymé av pasientdagboken og hvor alt vesentlig er grundig dokumentert via sykejournalen.

I slike situasjoner er tall ikke til å stole på. Statistiske bekreftelser av effekt på terminale pasienter kan være verdiløse og i mange tilfeller også villedende grunnet farlige bivirkninger hos kreftpasienter i tidlig stadium – fordi *det ikke er undersøkt om medisinen kan ha skadelige bivirkninger for denne pasientgruppen.* Enhver som har *tall* innenfor sin fagkrets, vil umiddelbart se at tallenes tilsynelatende troverdighet i slike tilfeller er brukt på en måte som skjuler de bakenforliggende kjensgjerningene.

En som er innforstått med tallenes tilsynelatende absolutthet, vil se at de i dette tilfellet kan komme til å forlede pasienter til å tro at medisinen de blir tilbudt, er grundig utprøvd på pasienter som befinner seg i en tilsvarende situasjon som de selv, og at statistikkene de eventuelt presenteres for, er gyldige for dem, mens dette overhodet ikke er tilfellet.

oOo

Da jeg fikk kreft, hadde jeg ikke mye kunnskap om denne sykdommen. Jeg visste det de fleste visste, de som ikke hadde hatt den inn på livet – innenfor sin nærmeste omgangskrets eller i egen kropp.

I mellomtiden har tre av de nærmeste i min kones og min familie hatt kreft. En overlevde, mens de to andre døde av sykdommen. Dette forholdstallet, en til to, reflekterer muligens mine egne odds. Denne antakelsen er mer en fornemmelse, basert på ansiktsuttrykkene og de tvetydige uttalelsene til fagfolkene jeg så langt hadde hatt kontakt med, enn resultatet av min interesse for *levende tall*.[20] Akkurat denne delen av statistikken hadde jeg ikke hatt noen spesiell interesse for. Oddsene var uansett dårlige for denne kreftformen, og spesielt dårlige i mitt tilfelle på grunn av størrelsen på svulsten.[21]

Etter at sykdommen kom inn i vår familie, økte naturlig nok interessen for både autorisert og alternativ kreftforskning. Takket være den innsikt denne forsterkede interessen etter hvert ga meg, oppdaget jeg en alvorlig svakhet i den delen av kreftforskningen som omfatter utprøving av potensielle medisiner. Nå, en måned senere, er jeg like forundret over hvordan det kan være mulig at noe så åpenbart så lenge kan ha vært så godt skjult.

Jeg tror at jeg allerede natten etter denne oppdagelsen hadde mine første tanker om en fortelling hvor en forsker satte seg fore å vise at det finnes en måte å unngå denne svakheten i kreftforskningen på, som mer presist uttrykt er en fatal feil som i flere tiår har blitt begått i forkant av godkjenningen av nye kreftmedisiner. Feilen har sin bakgrunn i at det, av en eller annen årsak, er nedfelt et absolutt krav om såkalt *statistisk signifikans* før en medisin godkjennes for alminnelig bruk, det vil si en statistisk sannsynlighet for at den virkelig har den tilsiktede virkningen på den (de) gruppen(e) av pasienter den er utviklet for.

80

Kravet hadde vært forståelig hvis det hadde vært fullt ut mulig å etterkomme det. Det er det ikke. Slik bevisførsel er det, som beskrevet ovenfor, uetisk å etablere ved utprøving av de fleste kreftmedisinene fordi den forutsetter at en stor gruppe pasienter, den såkalte kontrollgruppen, ikke tilbys den eksisterende kreftbehandlingen, noe som for de fleste kreftpasienter vil være en uakseptabel helserisiko. Derfor begrenses utprøvingen til en gruppe kreftpasienter hvor man hevder at det ikke innebærer noen risiko å befinne seg i kontrollgruppen. Å havne i kontrollgruppen medfører at en får et uvirksomt preparat av samme form og farge som den ekte medisinen. Postulatet om "at det ikke er noen risiko", er utledet av et annet postulat, nemlig om at alle pasientene i denne gruppen uansett vil komme til å dø. Risikoen for pasientene i kontrollgruppen består med andre ord i at de ikke får nyte godt av en eventuell livsforlengende effekt av den ekte medisinen.

I den fortellingen som begynte å ta form i mitt hode, hadde *min* forsker oppdaget denne svakheten i kreftforskningen. Da hun mente å ha utviklet en medisin som kunne helbrede kreft i alle stadier av sykdommen, forutsatt at ikke svulsten eller kreftbehandlingen hadde gitt fatale skader på organismen, foreslo hun å innføre en ny praksis for denne type medisiner. Man burde fastholde det generelle kravet om å utprøve medisinen på de gruppene den er tiltenkt, men gi avkall på kravet om statistisk sannsynlighetsberegning (signifikans). Det mest nærliggende er da isteden å benytte en metode som her er betegnet som *alminnelig sannsynlighetsberegning.*

Den medisinen forskeren hadde utviklet, hadde dårlig eller ingen effekt på pasienter som hadde gjennomgått cellegiftkurer. Den måtte benyttes på et tidlig stadium av sykdommen, før pasientene eventuelt hadde benyttet cellegift. På grunn av cellegiftenes nedbrytende virkninger på vårt immunapparat lyktes ikke medisinen å styrke eller gjenopprette kroppens eget naturgitte forsvar mot kreftsykdommer i så stor grad at sykdommen ble retardert. Følgelig ville det ikke ha noen hensikt å utprøve medisinen på denne pasientgruppen – *den eneste gruppen pasienter det i dag anses som etisk forsvarlig å benytte den utprøvingsmetoden på hvor en kontrollgruppe gis narremedisin.*

81

Forskeren foreslo en utprøving på pasienter som ennå ikke hadde fått cellegift, men uten en kontrollgruppe som fikk narremedisin. Dette ville eliminere den etiske problemstillingen, men dette avviket fra den enerådende utprøvingsmetoden ble avslått. Den eneste muligheten for en effektiv utprøvning på mennesker som da gjensto, uten å bryte de gjeldene etiske retningslinjene eller norsk lov, var at forskeren påførte seg selv kreftsykdom – på tilsvarende måte som det gjøres i museforsøk – for deretter å prøve om preparatet ville ha noen innvirkning på det videre sykdomsforløpet.

Siden det her er jeg som bestemmer, i min egen fortelling, utstyrer jeg forskeren med et usedvanlig mot, og hun gjennomfører utprøvning av preparatet på seg selv etter å ha påført seg selv kreft der det var enklest å komme til, nemlig i det ene brystet. Forsøket var vellykket. Svulsten hun hadde operert inn, vokste først på normal måte, men etter at hun tok sin egen medisin, sluttet svulsten å vokse. Biopsi tatt noen uker senere viste at kreftcellene ikke lenger hadde evnen til å infiltrere annet vev eller andre organer. Folkelig uttrykt hadde kreftcellene blitt avvæpnet, og kreftsvulsten var forvandlet fra ondartet til godartet.

Selv om hennes kreftsykdom hadde stagnert og forandret seg til en ufarlig kul i brystet, ble denne forandringen ikke innrømmet av etablert medisinsk forskning å ha noe med hennes medikament å gjøre. Hennes forskerkolleger klassifiserte dette forskningsresultatet som anekdotisk helbredelse. Det hjalp ikke for forskeren å påstå at det var en planlagt effekt som skyldtes preparatet hun hadde injisert i svulsten, ettersom de overordnede forskerne hevdet at effekten skyldtes et tilfeldig sammentreff. De mente at denne merkverdige helbredelsen like gjerne kunne ha inntruffet uten at hun hadde injisert preparatet. Derfor må vi etablere statistisk signifikans for å avgjøre om det dreier seg om anekdotisk helbredelse eller bare en tilfeldighet, ble det sagt.

Hennes argument om at det av etiske grunner var umulig å fastslå statistisk signifikans, gjorde ikke inntrykk.

Forskeren var kommet like langt – eller like kort.

De anekdotiske helbredelsene har fått denne fellesbetegnelsen fordi helbredelse av kreft uten kjent årsak påvises så sjelden at de ikke kan klassifiseres eller differensieres under andre, egne betegnelser. Forskeren, som, ikke ulikt meg selv, er opptatt av levende tall, ga ikke opp. Isteden gjorde hun seg noen tanker om hvor stor sannsynligheten faktisk er for at anekdotisk helbredelse skal inntreffe innenfor et gitt tidsrom. Det gitte tidsrommet vil i dette tilfellet være fra sykdommen diagnostiseres, og til den valgte behandlingen kan begynne, et tidsrom som normalt vil være minst en måned fordi det kreves en rekke prøver og undersøkelser før beslutningen kan bli tatt om hva som vil være den riktige behandlingen. Hvis anekdotisk helbredelse hadde inntruffet ofte, eksempelvis oftere enn i ett av tusen tilfeller, burde de ha blitt fanget opp som en statistisk kjent faktor i og med at bedringen da ville komme behandlingen i forkjøpet og gjøre den overflødig. Til sammenligning tilsvarer en slik hyppighetsgrad – oftere enn én av tusen ganger – en av kategoriene for legemidlenes bivirkninger som er gjengitt i den samlede oversikten over legemidlene som selges i Norge, *Felleskatalogen*. Så om det hadde inntruffet bedring innenfor dette tidsrommet (én måned) for mer enn én av tusen nydiagnostiserte pasienter, burde dette ha blitt statistikkført som x antall promille av det samlede antallet diagnostiserte krefttilfeller. Forskeren mente derfor å være på trygg grunn da hun konkluderte med at en slik sannsynlighet måtte være mindre enn én til tusen.

På den annen side: Hvor få tilfeller det kan handle om, er umulig å anslå i og med at de åpenbart er så sjeldne at ingen har sett det som en utfordring å finne ut hvorfor noen blir friske før de begynner på behandlingen. I forskerens øyne var dette den eneste forklaringen på hvorfor disse sjeldne spontane helbredelsene aldri hadde blitt betraktet som annet enn feildiagnostiseringer eller et resultat av tilfeldige, ikke-vitenskapelig konstaterbare årsaker - mirakler. Eller helbredelsene skyldtes kort og godt en anekdote. Av denne grunn er det som riktignok utgjør sjeldne, men som burde være meget interessante tilfeller av naturlig helbredelse eller *selvhelbredelse*, aldri blitt underlagt vitenskapelig forskning.

Etter disse refleksjonene over hvorfor hennes forskningsresultat ble avvist, sto hun igjen med det statistiske faktum det handler om en sannsynlighet i størrelsesorden én til tusen eller mindre for at hennes helbredelse var forårsaket av anekdotisk helbredelse og ikke av medisinen hun hadde utviklet.

Felleskatalogen klassifiserer bivirkninger som forekommer i lavere antall enn én av tusen som *sjeldne* – så sjeldne at de ikke alltid tas med i oversikten over bivirkninger. Det betyr ikke at de ikke kan forekomme, like lite som forskerens sannsynlighetsberegning fullstendig kan utelukke at det var en anekdotisk helbredelse og ikke preparatet som helbredet henne. Akkurat i dette måtte forskeren gi seniorforskerne rett, men det forhindret likevel ikke at hun mente å kunne forsvare påstanden om at en *ren sannsynlighetsberegning* vil kunne gi en pålitelig indikasjon på om et preparat er virksomt, og at en slik beregningsmåte vil være et akseptabelt alternativ til *statistisk sannsynlighet* der det ikke er etisk forsvarlig å benytte denne metoden. Hun trakk også den slutningen at når det gjelder kreftsykdommene spesielt, vil en ren sannsynlighetsberegning anvendt *på den aktuelle pasientgruppen* være et langt bedre alternativ enn statistisk sannsynlighet (signifikans) benyttet *på en annen gruppe pasienter enn den medisinen hovedsakelig er tiltenkt.*

Så langt, etter det gjennomførte forsøket på seg selv, kunne forskeren som utgangspunkt for en matematisk beregning vise til en sannsynlighet på tusen til én for at preparatet ville helbrede den aktuelle kreftsykdommen. Dette var som sagt ikke tilfredsstillende for hennes eldre og mer erfarne kolleger. Hun bestemte seg derfor for å gjenta forsøket på seg selv. Det ga samme resultat som forrige gang. Før en måned var gått, viste MR-bildene at svulsten hadde sluttet å vokse, og biopsi viste at kreftcellene ikke lenger hadde de egenskapene som kreves for å betegnes som kreftceller.

Dette imponerte naturlig nok alle som fikk høre om forsøket. Med ett unntak. Hennes overordnede i forskningsinstitusjonen hvor hun arbeider, fortrakk knapt nok en mine da de ble forelagt hennes siste forskningsrapport. Én pluss én er to, talte de, og to er ikke mye mer enn én når det gjelder å etablere statistisk signifikans. De hadde ikke hørt om begrepet alminnelig eller ren sannsynlighet og hva forskjellen på dem innebar (naturlig nok siden det var hun som hadde laget dem), og de var heller ikke interessert i å høre om det når det ble presentert av en juniorforsker og ikke en overordnet autoritet. Heller ikke ga noen av dem uttrykk for at de hadde tatt inn over seg selve resultatet: at hun nok en gang var blitt frisk etter å ha tatt medisinen hun hadde utviklet. Det ble aldri kommentert.

Naturlig nok ble forskeren veldig skuffet. Hun hadde blitt forsker mye på bakgrunn av forestillingen om at forskningsinstitusjonenes hovedoppgave er å ivareta og sikre viten, også viten om det ennå uutforskede. Hun så det som avgjørende at det nye og potensielt nyttige for samfunnet blir tatt godt vare på og grundig undersøkt før det eventuelt blir forkastet som uinteressant.

Jeg tar nærmest for gitt at de fleste ikke-forskere har den samme tiltroen til forskningsinstitusjonene som denne forskeren opprinnelig hadde. For *det er Askeladdens nysgjerrighet og åpenhet for fenomenene og ikke Pers og Påls bedrevitende skepsis som er forskeridealet.*

oOo

Før jeg legger bort anekdoten, vil jeg presentere en litt snillere variant med en lykkelig slutt. Jeg tenker meg at fortellingens modige forsker virkelig har lykkes med å åpne forskerkollegenes og helsemyndighetenes øyne for det etiske dilemmaet i at det ikke lar seg gjøre å etablere relevant statistisk signifikans forut for godkjenningen av legemidlene som benyttes på kreftpasientene i den tidlige fasen av sykdommen. Selv om det er påvist at døende kreftpasienter har positiv effekt av en medisin under utprøving, følger det ikke at den også kan benyttes på ennå ubehandlede pasienter. Dette er etter mitt syn en så åpenbar feilslutning tatt i betraktning hensikten med å bevise legemidlenes virkninger at det burde være en selvfølge at forskerens kolleger også så denne feilslutningen. Men hva gjør de så når de stilles overfor dette pinlige dilemmaet?

Jo, de som i forrige variant av fortellingen var de slemme, har nå blitt snille og innser at i dette tilfellet er det ikke byråkratisk regelrytteri som bør gjelde, men pragmatisk tilnærming for å komme ut av den uholdbare situasjonen. Her må det brukes sunn fornuft.

Det mest velegnede virkemidlet fornuften har til rådighet for å komme frem til sikker kunnskap i slike tilfeller, er å foreta sannsynlighetskalkyler. Alternativet til *statistisk sannsynlighetsberegning* er som sagt en *ren sannsynlighetsberegning*. Vår nye helt oppnår derfor helsemyndighetenes dispensasjon fra det absolutte kravet om statistisk signifikans og fremlegger de oppnådde resultatene for en matematiker.

Etter å ha fått fortalt anekdoten om den modige forskeren og hørt hennes forskerkollegers konklusjon protesterer matematikeren høylytt mot at "én pluss én" i dette tilfellet "er to", og påpeker at her må det multipliseres og ikke adderes.

- Et enkeltforsøk multiplisert med et identisk og gjentatt forsøk med samme resultat vil medføre en eksponentiell økning av sannsynligheten for at resultatet er fremkommet som resultat av en plan og ikke av tilfeldigheter. Eksempelvis vil et forsøk hvor sannsynligheten for å oppnå et bestemt resultat ved tilfeldighet er en tiendedel, tilsi at to identiske resultater minsker sjansen for at dette kan ha oppstått tilfeldig, til én av hundre. Vitenskapelig betraktet vil dette si at usikkerheten er tilnærmet null, og at man i dette tilfellet nærmest kan fastslå at helbredelsen skyldes preparatet.
- *Før vi ba deg om hjelp til å forstå dette punktet, har vi takket være tilgjengelig informasjon om hyppigheten av såkalte anekdotiske helbredelser kommet til at de må være mer sjeldne enn én av tusen. Hadde de forekommet særlig hyppigere, ville vi ha fanget dem opp i våre statistikker – noe vi ikke har gjort.*
- Da vil sannsynligheten stige til en million til én og usikkerheten definitivt ha bortfalt – med mindre dere mener placebo vil ha innvirkning på kreftsvulster.
- *Det har kreftforskerne alltid sett bort fra. Hva hvis jeg tilføyer at begge ganger skjedde helbredelsen kort tid etter behandlingen, altså innenfor et begrenset, definert tidsrom på la oss si én måned?*
- Det vil anslagsvis tidoble usannsynligheten for at vi har å gjøre med anekdotisk helbredelse. Vi er da i nærheten av et tall med åtte nuller til én i favør av sannsynligheten for at årsaken til bedringen var behandlingen, og at den ikke skjedde ved en tilfeldighet.

oOo

Det foregående er ikke "bare" en anekdote eller fri fantasi. Realitetene som ligger til grunn for fortellingen om den unge, kvinnelige forskeren og årsaken til at den så dagens lys er beskrevet i hovedboken. Der følger vi pasienten ved hans (min) dagbok og sykejournal gjennom de første to gangene prøveresultater i etterkant viste at sykdommen ble stanset.

Det som ikke er tatt med i fortellingen ovenfor er at det også kommer en tredje gang. Da på en måte som jeg tror selv de mest skeptiske leserne blir nødt til å akseptere. Jeg forutsetter da at leseren aksepterer at den teknologiske utviklingen innenfor kreftbehandlingen har gitt oss en fullgod vurdering og dokumentasjon av kreftsykdom gjennom det tekniske utstyret som høyt kvalifiserte patologer og radiologer har til disposisjon som grunnlag for sine bedømmelser og diagnoser.

Å avvise det uangripelige i både de to første tilfellene av effekt på sykdommen og spesielt det tredje som følger i kapitlene om behandlingseksperimentet, vil også måtte avvise at autorisert kreftbehandling ikke er i stand til å vurdere effekten av sine egne behandlingsmetoder.

10. Eksperimentet III

14. februar, fortsettes
Det var en fin sommer, frem til jeg begynte å ane at Avastin-kuren bare tilsynelatende hadde vært virkningsløs; at det også var et tredje alternativ som ingen hadde opplyst meg om. Sommeren passerte uten at jeg engang ba Are, bare for sikkerhets skyld, å sjekke at energibalansen fortsatt var stabil. Så trygge var vi på at mitt eget immunforsvar fortsatt tok seg av alle tendenser til "kreftmutasjoner"[22]. PET CT i februar hadde til overmål vist klare indikasjoner på at mitt immunforsvar mot kreft fungerte enda bedre enn det som er normalt for friske (kreftfrie) mennesker.

Sommeren ble avløst av en høst med en bratt stigende bekymringskurve: Det som skulle passere svulsten ved daglige toalettbesøk, begynte helt uventet å få problemer med å komme forbi. Dette problemet utviklet seg usedvanlig raskt, og på bare to dager mens vi var på høstferie på hytta på Vestlandet, kulminerte dette problemet med at hardt presset "harelort" var resultatet som kom ut i toalettskålen.

Vi bare pakket og dro hjem, og neste morgen ringte jeg sykehuset på morgenen og etterlyste radiologenes vurdering av PET CT som var tatt 9. juli.

Den ble snart funnet og sekretæren på kreftavdelingen ga beskjed om at Wenche Gustafson ville snakke med meg etter sin siste pasient.

Det måtte åpenbart være et tredje alternativt utfall av Avastin-behandling i tillegg til de to som Gustafson hadde presentert da det ble klart at det ikke var Erbitux men Avastin jeg skulle prøve. Et livsfarlig alternativ som ingen hadde orientert meg om. PET CT-en tatt etter at behandling med Avastin ble avbrutt og jeg tok sommerferie viste nemlig en sterk økning i kreftaktiviteten, fra 7.2 til 14 på den skalaen

88

som benyttes. Økningen må ha vært en nærmest spontan og umiddelbar respons på behandlingen fordi det uansett ville ta tid for disse relativt få gjenværende og passiviserte kreftcellene til både å forvandles tilbake til farlige kreftceller og bli så mange at det kunne komme til noen målbar vekst. Verken MR midtveis i behandlingen eller PET CT tatt like etter, da den var avsluttet, viser målbar vekst, men SUV verdien på 14 viser at den ville komme ganske snart. Mellom juli og oktober var veksten så formidabel at den 12. oktober sperret endetarmen, som er den tykkeste delen av hele tarmsystemet.

Det ble likevel en rolig time hos Wenche Gustafson. Ingen opphisselse hos noen av oss, naturlig nok heller ingen lett stemning, og jeg tok opp tråden fra der Avastin-kuren var blitt avbrutt fordi den ikke viste noen tegn til effekt. På denne forrige timen hadde vi snakket om at svulsten derfor heller ikke hadde vært noen farlig kreftsvulst med egen blodforsyning før behandlingen startet, men var forvandlet til en integrert del av kroppen min, sannsynligvis hovedsakelig bestående av bindevev. Biopsier og PET CT hadde riktignok oppdaget kreftceller, sannsynligvis i ytre sjikt av svulsten men «avvæpnede» i den forstand at de ikke lenger hadde evnen til å infiltrere omliggende vev eller organer og at celledelingen, reproduksjonen av cellene skjedde i samme tempo som utskiftningen, som for de friske kroppscellene mine.

Den uventede forvandlingen til livstruende sykdom fantes det i går ingen forklaring på, men den kommer noen måneder senere.

Fordi ingen av oss ennå kjente til «det tredje alternativet», den brutalt materialiserte bivirkningen vi nå hadde å forholde oss til, kom vi ikke lenger enn at vi ble enige om å ta ny MR så snart vi fikk time på radiologisk avdeling for å se hva det alarmerende PET CET-resultatet fra 7. juli hadde ført til av vekst. Volumet som sperret tarmen kjente vi selvfølgelig, men det avgjørende ville være innvekst i nabostrukturer og metastaser.

Etter timen dro jeg rett til Thoresens klinikk for å se om han fremdeles var på jobb. På veien fikk jeg de sjokkartede nyhetene litt på avstand og fikk både tid til å summe meg og oppsummere litt: Jeg hadde med stor sannsynlighet hatt en stor, langsomt voksende kreftsvulst som først ble oppdaget da den obstruerte fordøyelsen min.

Den sluttet å vokse i lengderetningen etter at Are behandlet den, og den ble slankere i bredden, noe som bedret passasjen. Der den hadde feste i tarmen forble den værende, noe vi nå mente sannsynligvis skyldtes at den besto av varig bindevev, og utgjorde nå en del av tarmveggen, mens dens eget volum av aktive kreftceller hadde minket. Det siste var bekreftet av PET CT i februar. MR som ble tatt midtveis i Avastin-kuren viste ingen tilsiktet effekt av Avastin, ingen reduksjon i størrelse på grunn av reduksjon i dens blodforsyning. Dette bekrefter igjen det første bildet; at dette ikke var en farlig svulst før Avastin-behandlingen, og enda en bekreftelse på at de vedtatte kriteriene for å presse meg til å akseptere kreftbehandling ikke hadde vært tilstede.

Selv om jeg på dette tidspunktet ikke visste hva de neste MR-bildene kom til å vise, vet jeg det nå under redigeringen av teksten. Og jeg røper ingen stor hemmelighet når jeg for å komplettere denne gjennomgangen forteller at disse bildene bekrefter at *når disse få og i utgangspunktet passiviserte kreftcellene fikk litt tid på seg etter Avastin-behandlingen, dannet de på kort tid en livsfarlig utløper fra svulsten og demonstrerte dermed et vekst-tempo av en helt annen grad enn noen gang tidligere i denne langsomt voksende svulstens mangeårig historie.*

Jeg hadde ikke spurt Gustafson om hvilken "skuff" PET CT-bildene og radiolog-rapporten hadde havnet i. Denne skuffen kunne vært både på Rikshospitalet (der PET CT ble tatt), Radiumhospitalet og Sykehuset i Vestfold, og jeg ville egentlig slippe å vite hva eller hvem som var årsaken til at hun ikke hadde sett bildene før jeg ringte og etterlyste dem. Om jeg ikke visste eller vil vite mer om dette, så kom det noen tanker om hvordan det et år tidligere ble både demonstrert og dokumentert i journalen at det ble brukt energi på at jeg *ikke* skulle få ny time hos Gustafsen. Og når jeg først har kommet inn på disse tankebanene minner jeg om brevet til Radiumhospitalet hvor det hun skriver om manglende funn av maligne celler gjennom to år er både en refs av Hospitalets iver etter å gi meg kreftbehandling og en innledning til at hun senere i brevet støtter meg i å ville fjerne svulsten gjennom en enkel og problemfri operasjon, men hvor Radiumhospitalet presenterer sitt andre ultimatum: Enten full pakke med radioaktiv stråling og rektumoperasjon med diverse muligheter

90

for varige skader som impotens, problemer med vannlating osv. – eller ingenting (!).

Etter dette har jeg ikke oppnådd kontakt med Wenche Gustafson, med unntak av at hun godkjente mitt første manus. På spørsmål om ny time en tid etter brevet hennes var sendt og medisinfaglig ignorert av beslutningstakere på Radiumhospitalet, fikk jeg vite at hun ikke lenger arbeidet på sykehuset. Etter at jeg oppsporet hennes nye arbeidssted sendte jeg henne et par henvendelser om å få til et møte utenfor arbeidstid, men ingen av dem ble besvart.

11. Anekdotiske helbredelser og naturlig kreftbehandling

Fortsettes fra hovedboken

*Jeg oppdaget ingen tilfeller
av kreft, så om det fantes,
må det ha vært meget
sjeldent.*

Albert Schweizer om helse-
tilstanden i Gabon i 1913

Å danne seg et noenlunde velbegrunnet bilde av alternative synspunkter på kreft og retninger innen kreftbehandlingen virket ikke uoverkommelig, ikke minst takket være amatørforskerens yndlingsverktøy: internettet. Å trenge faglig dypere inn i hva kreftforskning og kreftbehandling har vært og er, fremsto derimot som en nærmest håpløs oppgave for en som ikke har legeutdannelse.

Det finnes likevel en snarvei til et overordnet helhetsbilde – statistikkene. Gjennom mine egne erfaringer og ny gjennomgang av pasientdagboken ble jeg oppmerksom på flere overraskende fakta som overstyrer den til tider kryptiske fagkunnskapen og forskningsterminologien, som nok i siste instans kan villede allmennheten. Jeg fulgte dette sporet videre ved å sjekke Kreftregisterets nettsider, hvor det er lagt ut et svært omfattende statistisk materiale. Enkelte oversikter var spesielt tilpasset pasienter og alminnelig interesserte, og de gikk så langt tilbake i tid som jeg selv kunne huske (mer enn femti år). I den forbindelse forsøkte jeg å få et faglig underbygget bilde av hvilken form for behandling av de tre hovedformene operasjon, cellegift og stråling var den (de) mest effektive.

92

De uventede svarene jeg fikk gjennom mine enkle statistikkstudier, blant annet at det ikke på noe tidspunkt var mulig å finne noen forbedring i statistikkene som kunne relateres til utvikling av nye behandlingsmetoder eller medisiner, førte til at jeg søkte profesjonell hjelp for å finne ut om jeg hadde lest og/eller tolket statistikkene feil.

Mine statistiske undersøkelser var ikke et mål i seg selv. Det jeg ønsket å komme frem til, var en mest mulig sannferdig forståelse og sammenligning av forskjellige former for kreftbehandling representert ved hovedkategoriene *autoriserte* og *alternative* behandlingsformer. Med unntak av D-vitaminet[23] kom ingen av de forskjellige behandlingsformene eller livsstilsrådene jeg undersøkte, i nærheten av de resultatene Thoresen har oppnådd med sin metode.

Det var ikke bare enkelte av de offentlige statistikkene som ga meg store negative overraskelser. Parallelt med arbeidet med statistikkene bestemte jeg meg for grundig å undersøke den formen for alternativ behandling som lenge hadde pekt seg ut for meg som den mest lovende, nemlig behandling med det såkalte B17-vitaminet, en syntetisering av et bitterstoff utvunnet av aprikoskjerner. Her fant jeg en alvorlig mangel ved oppgitte referanser, noe som *kan* indikere svindel.

Stilt overfor lite tillitsvekkende informasjon på begge sider av kløften mellom de alternative og de autoriserte behandlingsformene tok arbeidet med siste del av boken en litt annen retning enn planlagt. Istedenfor å begrense meg til å vurdere naturlig kreftbehandling ut fra det som er tilgjengelig informasjon, og stole på den, måtte jeg selv danne meg et så troverdig helhetsbilde som mulig av *sannferdig* informasjon. Det ble adskillig mer krevende enn jeg hadde forestilt meg, særlig fordi mye av informasjonen hadde få og mer eller mindre verdiløse referanser, og fordi det var vanskelig, og i mange tilfeller, umulig å verifisere dem.

For å unngå løse påstander eller åpenbare falsknerier måtte jeg etter beste evne søke til bunns i kildene for å finne frem til fakta, noe som betraktelig utvidet rammene for bokprosjektet. De få overbevisende strategiene jeg fant frem til innenfor alternative behandlingsformer, hadde den samme posisjonen innenfor behandlingshierarkiet som Thoresens behandlingsmetode:

overraskende godt nytt, men trolig med en både lang og kronglete vei frem til full utnyttelse av oppdagelsens potensial. Sammen med en *mulig* betydelig effekt av bestemte vegetabilske *triglyserider*, det vil si planteoljer med høyt innhold av flerumettede fettsyrer, førte disse naturlige behandlingsformene meg til en tredje kategori behandling, som jeg plasserer mellom de autoriserte og de alternative behandlingsformene, og som jeg kort og godt betegner som *naturlig kreftbehandling*.

Med dette mener jeg ikke at ingen eksisterende alternative behandlinger baserer seg på å hjelpe vårt naturgitte immunforsvar med å overvinne sykdommen. Dette vil jeg tro gjelder flertallet av dem. Årsaken til å introdusere dette begrepet er at det forhåpentligvis kan moderere motsetninger og få oppmerksomhet mot det faktum at naturlige prosesser er overlegne de unaturlige og at det er mot avdekking av naturens eget forsvar mot kreft en burde sette inn forskningsressursene.

Mye takket være kunnskapen om Mæhlens og hans forskningskollegas, dr.med. Per-Henrik Zahl, seniorstatistiker ved Norsk Folkehelseinstitutt, forskning fremstår nå naturlig kreftbehandling i mine øyne som et fullverdig vitenskapsbasert alternativ. Deres forskning innebærer en helt ny forståelse av kreft som en sykdom der de *potensielt farlige* symptomene i cirka to tredjedeler av tilfellene retarderer helt uavhengig av behandlingen. Jeg skriver "potensielt farlige" fordi det bare er i den grad celleforandringene eller svulstene *ikke retarderer før de skader annet kroppsvev eller organer*, at kreftsymptomene er en reell fare for vår helse eller velferd.

For meg opplevdes dette som å ha oppdaget en gullåre med nærmest grenseløse muligheter.

På et tidspunkt ble naturlig helbredelse av kreft fremstilt som nærmest et metafysisk fenomen og gitt den, i et vitenskapelig perspektiv, nedsettende betegnelsen anekdotiske helbredelser. Nå er tiden kommet for å snu denne holdningen og innse at vi faktisk har et effektivt forsvar mot kreft, og at dette i høyeste grad handler om fysiologiske prosesser som ikke lenger er metafysiske eller uforklarlige.
Sett i et større perspektiv hvor akupunkturen møter naturvitenskapen, er Thoresens behandlingsmetode ikke mer mystisk eller metafysisk enn at en riktig impuls fra akupunkturbehandling vil kunne føre til

94

dannelsen av nye peptider som kan få funksjon som signalstoffer. Slike signalstoffer er vanlig i kroppen. Eksempelvis vil hvite blodlegemer produsere *interleukiner* (signalproteiner) som ledd i immunologiske forsvarsmekanismer.

Gjennom dette biologiske samarbeidet, som ennå på langt nær er fullt utforsket, sikrer "livsenergien" – *chi* (Kina), *prana* (India) og *vitalitet* (europeisk medisinfaglig betegnelse) – vår *livskraft* (europeisk folkelig begrep) og sunnhet.

Det som ansporte meg sterkest til å gi meg i kast med dette prosjektet, var det første innblikket Manzetti og Thoresen ga meg i vårt eget biologiske vidunder: at vi selv er i besittelse av en naturlig kreftmedisin.

I utgangspunktet vil jeg ikke underslå at kunnskapen om en naturlig kreftbehandling generelt har gjort meg skeptisk til de alternative behandlingsformene som ikke springer ut av organismens selvhelbredende krefter. De alternative metodene jeg kjente fra tidligere, og som ikke direkte støtter immunforsvaret, men går ut på riktig ernæring, avgiftning og avstressing – strategier som kan være svært vesentlige, men strengt tatt ikke kan sies å være behandlingsmetoder –, er ikke noe jeg selv ville ha valgt. Med den kunnskapen jeg har i dag, ville jeg heller ikke valgt en fremgangsmåte som innvirker negativt på organismens selvhelbredelse før jeg hadde forsøkt om Thoresens akupunkturmetode kunne ha stimulert den. Dette vil kunne skje parallelt med de forundersøkelsene som alltid tas mellom diagnosen og behandlingen på sykehus kan igangsettes. Tid vil derfor ikke gå tapt om Thoresens behandling ikke har målbar (biopsi, MR) effekt og en da kan igangsette sykehusbehandling isteden.

Jeg har valgt ikke å gå dypt inn i studiet av alternative behandlingsmetoder, da jeg ved ulike undersøkelser ikke har funnet noen overbevisende dokumentasjon på at det finnes en metode som gir større effekt enn hva naturen selv klarer – vel og merke bortsett fra behandlinger knyttet til ernæring og livsstil, noe jeg fant desto mer interessant og troverdig. Ernæring og livsstil handler da også i høyeste grad om naturen og det den i utgangspunktet selv klarer, men som vi i enkelte sammenhenger bevisst må foredle for å oppnå den ønskede effekten.

95

Noe jeg alltid har ment og trodd å finne innenfor alternativ medisin, er en mer trofast forvaltning av viktige deler av vår kulturarv, som autorisert medisin har skjøvet i bakgrunnen til fordel for moderne kjemiske medikamenter. I førstnevnte ser jeg muligheter for å utvikle fremtidige helbredelsesformer på samme måte som Thoresen har funnet et utgangspunkt for sin behandlingsmåte mot kreft i akupunkturteknikken.

Når jeg løfter blikket fra slik det er, og mot hva det kan bli, melder spørsmålet seg om hvorfor alternativ medisin egentlig står utenfor helsevesenet. Sett med friske øyne fremstår det som nesten naturstridig for et høyt utviklet samfunn at det offentlige helsevesenet bare engasjerer seg aktivt i en begrenset del av det totale helsevesenet.

Det er flere enn jeg som har innsett dette. Et første skritt mot et *helhetlig* helsevesen var etableringen av organisasjonen NAFKAM (Nasjonalt Forskningssenter innenfor Komplementær og Alternativ Medisin [www.nafkam.no]) under Universitetet i Tromsø. Dette arbeidet kan forhåpentligvis åpne døren for at helsemyndighetene tar det alternative inn i varmen og avsetter en skjerv av sine økonomiske og faglige ressurser til å utvikle en form for samarbeid som blant annet kan gi såkalte alternative forskere bedre anledning til å dokumentere sin virksomhet. Det kan gjøres ved *kvalitative studier*, noe jeg i neste kapittel viser kan bli et billig alternativ til de enormt kostbare kvantitative studiene som bare store legemiddelfirmaer har økonomi til å gjennomføre, og som bidrar til å opprettholde det skarpe skillet mellom autorisert og alternativ (*naturlig*) medisin.

oOo

Det som med hensyn til kosthold og livsstil sterkest har vist seg å innvirke på kreftsykdom, er det vi tar til oss direkte fra vår fysiske eksistens urkilde – fra solen. På samme måte som fotosyntesen i planteriket, forutsetningen for en bevokst klode, danner sollyset de livgivende egenskapene i vårt blod som vi så langt kjenner under den instrumentelle betegnelsen D-vitaminet. Forskningen på medisinske effekter av sollyset ledes fra norsk side av tidligere omtalte professor Johan Moan, professor i fysikk på Universitetet i Oslo og leder for avdelingen for strålingsbiologi ved Radiumhospitalet. Med sin gruppe av forskere er han en sentral deltaker i et imponerende internasjonalt

96

forskningsnettverk.[24] Ved å sette meg inn i denne forskningens "skjebne" og hvilke konsekvenser den *ikke* har fått, forsto jeg for alvor hvor vanskelig det er å rette forskningen inn mot enkle, naturlige og rimelig løsninger når det gjelder kreftproblematikken.

De to kjente ytre faktorene som påvirker hyppigheten av kreft i et globalt perspektiv, er klimaforhold og livsstil. I 2007 publiserte Rikshospitalet en sammenfatning av studier som var korrigert for andre variabler – kulturelle forhold, kosthold, levemåte og så videre – som i denne type studier kunne innvirke på resultatene på en måte som gjorde dem mer eller mindre verdiløse. Denne sammenfatningen viste signifikant synkende krefthyppighet ved lavere breddegrader. På NRK radio fortalte Moan året etter at statistiske beregninger viser at optimalisering av klimafaktoren (naturlig D-vitamin ved soleksponering av huden) for den norske befolkningen vil redusere antall dødsfall som skyldes kreft med så mye som 10 tilfeller daglig. Over en tiårsperiode tilsvarer dette hele befolkningen i en middels stor norsk by. Hvis dette er tilfellet, vil denne kunnskapen nærmest over natten revolusjonere kreftproblemet.

Den andre ytre faktoren som gir betydelige variasjoner i forekomst og helbredelse av kreft, kultur- og livsstilsfaktoren, er enklest å analysere gjennom det vi spiser og drikker. Det har vært forsket på dette feltet i mer enn 100 år, og de som i nyere tid har samordnet denne forskningen, har kunnet forholde seg til nærmere 10 000 studier.[25] Tilnærmet alle disse studiene konkluderer med at ett eller flere undersøkte næringsmidler enten er spesielt gunstig eller ugunstig med henblikk på å forebygge og i noen tilfeller også til å snu utviklingen av kreftsykdommene. Mine umiddelbare tanker om at når våre sykehus legger liten eller ingen vekt på disse faktorene,[26] skyldes dette forestillingen om kreft som en irreversibel sykdom som bare autorisert kreftbehandling kan stanse eller hemme – det vil si via mer eller mindre brutal fjerning eller ødeleggelse av sykdommens symptomer –, og at andre strategier har minimal innvirkning på sykdomsutviklingen og overhodet ingen betydning for utfallet av den.

Ernærings- og livsstils-temaene er mange og omfattende. Jeg skal her kort referere en enkelt studie av ett av de mange såkalte kosttilskuddene (mineraler, vitaminer, sporstoffer, antioksidanter med flere), hvor det konkluderes med en signifikant forebyggende og/eller

97

helbredende effekt på kreftsykdommer. Dette er til gjengjeld den mest omfattende og potensielt revolusjonerende studien blant de 10 000 undersøkelsene. Studien gjelder syntetisk fremstilt D-vitamin (solvitaminet). I tillegg til vegetabilske omega-3 fettsyrer (fra linfrø) er D-vitaminet de to kosttilskuddene jeg gjennom mine begrensede undersøkelser har kommet frem til har størst effekt. Thoresens og Manzettis laboratorieforskning viser også at en sideeffekt av akupunkturbehandlingen av pasienter med brystkreft er at den virker regulerende på blodets innhold av fett, inklusive kolesterol. Denne effekten hadde verken Manzetti eller Thoresen tillagt noen bestemt betydning før jeg fortalte om den revolusjonerende forskningen som er gjennomført på solvitaminet.

Den første omfattende studien av sammenhengen mellom D-vitamininnholdet i blodet og kreft ble gjennomført ved Creighton University i Nebraska, USA. 1179 friske, postmenstruelle kvinner i Nebraska, USA, deltok i et forsøk som strakk seg over fire år. Kvinnene ble delt i tre grupper.

Den ene gruppen fikk kalsium (1400–1500 mg/dag), den andre fikk samme dose kalsium pluss 1100 IU vitamin D3, mens siste gruppe fikk placebo. I den gruppen som fikk kombinasjonen kalsium/D-vitamin ble forekomsten av kreft redusert med 60 % (sic!). Da studien ble justert for tidligere udiagnostisert kreft,[27] ble resultatet en reell bedring i forekomsten av brystkreft på 77 % (sic!).

Studien ble publisert i juni 2007. Den ble referert i Aftenposten kort tid etter[28] og positivt kommentert både av Radiumhospitalet ved Moan og Kreftforeningen ved avdelingsdirektør Ole Alexander Opdalshei. NRK P2 har etter dette fulgt den opp med rapporter i forskningsprogrammet "Verdt å vite" (senere omdøpt til "Ekko"). Senere har imidlertid den revolusjonerende effekten av klima-, sol- og vitamin-medisinen mot kreft falt ut av mediafokuset og er forblitt en slags medisinsk hemmelighet. D-vitaminet *har ennå ikke – over fem år etter at den krefthemmende effekten etter alle medisinforskningens regler ble vitenskapelig bevist* – blitt et anbefalt supplement til den tradisjonelle kreftbehandlingen.

Noen – med stor "medisinsk" makt – mener tydeligvis at vi nordmenn fortsatt, i et ukjent antall år, bør gå glipp av en forebyggende effekt av naturlig, gratis (i sommerhalvåret) eller rimelig (i vinterhalvåret: solarium, sydenreiser) solvitamintilskudd som hadde forhindret muligens så mange som 70 % av de kreftilfellene som kontinuerlig rammer vår befolkning. Hvorfor?

Et av indisiene på tregheten i absorpsjon av ny, viktig kunnskap er meg selv: Da jeg begynte å arbeide med dette bokprosjektet, to og et halvt år etter publiseringen av Nebraska-undersøkelsen, visste jeg ingenting om dette. Jeg trodde da at all form for UV-bestråling av huden var kreftfarlig. Det jeg fremdeles derimot trodde på, eller mente å ha en diffus forståelse av, var at utviklingen av stadig nye kjemiske kreftmedisiner hadde forbedret kreftpasientenes situasjon betydelig, en oppfatning jeg mente jeg delte med flertallet i befolkningen.

Ved å forhåndsberegne effekten av den *naturlige kreftbehandlingen* vi kan få ved en optimalisering av blodets innhold av "solvitaminet", har forskningen vist følgende:

• Daglig tilførsel av 1100 iu (*international units*) av D-vitamin har i storskalaforsøk vist at det reduserer forekomsten av kreft hos amerikanske kvinner over 55 år med minst 60 % (77 % ved statistisk korreksjon for kvinner som gikk inn i undersøkelsen med en ikke-diagnostisert kreftsvulst).

• Statistiske beregninger, utarbeidet av Moans internasjonale forskningsnettverk, viser at optimal tilførsel av naturlig D-vitamin gjennom eksponering av huden ved soling (*ikke solbrenning!*) vil kunne redusere antall kreftdødsfall årlig i Norge med cirka 3000 personer eller 30 %.

• Statistiske beregninger, publisert i Aftenpostens A-Magasin 17.4.2009,[29] viser at cellegiftbehandling har en positiv effekt på muligheten for overlevelse i fem år - noe som ikke betyr endelig overlevelse av sykdommen. Forbedringen i levetid etter fem år er heller ikke større enn 2,1 % i Australia og 2,3 % i USA. Ingen signifikant helbredende effekt ble påvist i denne største undersøkelsen som noensinne er gjennomført av virkningen av cellegift.

D-vitamin og cellegift er med andre ord to forskjellige dimensjoner av kreftbehandling. I tillegg har vi også den forebyggende effekten av D-vitaminet, som Radiumhospitalets Johan Moan har orientert om blant annet i vitenskapelige artikler og i media. Dersom vi slår de statistiske forhåndsberegningene for forebyggende effekt (77 % – Creighton, justert for dem som allerede hadde kreft ved oppstart av studien) og den helbredende effekten (30 % av de resterende 23 % – referert av Radiumhospitalet fra det internasjonale forskningsnettverkets samlede rapport), vil vi med et enkelt regnestykke komme frem til at optimal bruk av D-vitamin i forebyggelse og behandling *vil redusere antall kreftdødsfall i Norge med cirka 85 %.* Disse tallene viser en relevant sammenligning med C-vitaminets virkning på skjørbuk, et tema som belyses fra en annen synsvinkel på de neste to sidene. Her ser vi imidlertid at kreft i realiteten er nærmere å være en "mangelsykdom" som kan forebygges, enn en tilnærmet uhelbredelig sykdom som bare i enkelte tilfeller kan helbredes ved kraftige angrep på sykdomssymptomene.

At vårt helsedepartement foretrekker å støtte den kostbare, plagsomme og tilnærmet uvirksomme behandlingen med cellegift fremfor den billige og i sin mest effektive form *svært så behagelige behandlingen fra solstrålenes side* med D-vitamin, er absurd for en lekmann som meg.

Det som er nesten like oppsiktsvekkende i mine øyne er at dette jo ikke handler om løse påstander fra alternative forskere "utenfor" det offentlige miljøet, men om dokumenterte fakta i overensstemmelse med den beste naturvitenskapelige tradisjonen. Disse fakta er fremskaffet av forskere hvor mange av dem, ikke bare Moan, er blant de høyest verdsatte og anerkjente innenfor kreftforskning i den vestlige verden.

Til tross for grundige undersøkelser har jeg ennå ikke funnet noe rimelig eller fornuftig svar på hvorfor det seks år etter at den revolusjonerende nyheten om D-vitaminets effekt på kreftsykdom ble påvist, fremdeles er strålebehandling, cellegift og andre kostbare kjemikalier som gjelder. Omvendt har glemselens slør og taushetens teppe lagt seg om D-vitaminet og effektivt hindret det jeg trodde skulle bli forvaltet på en måte som ville gitt verdens kreftpasienter og de som tror seg arvelig disponert, et positivt håp for egen fremtid.

Da jeg delte resultatet av mine undersøkelser og min frustrasjon med en av dem som gjennom tretti år har utdannet en generasjon av bioingeniører på Høgskolen i Østfold, Elisabeth Astrup, viste hun meg

100

et eksempel fra en lærebok i pedagogikk som i prinsippet handler om å omsette ny viktig kunnskap i nyttig praksis. Eksemplet er det første dobbelblinde forsøket i historien. Det skriver seg fra seilskutetidens begynnelse, hvor en annen sykdom grunnet vitaminmangel, skjørbuk, utryddet store deler av mannskapene på skuter som trafikkerte fjerne farvann, var lenge i sjøen av gangen og derfor hadde liten tilgang på ferske grønnsaker og frukt.

Jeg siterer fra boken *Innføring i innovasjonsarbeid* av Kjell Skogen og Mari-Anne Sørlie:[30]

> I 1601 ledet den engelske skipskapteinen, James Lancaster, et forsøk innenfor den britiske marinen på å kurere skjørbuk med sitronsaft (C-vitamin). Av fire skip var det bare mannskapet på ett som fikk sitronsaft. Halvveis på reisen til India var 110 av de 278 mannskapene på de tre andre skipene døde. På sitronsaftskipet var alle i live og de fleste fremdeles friske.
>
> 148 år senere ble dette forsøket fulgt opp av et nytt – med tilsvarende overbevisende resultat. 48 år etter dette igjen, i 1795, tok den britiske marine i bruk sitronsaft som medisin mot skjørbuk, noe som umiddelbart utryddet skjørbuk i marinens flåte. 70 år senere, i 1865, tok også den britiske handelsflåten metoden i bruk, og sykdommen ble deretter raskt nedkjempet i de andre europeiske flåtene.

Jeg sitter med fornemmelsen av at en behandlingsform som ville være et eventyr og nærmest innebære å komme til paradiset – forlenget vinterferie i Sydens varme land med mere – nærmest fremstår som uhørt. En alt for enkel og usannsynlig løsning for dem som i flere generasjoner har arbeidet ut fra de inngrodde forestillingene om kreft som upåvirkelig av alt annet enn autorisert kreftbehandling.

Dette kunne være en delforklaring, men langt fra et svar på mitt store spørsmål: Hvorfor har ingenting skjedd fra våre helsemyndigheters side i løpet av de seks årene som har gått siden oppdagelsen? Jeg hadde noen viktige hull i min kunnskap som jeg måtte forsøke å fylle. Det fulgte en lang dag med søk på nettet og en ny dag med kontakt til personer jeg mente hadde kunnskap om hva som hadde skjedd mellom oppdagelsen og i dag. Dette var opplysninger som nærmet seg et svar på mitt spørsmål, om enn fragmentert og ufullstendig. Jeg vil derfor gå litt tilbake i tid og referere det jeg nå vet.

Kort tid etter at Nebraska-studien ble publisert, startet en kampanje mot undersøkelsen på flere nettsteder i USA. Den tyngste aktøren var The American Cancer Society, en organisasjon tilsvarende Kreftforeningen i Norge, men med den vesentlige forskjellen at den får mesteparten av sin finansiering i form av donasjoner fra kreftmedisinprodusentene. Dette ble igjen besvart fra mer naturmedisinorienterte nettsteder, som nettopp påpekte denne økonomiske bindingen. De forklarer denne strategien med at legemiddelprodusentene allerede var i gang med å utvikle en medisin basert på D-vitaminet. Inntil en slik medisin er fremstilt og patentert, vil legemiddelprodusentene ikke sky noen anstrengelser for å hindre at upatentert D-vitamin og D-vitamintilsetninger i matvarer kommer medisinindustrien i forkjøpet – samtidig som en tilfrisknende befolkning betydelig vil redusere behovet for annen kreftmedisin.

Vi er vant til at "slik er det i USA". Ikke desto mindre skjedde det samme i Norge et par år senere. Kreftforeningens nettside og andre mer offisielle publikasjoner fra norsk helsevesen gikk fra uforbeholden støtte til den uavhengige D-vitaminforskningen og lovprisningen av dens resultater til mot slutten av 2010 å sitere "motforskningen"[31] og skape usikkerhet og utrygghet knyttet til økt bruk av D-vitaminet. Denne utviklingen er nøyaktig hva de naturmedisinorienterte nettstedene i USA hadde spådd ville komme: *I Norge stilles det nå langt større krav til dokumentasjon for D-vitaminets virkninger før det kan anbefales overfor kreftpasientene, enn det noen gang har vært stilt til nye, kostbare og svært giftige medisiner innen de har blitt tatt i bruk på norske pasienter.*

Er det sant? spør jeg om igjen. Er D-vitaminet plutselig blitt en alternativ konkurrent til det transnasjonale medisinmonopolet? Et kosttilskudd, som over natten har forvandlet seg fra et sunt og absolutt nødvendig vitamin, påstås nå å være farlig i doseringer som en rekke omfattende studier i kjølvannet av Nebraska-studien ettertrykkelig har bevist er kreftforebyggende og helbredende! Selv om det nå i samsvar med naturvitenskapelige regler for bevisførsel er dokumentert at D-vitaminet har en uovertruffen evne til å forebygge og helbrede kreft,

102

skal vi likevel ikke anbefales å spise mer av det eller sole oss mer eller ikke lenger drikke tran, slik at vi i hvert fall vinterstid kunne ha oppnådd et D-vitamininnhold i blodet tilsvarende det våre helsemyndigheter helt frem til nå har ansett som ufarlig?

Er dette virkelig sant?

Ja, ifølge Moan er dette dessverre sant. Han er hørbart opprørt på telefonen mens han forteller om "motforskningen" og om andre strålingsforskere som fremdeles bare fokuserer på farene for hudkreft, hvilket skyldes gjentatt solforbrenning og ikke normal soling. Han forteller videre at det nå fokuseres på en maksimumsgrense for inntak av D-vitamin ut fra begrunnelsen at store doser er farlige, istedenfor å forhøye denne grensen betydelig. Moan viser til forskning omkring befolkningsgrupper som arbeider ute eller lever i klimasoner som medfører at de har klodens høyeste D-vitamininnhold i blodet, opp til femti ganger det som nå sies kan medføre helsefare. Det er et dokumentert faktum at befolkningsgruppene med de største såkalte overdoseringene er de friskeste, ikke bare med hensyn til kreft, men også en rekke andre sykdommer hvor høye doser av D-vitaminet har dokumentert god effekt.

Jeg spør om noen har forsøkt å rokke ved hans posisjon som en av landets mest anerkjente kreftforskere gjennom et langt yrkesliv. Jeg forestiller meg at Moan fnyser i den andre enden av telefonen mens han forteller at han får publisert alt han skriver om temaet i de mest anerkjente medisinske tidsskriftene internasjonalt, men at i Norge har legetidsskriftet refusert det resymeet han skrev på norsk for å orientere norske leger om det revolusjonerende nye og viktige som er oppdaget. Han har selv ingen forklaring på hvorfor, og når jeg forsiktig spør om han har tenkt på de store økonomiske konsekvensene denne forskningen kan få for legemiddelindustrien, og de faglige følgene den kan ha for mange av hans kolleger, er det tydelig at han ikke er kjent med disse perspektivene. Imidlertid aner det meg at det ga ham noe å tenke på.

Moan ber meg formidle at han ønsker velkommen alle som har forutsetninger for å bedømme stabelen av studiene på hans kontor og sammenligne dem med forsøkene på å motarbeide fakta.

Har konspirasjonsteorien til slutt vist seg å ha noe for seg?

For første gang i mitt liv begynte jeg å interessere meg for denne siden av saken: verden slik konspirasjonsteoretikerne ser den. Jeg hadde iblant støtt på slike i min jakt på kunnskap, men det var først da jeg kom over en utrolig spådom fra tiden etter at Creighton-studien på D-vitaminet var publisert, at jeg fant noe som vekket interesse. Jeg skriver utrolig, og kan tilføye" men sant", for første del av den er nå for lengst gått i oppfyllelse, temmelig nøyaktig slik det ble forutsagt allerede for snart seks år siden i USA. Den delen av spådommen som fremdeles er fremtid, forteller oss at myndighetene vil komme til å stanse D-vitamintilsetningene i mat, slik tilfellet for eksempel er i dag når det gjelder melk og forskjellige melkeprodukter. Begrunnelsen er at det kan gi usikker og farlig høy dosering, og at D-vitamintilskudd heretter skal gis i form av spesielt godkjente kosttilskudd eller som legemiddel for eksempelvis kreft- og MS-pasienter. Dette forutsetter selvfølgelig at industrien lykkes med å patentere slike produkter. At de vil lykkes med å dokumentere deres effekt, vet vi jo fra alle de uavhengige studiene Moan har å vise til. I mellomtiden hevder *konspirasjonsteorien* (som jeg nå er fristet til å forkorte til" Teorien") at informasjonen om D-vitaminet skal begrenses så mye som mulig, noe jeg selv ovenfor har beskrevet som "glemselens slør og taushetens teppe". Tilsynelatende i overensstemmelse med denne taktikken frarådes inntak av D-vitamin i form av soling og spesielt solarium med henvisning til faren for hudkreft istedenfor at det gis saklig opplysning om hvor mye soling som er sunt til forskjell fra overdreven soling som øker faren for hudkreft.

Ifølge Moan er faren for hudkreft bare til stede for personer med spesielt sart hud eller ved overdreven soling som forårsaker solforbrenning. Pålitelige studier viser at yrkesgrupper som naturlig eksponeres for sol, som fiskere og gårdbrukere, er mindre utsatt for hudkreft enn innearbeidende yrkesgrupper. Med andre ord *beskytter riktig/normal soleksponering også mot hudkreft.*

Det hadde vært godt om de norske helsemyndighetene kunne bekrefte at dette bare er en konspirasjonsteori, og sørge for at den norske befolkningen optimaliserte D-vitamininntaket i overensstemmelse med de nye fakta som foreligger om hva som er anbefalelsesverdig – *uavhengig av hva helsemyndighetene i USA har valgt å gjøre.*

Muligens burde vi ha en helt selvstendig helsepolitikk på dette området og definitivt skille lag med den kanskje mest korrumperte og pasientfientlige delen som finnes innenfor det vestlige helsevesenet. Dette burde være et selvsagt veivalg i og med at en av våre fremste internasjonale kreftforskere har fremlagt et solid forskningsarbeide (Moans vurdering) som viser at vi innenfor en tiårsperiode kan redde livene til et antall mennesker tilsvarende innbyggerne i en middelstor norsk by. Derved vil samfunnet som helhet spare kolossale kostnader til sykehusopphold, strålebehandling, operasjoner, kostbare medisiner, sykelønn og uføretrygd.

Etter den første samtalen med Moan forsto jeg at han har gått fra å være en av landets ledende kreftforskere gjennom flere årtier til å bli "skurken" i en legesåpeopera han ikke har noen formening om hvem det er som regisserer. I det internasjonale D-vitaminforskningsmiljøet inntar han fremdeles den samme posisjonen han tidligere hadde, mens han i fagmiljøet i Norge er i nærheten av å lide samme skjebne som Thoresen: å bli forsøkt tiet i hjel.

Etter samtalen blir jeg sittende tom tilbake, med en underlig fornemmelse av at en hel sektor av vårt samfunnsliv er manipulert, og at jeg nok aldri vil kunne sette navn på manipulatoren.

oOo

Noen dager senere drister jeg meg til å ta en telefon til en annen forsker, nemlig tidligere omtalte Mæhlen. Jeg får da en ny bekreftelse av at vi ikke er alene om våre synspunkter. Denne samtalen blir for meg en enda større positiv overraskelse enn samtalen med Moan, spesielt fordi Mæhlen så entydig bekrefter det han har skrevet om kreft som en dynamisk, reversibel sykdom, som i to tredjedeler av de tilfellene der den har dannet svulster, likevel kan overvinnes av kroppens egne helbredende strategier.

Mæhlen har tidligere vært ansatt ved Kreftregisteret med statistikk som arbeidsfelt, og han delte umiddelbart mine konklusjoner angående hvordan kreftstatistikkene benyttes til å skape et galt inntrykk av et generelt økende antall overlevende.[32]

Mæhlens forskningsarbeid har lenge vært sentrert om effekten av mammografitilbudet som nå gis til alle kvinner over 50 år (screening

105

av brystene for å avdekke kreftsvulster). Selv om denne forskningen ikke har direkte tilknytning til temaet naturlig kreftbehandling, er det gjennom dette arbeidet jeg er blitt kjent med at Mæhlen og andre yngre kreftforskere deler Thoresens og mitt eget syn på kreft som en reversibel sykdom likesom de fleste øvrige sykdommene.

Før jeg ringte Mæhlen, hadde jeg sett nærmere på debatten om hvorvidt mammografitilbudet til alle virkelig er et gode eller ikke. I den andre enden av telefonen fikk jeg en engasjert og kompetent beskrivelse av kreftsykdommenes dynamikk, nøyaktig slik Thoresen hadde uttrykt det. Umiddelbart hadde jeg også hatt en slik forståelse av kreftsykdommene, men før jeg ble kjent med mammografidiskusjonen, regnet jeg det som utelukket å få høre slike synspunkter fra en kreftforsker på et norsk sykehus.

Det mest gledelige er at han bekreftet at det er flere forskere der ute, som, unge i hodet og uavhengige i hjertet, ivrig er på jakt etter å løse spørsmål som tidligere har vært tatt for gitt uten noen vitenskapelig begrunnelse - som dogmet om kreft som en irreversibel sykdom

Da mammografi ble et tilbud til alle, var forventningen at en tidlig diagnostisering ville medføre en betydelig nedgang i antall alvorlige krefttilfeller. Hadde det ikke vært en slik forventning, hadde det jo vært meningsløst å sette inn store ressurser på en slik satsning.

I et drøyt tiår har det hersket stor uenighet om forventningene til mammografien har blitt innfridd. Uttalelser fra Nasjonalt Folkehelseinstitutt tyder på det ene, mens Kreftregisterets webside hevder det motsatte. Generelt etterlater debatten et inntrykk av at det er tvilsomt om tiltaket vil redusere antall dødsfall. Hvis dette hovedinntrykket er riktig og antall alvorlige tilfeller av brystkreft ikke blir redusert ved økt bruk av mammografi, kan det ha flere årsaker.

Den mest nærliggende årsaken, som også blir påpekt av kreftforskere som ikke støtter mammografiinitiativet, er erkjennelsen av at mange av krefttilfellene som oppdages på et relativt tidlig stadium, ville ha gått over av seg selv hvis de ikke hadde blitt diagnostisert. Med andre ord fører mammografien til at alt for mange blir behandlet, med de negative konsekvensene dette medfører. Her nevner jeg bare den aller første og den aller siste: beskjeden om at du har brystkreft – og at denne psykiske belastningen sammen med de andre negative konsekvensene av behandlingen samlet fører til at et antall kvinner som uten mammografi aldri ville merket noe til svulsten, ender med å dø av brystkreft. Diskusjonens kjerne er altså hvorvidt denne siste gruppen er større enn antallet kvinner som ved mammografi oppdager og får vellykket behandlet en svulst de ellers ville dødd av.

Dette kan høres ut som et spørsmål om statistikk. Imidlertid skal man aldri glemme at det handler om levende mennesker, og at man aldri kan vite hvem som ender i den ene eller den andre kategorien. Her har ny kunnskap og teknologi stilt legene overfor et av den moderne medisinens største dilemmaer.

Selv har jeg ingen forutsetninger for å ta stilling til om mammografi-tilbudet bør opprettholdes eller ikke. Det som har vekket min oppmerksomhet, er et forhold det ikke kan være uenighet om, nemlig at et stort antall mindre svulster som nå diagnostiseres etter at mammografiordningen trådte i kraft, *ikke har vist seg som voksende svulster i eldre statistikker*. Forutsatt en noenlunde stabil forekomst av brystkreftsvulster er dette et ugjendrivelig, statistisk bevis for at et tilsvarende antall kreftsvulster tidligere forsvant ved naturens hjelp. Hadde de ikke gjort det, ville de nødvendigvis ha utviklet seg til alvorlige kreftsykdommer og medført at antallet registrerte krefttilfeller før mammografitilbudet hadde vært radikalt høyere.

Igjen et bevis for kreftsykdommens dynamiske natur.

Kort oppsummert er den faglige skepsisen til utvidet mammografi begrunnet i den faglige erkjennelsen av at å behandle kreftsykdom hos enkelte grupper, i dette tilfellet tidlig diagnostisert brystkreft, kan føre til det motsatte av det man ønsker å oppnå, og som i utgangspunktet det nærmest var tatt for gitt man ville oppnå. At det forholdt seg slik, skyldtes at man i minst hundre år, kanskje så langt tilbake som en har kategorisert og benevnt kreftsykdom, har ansett som selvinnlysende at kreft er en irreversibel sykdom.[33]

Kanskje kan nettopp den intense mammografidebatten føre til at vi får et mer avslappet og naturlig forhold til kreft, og dermed også til økt tillit til at vi selv kan gjøre noe med den.

Mitt håp er at dette ikke blir en så langvarig prosess at tusenvis av nordmenn vil måtte lide og dø fordi de som nå sitter med makten, tviholder på det de lærte om sykdommen da de var unge, noe Mæhlen i telefonsamtalen var redd vil være den mest sannsynlige fortsettelsen. Men, som han sa, "de gamle er eldst og kommer først frem til pensjonsalderen. Deretter vil neste generasjon forskere lede an i utviklingen".

I og med at det er den "unge" forskningen som åpner for forståelsen av hvorfor Thoresens kreftbehandling har så stor effekt, er det ikke underlig at jeg velger å avrunde dette temaet med å sitere fra to studier som ble publisert våren 2012, og som bekrefter Mæhlens og Zahls studie. De er referert på nettsiden Dagens Medisin og i VG 3. april, og er resultatet av et samarbeid mellom Rikshospitalet og Harvard University. En av dem som står bak studien, professor Michael Bretthauer (Rikshospitalet), var i utgangspunktet tilhenger av mammografi. Til VG sier han imidlertid at resultatet av studien var sjokkerende og førte til at han endret standpunkt.

Tretti ganger så mange kvinner har blitt skadet [av unødvendig kreftbehandling – min anmerkning] *som de som har hatt nytte av mammografiscreeningen,*

konkluderte hovedforfatteren av studien, lege og forsker Mette Kalager.

En uke før jeg leverer fra meg manus til en ikke-kommersiell førsteutgave som ble delt ut til beslutningstakere (inklusive helseminister Bent Høye – beskrevet i bokens epilog), 12. februar 2014, refererer VG den uten sammenligning største undersøkelsen som er gjort med hensyn til nytten eller skaden av mammografi. Den omfatter 90 000 kanadiske kvinner som er fulgt gjennom 30 år, og den bekrefter de synspunktene som Mæhlen og Zahl har fremlagt.[34]

oOo

I forbindelse med en kort gjennomgang av den tyske forskeren Hirnreises arbeid vender jeg tilbake til de diffuse fenomenene *spontane* eller *anekdotiske helbredelser*, og konstaterer at de er langt flere enn de fleste har trodd, både fordi det ikke er kjent medisinsk forskning på dette feltet, og fordi bare et fåtall av dem som opplever dette, går til media med sin mirakelhistorie eller bidrar på annen måte til at den blir kjent. Dette kan igjen ha sammenheng med at leger har lett for å bortforklare eller ubetydeliggjøre denne formen for helbredelse. Hovedårsaken til denne kollektive fornektelsen mener jeg skyldes at en spontan helbredelse uten årsak i autorisert behandling bryter med den inngrodde forestillingen om at kreft fører til døden hvis ikke symptomene blir fjernet eller fullstendig ødelagt ved sykehusbehandling. I og med at kreftforskningen ikke har oppnådd noe gjennombrudd som avspeiler seg i en faktisk nedkjempelse av sykdommen - på tross av enorme innsatser gjennom hele den moderne legevitenskapens historie - har behovet for å beskytte forskningens renommé vært tilsvarende stort. Dette er en mulig forklaring på flere generasjoners faglige motarbeidelse av enhver forestilling om at det kan finnes andre metoder eller strategier som kan forebygge og bekjempe kreftsykdommene. En endring av disse dystre forestillingene om kreften kan forhåpentligvis etter hvert dempe noe av diagnosens destruktive effekt - noceboeffekten.

Det sannsynlig overraskende høye antallet anekdotiske helbredelser gjorde det imidlertid enda vanskeligere for meg å forstå at de utgjør en fullstendig blindsone innenfor autorisert kreftforskning. Et vesentlig bidrag til at jeg kom til slutningen at antall anekdotiske helbredelser er mye høyere enn de fleste har regnet med, skyldes at jeg ble oppmerksom på at det faktisk finnes forskning omkring anekdotiske helbredelser. Riktignok er dette gjort av en forsker som ikke arbeider innenfor autorisert medisin. Imidlertid har han studert medisin og hans metode burde uansett interessere alle som har et forskerinstinkt eller medisinsk nysgjerrighet.

Hirnreise har faglig bakgrunn som sykepleier og psykoterapeut. Dessuten har han bak seg et delvis gjennomført medisinsk studium, men uten eksamen på grunn av en tidlig kommersiell karriere som han valgte fremfor legeyrket. Han startet sitt forskningsprosjekt etter at en venn fikk kreft og ba ham om hjelp til å orientere seg i det lite kartlagte landskapet av forskjellige behandlingsformer. Hirnreise hadde da solgt sin bedrift, hadde god økonomi og god tid. I flere år intervjuet han alle han klarte å oppspore av terminale pasienter som hadde overlevd dødsdommen fra kreftsykehusene ved å oppsøke annen form for behandling. Deretter undersøkte han alle de terapiformene

109

han på denne måten kom på sporet av. Dette førte ham ut på mange reiser, hvor han kom i kontakt med mange forskjellige kulturer og behandlingsmetoder.

På bakgrunn av de etter hvert over seks hundre intervjuene med mennesker som var blitt friske gjennom alternative behandlingsformer, etablerte han en oversikt med beskrivelser av mer enn hundre forskjellige kreftterapier fra alle verdensdeler. Materialet har han samlet i to omfangsrike bøker. Et resymé av innholdet og hans konklusjoner finnes lett tilgjengelig gjennom søk på nettet. Disse kan være et første springbrett for kreftforskere eller andre interesserte som ønsker å tilegne seg et bredere syn på kreftbehandling.

En spesialisert forskning i de elementene Hirnreise har kartlagt, vil kunne bli en pålitelig grunnbok og et grunnleggende pensum i det fremtidige onkologistudiet. Det kan umulig anses som fordelaktig at onkologer og kreftforskere flest skal forbli uvitende om hva de ulike kultur- og medisinhistoriske terapiformene mot kreft går ut på, hva som er det faglige grunnlaget for dem, og hvilke resultater som kan forventes av dem. At mye tyder på at slike terapiformer har høyest antall helbredelser der sykehusene har færrest, gjør en slik tilnærming og brobygging til noe nær en nødvendighet. Boken vil selvfølgelig også være kjærkommen for kreftpasientene, som ellers bare har internettet eller ulike alternative terapeuter å ty til hvis de da ikke gir opp kampen.

Det Hirnreise påviser som felles for nesten alle disse veiene mot helbredelse er at de styrker menneskets evne til selvhelbredelse. Videre tar de, direkte eller indirekte, utgangspunkt i hva mennesket alene eller sammen med ulike elementer (krefter, stoffer) i våre naturlige omgivelser kan bidra med.

Et første konkret resultat av Hirnreises arbeider er opprettelsen av en klinikk i Stuttgart, basert på de terapiene han har kommet frem til som har størst effekt. Den terapien jeg spesielt vil nevne, er en diett utviklet av Johanna Budwig (1908–2003, tysk biokjemiker), som blant annet oppdaget omega3-fettsyrens store helsemessige betydning allerede i midten av forrige århundre, noe som ble gjenoppdaget av andre forskere et par tiår senere. Ved å studere hennes arbeider får vi et litt annet bilde av betydningen av de avanserte og spesialiserte fettsyrene som markedsføres som naturpreparater og legemidler i dag. Budwig konstaterte nemlig at vi er best tjent med å innta den

110

grunnleggende og livsnødvendige omega3-fettsyren fra planter (linfrø, hamp med flere), fordi kroppen selv i de fleste tilfellene omdanner denne fettsyren til den eller de mer kompliserte variantene av fettsyrer *dersom vi behøver den (dem)* slik at vi ikke risikerer å kjøpe et kostbart produkt som ikke er det kroppen har mest bruk for.

Budwig var flere ganger nominert til nobelprisen i kjemi og står altså trygt plassert innenfor tradisjonell naturvitenskapelig forskning. På grunn av hennes initiativer til radikale endringer i kreftbehandlingen på tyske sykehus møtte hun mye motstand. I og med at autorisert medisin ikke den gang eller senere har lagt stor vekt på sammenhengen mellom ernæring og kreft, eller på næringsstoffenes påvirkning av sykdomsforløpet, kom Budwigs kreftforskning verken da eller på senere tidspunkt i betraktning.

Det er lett å se Budwigs forskning som en farlig utfordrer til medisinmonopolet. Essensielle fettsyrer (det vil si livsnødvendige fettsyrer som kroppen ikke selv kan lage) er ikke patenterbare og vil ikke kunne pakkes inn i noen kostbar medisin. Hvis de er så effektive som Budwigs resultater tyder på, vil hennes diett basert på en kombinasjon av nevnte fettsyrer og melkeproteiner[35] fjerne en betydelig del av markedet for kreftmedisinene, nemlig pasientene.

Budwigs oppdagelser er spesielt interessante sett i sammenheng med Radiumhospitalets forskning omkring det fettløselige D-vitaminet og Manzetti/Thoresens observasjoner av kreftbehandlingens (akupunkturbehandlingen) regulerende innvirkning på blodets fettstoffer. Foreløpig har Manzetti bare målt mengdene av fettstoffer, men Budwigs forskning gjør det aktuelt også å måle forskjellene i balansen mellom de forskjellige triglyseridene (fettsyrer) og kolesterol (fettstoff: HDL- og LDL-kolesterol).

Det mest interessante for kreftpasientene er den betydningen Budwigs ernæringsråd fra 1950-tallet er påvist å ha for de terminale pasientene – blant annet for dem som nå oppsøker klinikken i Buocher Høhe, Stuttgart, i et siste håp om å redde livet. Uten å ha gått i dybden med hensyn til å verifisere de kliniske journalene, vil jeg likevel referere en studie av 68 terminale pasienter som er gjennomført på denne klinikken og som konkluderer med en overlevelsesgrad på 25 %. Tilsvarende tall for denne pasientgruppen innenfor offentlige sykehus er null eller i beste fall en hundrededels promille.

111

Her er vi også fremme ved et av de eksemplene som har medført at jeg ikke lenger vurderer de anekdotiske helbredelsene som mirakuløse eller så sjeldne at de ikke har noen vitenskapelig interesse. Jeg er klar over at tallene fra klinikken i Buocher Høhe ikke er noe vitenskapelig bevis. Likevel, eller nettopp derfor, vil jeg utfordre Radiumhospitalet ved Johan Moan, som sannsynligvis har god kjennskap til Budwigs arbeider, til å formidle til den norske befolkningen hvorvidt hennes forskning er i overensstemmelse med hans egen og mange andres på D-vitaminet. Hvis det er riktig at man både kan forebygge og helbrede et stort antall krefttilfeller ved en moderat endring av dietten, noe som sannsynligvis ytterligere kan forsterkes gjennom optimalisering av D-vitamininnholdet i blodet, burde den norske befolkningen bli gjort kjent med det så snart som mulig og fra høyest mulige autoriserte kilder.

Nærmest som en kuriositet kan det nevnes at Budwig smurte inn komapasienter med en blanding av linfrøolje og melkeproteiner, noe hun i laboratorieforsøkene hadde vist var en ideell kjemisk struktur for å trenge gjennom celleveggene og tilføre cellene livgivende energi. Hun plasserte sengene ute under åpen himmel og i frisk luft for å høyne effekten. I og med at dette var en praksis som er beskrevet at hun gjennomførte over lang tid, er det troverdig, om ikke bevist, at et betydelig antall våknet av dvalen.

Organisasjonen *Cancer Control Society* og *Healing Cancer Naturally* har også mye informasjon på internett angående forskjellige behandlingsformer som i hovedsak tar utgangspunkt i naturlige og helsebringende behandlingsformer. Hvorvidt informasjonen som formidles, er pålitelig eller ikke, må jeg overlate til den enkelte leser selv å bedømme, eventuelt i samråd med en fagperson.

oOo

Et nytt norsk begrep, *kanserianer*, springer ut av en ambisjon om å aktivisere kreftpasientene med henblikk på deres egen livssituasjon og å oppmuntre dem til å ta ansvar for den. For kanserianerne kan dette ikke bare bidra til et bedre liv sammenlignet med å være en fullstendig passiv pasient, slik de fleste er i dag. I enkelte tilfeller kan engasjement og delaktighet, det å oppleve at egne initiativer har en betydning for utfallet av sykdommen medføre at tiden med kreft kan oppleves som

112

bedre enn det livet man hadde før sykdommen ble oppdaget. I dette er jeg selv en referanse, og jeg formet i ettertid av sykdomsforløpet et slagord: *Å leve med kreft fremfor å dø av kreft.*

At livet kan bli bedre, er også bekreftet av forskningsdirektør ved Universitetet i Stavanger, Helge Olav Bergesen, som lanserte begrepet på radio en regntung oktoberdag i 2010. Denne overraskende erfaringen tror jeg skyldes at vi flytter oppmerksomheten bort fra det å være syk og isteden konsentrerer oss om det som kan gjøre oss friske. Dette kan bli en selvforsterkende strategi ved at skiftet i oppmerksomheten kan lede til oppdagelsen av årsaksforhold som en kan mistenke har ledet til sykdommen, noe som igjen kan sette en på sporet av ting man selv kan gjøre eller la være å gjøre for å redusere de sykdomsfremkallende og nedstemmende elementene i hverdagen.

Utgangspunktet for denne nye og litt mer oppreiste betegnelsen enn *den kreftsyke* er en bok av David Servan-Schreiber, *Anticancer: A New Way of Life* (2008). Den kom på norsk høsten 2010 (*Kreft & "terrenget ditt": Hva kan du selv gjøre*, Oslo, Arneberg) med forord av Bernt Rognlien, en mye mediaeksponert lege som også er akupunktør. Rognlien er leder av Balderklinikken, som har som et av hovedformålene å fremme naturlig behandling. Dette forklarer langt på vei Rognliens store engasjement i arbeidet med å rette kreftsykes oppmerksomhet mot livsstil og miljø, og hans betoning av mulighetene for pasientene til selv å forbedre sin livssituasjon og prognosen for sykdommen. Servan-Schreiber, Bergesen og Rognlien har fått følge i denne tenkemåten av Andreas Olav Stensvoll, leder for Norsk Onkologisk Forening, noe som gir gode perspektiver for det fremtidige arbeidet med å forbedre det samlede tilbudet til norske kreftpasienter.

Bergesen hadde fått diagnosen uhelbredelig kreft ett år tidligere og hadde gjort flere grep med hensyn til sin livsstil som han erfarte ga ham et bedre liv enn det han hadde før han fikk diagnosen. Som landets første kanserianer var han blitt overbevist om at hans egne inngrep i sykdomssituasjonen – det *"å gripe livet og forandre faktorer man selv har makt over"*, slik han selv uttrykte det – også ville få stor betydning for hans livsavslutning.

Når det gjaldt diagnosen og dødsdommen, hadde han full tillit til legene. Han uttalte seg så klart som at han *visste* han ville dø av sykdommen. Denne skråsikkerheten på at legene hadde rett i sin vurdering, forbauset programlederen, som måtte spørre en gang til og fikk det samme kontante svaret.

Dette svaret forundret og uroet meg så sterkt at jeg umiddelbart bestemte meg for å rette oppmerksomheten mot den fatalismen den rådende (mis)forståelsen av hva kreftsykdommer er, har fremkalt i hele befolkningen. Årsaken til min uro er at disse dødsdommene, som det utdeles flere enn tretti av hver eneste dag på norske sykehus, og som en tydelig oppegående Bergesen allerede hadde fått, skyldtes den fatale slutningen at fordi helsevesenet ikke lenger kan tilby pasienten noen behandling, vil han eller hun nødvendigvis dø av sykdommen. Dette er en utbredt slutning innenfor autorisert kreftbehandling med skjebnesvangre følger: For eksempel er det ingen effektiv kontroll med om terminale pasienter overbehandles slik at de i realiteten dør av en helsenedbrytende behandling og ikke av selve sykdommen.

Jeg har skrevet dette fordi jeg under arbeidet med boken passivt har vært vitne til dødsprosessen til en av mine beste venners mor. Hans navn er Erlend Botolfsen. Han har ingen motforestillinger mot å bekrefte min beskrivelse av avslutningen på hans mors lange dødskamp. Lenge før jeg innhentet mer generell informasjon om denne problematikken, ble jeg innviet i min venns kamp for å hindre det han beskrev som drap på sin mor på grunn av overmedisinering etter at legene hadde gitt henne dødsdommen. Han hadde sin begrunnede tro på at moren fremdeles kunne blitt frisk, en tro legene ikke delte. De fortsatte med en behandling Erlend opplevde som sterkt livsnedbrytende. Han fortalte meg fortløpende om dette hendelsesforløpet mens det utspilte seg, og spurte meg til råds helt til han til slutt "stjal" sin mor fra sykehuset og overtok ansvaret for hennes livsavslutning.

At det gikk som det gjorde, er noe han selv bebreider seg for, fordi han for sent avsluttet diskusjonen med legene og tok saken i egne hender. Hans bedømmelse er at selv om kreften var den bakenforliggende sykdommen, var medisineringen den faktiske dødsårsaken samtidig som den forhindret moren, ved hans hjelp, fra å kunne benytte seg av annen behandling i tide.

Jeg kan tilføye at da jeg først hørte om sykdommen til Erlends mor, hadde Erlend ingen motforestillinger mot autorisert behandling. Derimot var han skeptisk til at akupunktur kunne ha noe annet enn

114

lindrende effekt. Dette medførte at han i første omgang ikke fulgte mitt råd om å oppsøke Are Thoresen. Erlend endret syn etter å ha blitt kjent med manus til denne boken, noe som altså først skjedde på et tidspunkt hvor morens kropp, etter Erlends vurdering, var så ødelagt av medisiner at selv om kreftutviklingen kort etter stanset – etter at han likevel søkte hjelp av Thoresen, sto hennes liv ikke til å redde. At kreftutviklingen stanset er dokumentert ved sykehusets MR-bilder.

Etter Erlends vurdering var det altså svikten i andre kroppsfunksjoner enn de som var truet av kreftsvulsten, som førte til morens død. Kreften var bare indirekte årsaken, slik at det etter hans mening burde ha stått kreftbehandling som dødsårsak på dødsattesten.

Til denne beskrivelsen kan jeg tilføye at en av mine naboer, som mistet sin kone noe senere, hadde nøyaktig samme oppfatning som Botolfsen. Han fortalte sin historie en dag vi møttes på veien, og uten at han overhodet hadde noen kunnskap om mitt bokprosjekt. Da han på min anbefaling noen dager senere tok med sin kone til Thoresen, var deler av hennes kropp, benbygningen og vitale organer som fordøyelsen, ødelagt av cellegiften og strålebehandlingen, noe som i dette tilfellet fullt ut var erkjent av hennes leger. Behandlingen hos Thoresen ble også godkjent av sykehuset, men hun døde av de nevnte indre skadene før det ble tatt MR-bilder for å kontrollere effekten av den første akupunkturbehandlingen.

Hvis det er slik jeg selv er overbevist om: at *viljen, håpet og troen* er effektive bidrag til en vellykket kreftbehandling, er den innarbeidede praksisen med å felle dødsdommer fordi behandlingen har feilet, etter min kunnskap om placebo og det motsatte, *nocebo*, for de fleste medvirkende til at dødsdommen følges av døden. I tillegg til noceboeffekten bevirker denne forhåndsdommen at de terminale kreftpasientene mister mot og vilje til å forsøke andre helbredende strategier. Dommen stimulerer menneskenes iboende tendens til fatalisme og medfører at bare enkelte av pasientene og deres pårørende, som Erlend, foretar seg noe annet enn å fokusere på lindring av eventuelle smerter og forberedelsene til møtet med "den visse død".

Min vurdering av alvoret i å dele ut slike dødsdommer understøttes både av Hirnreises undersøkelser og intervjuer, og av en tilsvarende utspørring som nylig er gjennomført av en dansk klinikk

115

som tar imot terminale pasienter. Et større antall pasienter som har overlevd gjennom denne endringen i strategi – eksempelvis å oppsøke en slik klinikk istedenfor passivt å vente på døden – har i denne undersøkelsen blant annet svart på hvilken enkeltfaktor de mener har hatt størst betydning for deres overlevelse:

- Minsket inntak av skadelige/giftige stoffer
- Økt inntak av helsestyrkende stoffer
- Styrking av indre, psykiske faktorer

Både Hirnreises og den danske klinikkens undersøkelse viser stor overvekt i favør av indre, psykiske faktorer.

Hvis Hirnreises ekspedisjoner inn i den hvite flekken på kartet som de anekdotiske helbredelsene representerer, blir akseptert som det verdifulle pionerarbeid det faktisk har vært, kan utbredelse av kompetanse på dette feltet bidra til å rokke ved de beskrevne og lite fruktbare forestillingene om kreftsykdommene som har hindret undersøkelse, utvikling og fremgang for naturlig, effektiv behandling.

oOo

Det betenkelige i denne situasjonen er ikke bare den ensidige vekten på økonomisk fortjeneste hos dem som produserer de kjemiske medikamentene. I tillegg har den ført til at vi har glemt – eller i det minste kastet vrak på – noe vesentlig i vår egen nære medisinske tradisjon, og som vi kjenner gjennom de fremdeles levende forestillingene om den kloke og alltid tilstedeværende huslegen.

Dette tapet ble påpekt av lederen for NAFKAM, Vinjar Fønnebø, i et radiointervju i forbindelse med en internasjonal konferanse som ble holdt i Tromsø sommeren 2010. Videre var Fønnebø opptatt av om den menneskelige legefaktoren, den Thoresen mer spesifikt betegner som betydningen av behandlerens intensjon, kan være et oversett element i utprøvingen av enkelte former for alternativ medisin. Fjerner vi homøopaten fra studien av homøopatisk medisin og lar preparatet alene bli gjenstand for undersøkelsen, fjerner vi en så vesentlig del av denne behandlingsformen at dette er en sannsynlig forklaring på hvorfor denne type studier viser dårligere effekt enn homøopatens kliniske resultater fra den reelle

116

behandlingssituasjonen. Heller ikke er det sikkert at det enten er placebo eller preparatet som er det effektive. Det kan være interessante kombinasjoner hvor *begge* faktorene har betydning for at behandlingen skal ha effekt, og som vi vet så godt som ingenting om, ganske enkelt fordi en slik tilnærming til helbredelsesprosessen ikke har vært undersøkt. Noe som enkelt kan gjøres ved å kombinere en tradisjonell medisinutprøving med en klinisk studie hvor det nye elementet er å innføre en kontrollgruppe som får narremedisin. Deretter kan en sammenligne de som får både legens hjelp og narremedisin og de som bare får narremedisin. *Det er avgjørende at legen ikke vet hvem som får narremedisin da dette utvilsomt vil innvirke på den intensjonelle delen av studien*

I mine refleksjoner omkring disse forholdene har jeg tatt ytterligere et skritt og stilt spørsmålet om ikke intensjonen bak produksjonen av legemiddelet også har betydning for hvordan legemiddelet innvirker på pasientens helsetilstand.

I et samfunnshistorisk perspektiv er det et relativt nytt fenomen at det ikke er primært medisin- og apoteker-faglige motiver bak utvikling og fremstilling av medisiner. Det naturlige spørsmålet blir da om det kan ha hatt noen grunnleggende innvirkning på medisinenes effekt at hovedintensjonen bak utvikling og produksjon av dem i dag er endret fra å ville hjelpe andre med deres helseproblemer til å tjene flest mulig penger for produsentene?

Jeg antar at for mange lesere vil hypotesen om motivasjonen bak medikamentene som et virksomt element være så lite forenlig med de grunnleggende forestillingene om eksistensen av en fysisk virkelighet upåvirkelig av psykiske prosesser, at den vil bli avvist som ren fantasi. I den forbindelse vil jeg minne om at denne barrieren for lengst er brutt innenfor moderne medisin, ved begrepet *psykosomatikk* og en rekke erkjente psykosomatiske tilstander som kan føre til ensidig fysiske sykdomsymptomer.

Det er et kjent fenomen at når nye forestillinger om virkeligheten, spesielt innenfor naturvitenskapene og religion, er i ferd med å avløse enkelte av de gamle forestillingene, må enten de gamle endre seg, eller i mange tilfeller *bekjempes,* for å gi plass for forestillinger som er overensstemmende med de nye oppdagelsene. Et av de aller beste eksemplene på slike prosesser er at da Kopernikus via matematiske

117

beregninger oppdaget at solen og ikke jorden var sentrum i vårt solsystem, måtte vitenskapene fysikk og astronomi endre grunnleggende forestillinger i den kosmologien som frem til denne oppdagelsen hadde vært enerådende siden disse vitenskapenes fødsel.

Et annet eksempel enn psykosomatikk på at vi er inne i en slik *grunnstensendring* innenfor flere av naturvitenskapene, inklusive medisin, er flere nylig publiserte studier hvor et hovedtema er at psykiske prosesser har identifiserbare fysiske kjennetegn. Disse fysiske kjennetegnene har den egenskapen at de påvirker beslektede, mentale og psykiske prosesser hos andre mennesker. Dermed overkommer de den barrieren fysisk avstand reiser hva angår formidlingen av psykiske prosesser mellom ulike skapninger, som for eksempel emosjoner og viljesakter.

Dette kan igjen føres tilbake til fysiske fenomener som nylig oppdagede nerveceller med betegnelsen *speilnevroner*. Disse har fått sitt navn fordi de utløser en aktivitet hos et individ ved å speile et annet individs bevegelser, det vil si at de er aktive ved observert aktivitet utført av andre.[36]

Hvis Thoresens, Fønnebøs og speilnevronforskernes antakelser om intensjonenes betydning hos behandleren eller legen har noe for seg, kan de forestillingene som er knyttet til de farligste sykdommene, og spesielt kreft, potensielt være et alvorlig, ja, kanskje det alvorligste aspektet ved sykdommen. At kreft ofte utvikler seg svært hurtig etter at pasienten har fått diagnosen, selv om det kan gå mange år fra kreftcellene begynner å danne en svulst til sykdommen blir oppdaget, kan være en indikasjon på at diagnosen har blitt en alvorlig del av sykdommen istedenfor et første skritt på veien mot helbredelse. Den mentale reaksjonen på diagnosen vil hos mange svekke motstandskraften og dermed gi kreftsykdommen bedre vekstvilkår.

Moderne medisin har strebet etter å utvikle legemidler som virker mest mulig forutsigbart på flest mulige uavhengig av den kloke huslegen. Dette kan skyldes et generelt trekk i vår kulturutvikling, nemlig at *indre* kvaliteter og ferdigheter svekkes i takt med utviklingen av *ytre* hjelpemidler. Slik sett vil den eksplosive økningen i kjemisk fremstilte medisiner ha overtatt føringen for legenes utvikling i faget og relasjonen til pasientene.

118

I stor utstrekning har dagens legevitenskap lykkes med sin ambisjon. Men suksessen har vært blandet, ikke minst på grunn av at de fleste legene nå er kjent med de kjemiske medisinenes bivirkninger. Et annet forhold er hvorvidt medisinene gjør pasientene friske, eller om det ikke først og fremst handler om lokal og midlertidig symptomdempning, og at det i realiteten er helt andre forhold i pasientens liv og omgivelser som avgjør hvorvidt han eller hun blir helbredet eller ei. Eller det kan være andre former for helbredelsesmetoder, hvor det primært søkes etter grunnleggende forhold som er den dypereliggende årsaken til sykdomssymptomene. Å bestemme og endre slike dypere årsaksforhold er intensjonen både bak akupunktur og flere andre helbredelsesformer som har oppnådd stor historisk og geografisk utbredelse. Dessverre oppfattes de fremdeles av vårt helsevesen i stor grad som konkurrenter, noe jeg ikke i samme grad som tidligere tror har noen reell medisinfaglig begrunnelse. Etter å ha blitt oppmerksom på de tette båndene mellom næringslivet og den moderne medisinen tror jeg dette sammensuriet er den egentlige årsaken til denne konkurransen, hvor pasientene utgjør de egentlige taperne. Konkurransen utspiller seg mellom kollegaer som alle har som fag og yrke å avhjelpe sykdom, og som derfor har alt å vinne på å samarbeide. I et utvidet perspektiv kan det synes som om overordnede "krefter" arrangerer en slags faglig hanekamp mellom yrkesutøvere som tvert imot burde ha omfavnet hverandre og gjensidig verdsatt hverandres faglige ressurser.

En serbisk kirurg som i mange år har arbeidet på norske sykehus, Milan Spasojevic, fortalte meg at en stor del av medisinbruken på serbiske sykehus etter krigen(e) som fulgte etter president Titos død og oppløsningen av Jugoslavia etter hvert har blitt erstattet av akupunkturbehandling. Dette hadde primært økonomiske årsaker, men han fremholdt at erfaringene har vært så overraskende gode at det nå også er en medisinfaglig begrunnelse for dette – med den effekten at en ikke automatisk har gått tilbake til Vestlig kjemisk medisin ettersom økonomien har bedret seg igjen.

I Norge finnes det fremdeles to motstridene synspunkter blant leger om akupunkturbehandling har effekt ut over placebo, men i de siste årene har det vært en positiv utvikling i form av økende bruk av akupunktur på sykehus. Ifølge en ny undersøkelse offentliggjort av NIFAB (Nasjonalt informasjonssenter for alternativ behandling, en

119

institusjon under NAFKAM) benyttes akupunktur i 2013 av hvert fjerde norske sykehus.

Jeg vil her vise til et prosjekt på Sykehuset i Vestfold hvor brystkreftpasienter tilbys akupunkturbehandling for å mildne de til dels alvorlige bivirkningene av antiøstrogenbehandlingen de fleste av disse pasientene får. Behandlingen er basert på studier gjennomført på Henry Ford Hospital i Detroit og presentert på *European Breast Cancer Conference* i Berlin, april 2008,[37] og på en mindre studie gjennomført på nettopp Sykehuset i Vestfold av Jill Hervik og Odd Mjåland, kirurg ved Sørlandet Hospital, Kristiansand.[38]

Som en oppsummering av de siste avsnittende i lys av bokens hovedtema, kan vi fastslå at det i dag finnes en grunnleggende kompetanse på akupunktur som kan medføre at Thoresens behandlingsmetode innen kort tid kan tas i bruk på hvert fjerde norske sykehus. Dersom forsøk bekrefter de resultatene som blir formidlet i siste kapitel og appendiks, vil det heller ikke være en tidkrevende prosess å utstyre alle sykehus med kreftavdeling med denne kompetansen.

oOo

Når dette skrives, er det i nyhetsbildet fokus på spesielt lav forekomst av kreft hos eskimoene.

Lav forekomst av kreft hos naturfolk er et så opplagt og åpenbart fenomen at det for lengst ville ha blitt oppdaget og tillagt stor betydning hvis forskningen bare hadde sett i den retningen. Dette fenomenet vil jeg tro første gang ble beskrevet av Albert Schweitzer (1875–1965) i en rapport om helsetilstanden i Gabon (Afrika) i 1913:

Jeg oppdaget ingen tilfeller av kreft, så om det fantes, må det ha vært meget sjeldent.

På veien tilbake gjennom kulturhistorien støter vi på en problemstilling som er så snublende innlysende og så vesentlig at det er underlig den ikke er blitt grundig undersøkt:

120

Hvorfor er ikke de samfunn og kulturer som ikke har gjort utstrakt bruk av våre behandlingsmetoder, rammet av kreft i langt større grad enn hva tilfellet er?

Det burde jo vært større forekomst av kreft i såkalte primitive samfunn enn i siviliserte. I hvert fall hvis kreftforskningens konsensus er riktig, nemlig at kreft ikke i vesentlig grad påvirkes av kosthold og livsstil, og at det er en irreversibel sykdom som bare vestlig, teknologisk medisin kan helbrede. Jeg har kommet til tre mulige svar på spørsmålet ovenfor:

- Enten fordi menneskene i såkalte primitive samfunn lever på måter og i miljøer hvor kreft ikke oppstår i samme grad som i de samfunnene hvor det er gjennomført vestlig medisinsk behandling, eller
- fordi de blir friske av anekdotisk helbredelse (selvhelbredelse) eller alternative terapier eller ved hjelp av den kloke stammelegen uten noen form for sykehusbehandling, eller
- fordi de er friskere ettersom de verken diagnostiseres eller behandles ved teknologisk/kjemisk kreftbehandling

Det er mulig at årsaken er en kombinasjon av to av eller alle tre svarene. Det ligger ingen dypere forskning bak dem. Spesielt det siste svaret vil nok de fleste kreftlegene avvise som en uhørt problemstilling. Likevel er dette i mine øyne det mest interessante alternativet. Det er det to årsaker til:

For det første fordi særlig yngre kreftforskere, som ikke deler det tradisjonelle synet på kreft som en dødelig sykdom, mener at *overdiagnostisering*, eksempelvis gjennom tilbud av mammografi-screening til alle, kan øke antall brystkreftdødsfall ettersom man da også risikerer å *overbehandle*, det vil si behandle krefttilfeller som ellers ville ha gått tilbake av seg selv (ved selvhelbredelse).

For det andre fordi dette er lett å undersøke. Tilgangen på et omfattende statistisk materiale på nettet gjør det enkelt å dømme om effektiviteten av vår teknologisk avanserte kreftbehandling sammenlignet med det store antallet pasienter ny forskning har beregnet blir helbredet "av seg selv", det vil si uten noen form for bruk

121

av moderne teknologi. Denne undersøkelsen kommer jeg tilbake til i neste kapitlet «Statistikk som sannhetsvitne».

12. Eksperimentet IV

14. februar, fortsettes

Jeg hadde mer enn nok med å forholde meg til hva de siste tre månedene uten kunnskap om hva som rørte seg der inne kunne føre til for min livssituasjon. Ville den bli dramatisk nedkortet? I stedet for å lete etter syndebukker lette jeg etter fakta. Jeg ville gjerne vite litt mer om de bildene jeg hadde tatt på våren, umiddelbart før Avastin-behandlingen. Den gang var jeg så frisk og ovenpå, bortskjemt med oppmuntrende prøveresultater hadde jeg bare fått med meg alt som var bra og latt resten ligge. Selv om hendelsene nå hadde gått sjokkerende fort, hadde jeg forstått at det kunne komme til å bli viktig for meg og mitt litterære budskap å kunne levere en entydig dokumentasjon på resultatet av Are Thoresen s behandling frem til Avastin-behandlingen. Hvis jeg kom til å dø av den eller bli varig eller alvorlig skadet, ville det ikke bare være viktig med medisinsk dokumentasjon. Den måtte også være juridisk entydig slik at min familie fikk et valg om hvordan de ville forholde seg til denne kunnskapen. Jeg delte ikke dette med noen andre enn han som jeg er overbevist om hadde reddet livet mitt to ganger tidligere, og som jeg nok en gang håpet ville klare det.

CT-bildene fra 23. mai, viste at tilstanden nå ikke bare var like bra som året før, men faktisk var noe forbedret i forhold til de bildene som var tatt året før, like etter diagnosetidspunktet. Radiologen hadde tatt utgangspunkt i disse første bildene, og etter sammenligningen hadde han følgende oppsummering:

> *Størrelsesreduksjon av lymfeknuter i abdomen. Øvrige forhold uendret.*

For det første indikerer en reduksjon av lymfeknuter generelt en mindre bekymringsfull situasjon enn et år tidligere. Om forstørrede lymfeknuter på diagnosetidspunktet indikerte mulig spredning eller risiko for fremtidig spredning, så var det nå ikke lenger dokumentasjon på at det forelå noen slik risiko - det pasienter med denne sykdommen er aller mest redde for. At det ikke var spredning utenfor svulsten var for øvrig avklaret ved PET- CT tre måneder tidligere. CT-bildet som ble tatt kort etter starten på Avastin-kuren viser at veksten ikke hadde begynt før behandlingen. Det er så nær en kan komme, bevis for at det var denne behandlingen som var årsak til katastrofen som fulgte.

Billedserien viste videre at den veksten som var dokumentert ved MR i desember, som ifølge Thoresen sannsynligvis skyldtes at han ikke hadde fulgt med på utviklingen i nyremeridianen, ikke bare var stanset men at svulsten deretter var krympet igjen tilbake til den størrelsen som ble målt et år tidligere.

Denne forståelsen og oppsummeringen er i innhold identisk med Gustafsons beskrivelse og konklusjoner i pasientjournalen fra 27. mai.

Et par små sitater:

"Vi har jo tidligere fått beskrevet lett forstørrede lymfeknuter. Disse er nå redusert i størrelse ...

Som en kuriositet, da det sikkert ikke var mange kreftpasienter før meg som hadde tatt et valg som innebar full tillit til at en veterinær og hans akupunkturnåler kunne kurere langt fremskreden kreft, skriver hun også at

"Pasienten er ved sine sansers fulle fem ......"

Jeg har ikke skrevet stort om mine egne fysiske erfaringer med sykdommen, fordi jeg selv bare registrerte langsomme positive endringer og var klar over at muligheten for selvbedrag nok er større i en slik livssituasjon enn i en mindre traumatisk sykdomstilstand. Våren 2008 var det imidlertid ikke lenger tvil om at svulsten måtte ha blitt betydelig mindre, i betydningen "slankere". Jeg har merket meg at radiologene flere ganger har beskrevet størrelsen i lengderetningen og hvor stor del av tarmens omkrets som var utsatt for celleforandringer. Svulstens omkrets har jeg aldri sett mål på i bildebeskrivelseneselv om det først og fremst er endringer i denne som gir merkbare endringer i fordøyelsesfunksjonen. Mine egne erfaringer blir dermed et verdifullt supplement til bildene:

Jeg gjorde som radiologene, tok utgangspunkt i tilstanden et år tilbake. Det ikke tvil om at svulstens tykkelse måtte ha minket betydelig før Avastin-behandlngen og at den tre måneder etter oppstart av behandlingen opplevdes å være tykkere enn noen gang tidligere. Antakelig så tykk at den fylte tarmen helt. Kanskje vel så det. Den hadde begynt å øve trykk på tarmen slik at jeg bare med stort strev lyktes å trykke ut noen få avknepne harelorter.

I møtet på sykehuset hadde jeg ikke berørt hvorfor det alarmerende prøveresultatet ikke hadde ført til at det ble slått alarm, men på veien til Are Thoresen tenkte jeg på hvor annerledes livet ville vært akkurat nå dersom han hadde tatt opp behandlingen igjen for tre måneder siden. Nest etter det at Avastin-eksperimentet i det hele tatt ble gjennomført fremsto det at vi hadde avsluttet akupunkturbehandlingen og pulskontrollen som det mest fatale.

Alene igjen, på den halvtimes bilturen til Sandefjord stanset oppsummeringen av situasjonen av seg selv i et ord jeg så langt hadde klart å unngå. Men det var ikke vanskeligere enn å legge sammen en pluss en å lande på at kombinasjonen av mitt akutte fordøyelsesproblem og den informasjonen jeg nå hadde fått av sykehuset gjorde situasjonen håpløs.

HÅPLØS. Jeg fikk nå smake på dette ordets sanne mening; at det ikke lenger er håp.

Jeg forsto på Ares reaksjon at dette ikke var bra. Paradoksalt nok kjente jeg umiddelbart en dyp tilfredshet. Hvis det nå på ny var oppstått en dårlig energibalanse så ville det være noe som han kunne endre på. Hadde den vært bra var det ingenting han kunne gjøre

Ti minutter senere, mens en nål fremdeles sto tangentialt inn i lillefingeren min, tok han pulsen på ny og sa at "hjertet er på vei opp igjen" og at jeg måtte komme tilbake om en uke for å forsterke behandlingen. Da jeg spurte hvordan han vurderte energibalansen svarte han at denne gangen var den dårligere enn han noen gang hadde målt den, inklusive den første gangen jeg kom og fortalte om kreftdiagnosen jeg hadde fått.

13. Statistikk som sannhetsvitne

Analyser tyder på at to av tre svulster som oppdages ved røntgen, ville blitt borte av seg selv.

Jan Mæhlen, kreftforsker,
Dagbladet 27.02.10

I hovedbokens kapitel med samme navn innledet jeg med en beskrivelse av alvorlig manipulering med statistikk. En av de unge kreftforskerne som startet sin yrkeskarriere i Kreftregisteret som publiserer statistikkene, hevdet at motivet i mange tiår har vært å skjule at kreftforskning og legemiddelindustrien ikke har oppnådd noen signifikant bedring av overlevelsen av kreftsykdommene i de femti årene Kreftregisteret har offentliggjort statistikk for.

Her fortsetter en grundigere beskrivelse og bevisførsel for ikke å etterlate tvil om at våre konklusjoner er samsvarende med fakta:

De konklusjonene jeg har trukket etter min vandring både blant veiledende og villedende statistikker, er enkelt å etterprøve - og desto vanskeligere å motsi. På samme måte som ny kunnskap i dag leder oss mot fornybare energikilder, tror jeg sannferdig kunnskap om status for kreftomsorgen – som korrekte statistikker formidler - vil anspore til å dreie forskningsressursene mot naturlig kreftbehandling for å styrke kreftsvulstenes naturlige tendens til retrett.

Blant fagpersonene er nok denne konklusjonen ennå kontroversiell, men samtidig den som vanskeligst lar seg motsi uten å fornekte deler av de fakta som foreligger. Muligens derfor har kreftforsker og professor ved Ullevål Universitetssykehus, Jan Mæhlen rett i at utsagnet som er gjengitt i dette kapitlets ingress, er resultatet av en bedre sent enn aldri-tankegang. Det vil si at det fremherskende synet innen autorisert kreftbehandling er basert på antakelser, og at vi først nylig har kunnet fastslå at kreftsykdommer er dynamiske i den forstand at de vokser og svekker seg etter forhold vi vet *noe* om, skjønt alt for lite med tanke på hva som er investert av penger og tid i studier av symptomene og metoder for å bekjempe dem.

Årsaken til at dette ikke er allment kjent, er at svulstene ofte kommer ubemerket og forsvinner igjen uten å ha gjort oss syke – i takt med både forutsigbare og ukjente faktorer i våre ytre og indre livsomstendigheter. Dette skyldes at de enten ikke blir store før de går tilbake, eller ikke er så trangt plassert at de trykker på nerver, eller vokser på steder hvor de kan bli store før de merkes, for eksempel i mage/tarm.

Det skal nevnes at også seniorstatistiker Zahl ved Nasjonalt Folkehelseinstitutt står sammen med Mæhlen bak ingressen og ved siden av ham i den forskningen som har ført dem og deres kunnskap frem i offentligheten. Denne kunnskapen passer dårlig inn i det kreftbehandlingsbildet som beskyttes av dem som forvalter konsensus. Som Moan påpekte for meg da han introduserte begrepet konsensus, er det langt fra første gang i historien at de som forvalter konsensus, forsøker å skjule kjensgjerningene.

Det vi nå har av ny kunnskap om kreftbehandling – om D-vitaminets betydning med mer, delvis takket være Moan, Mæhlen og Zahl – og det vi har av ferdigheter gjennom en effektivt helbredende akupunkturmetode, vil kunne snu de fleste av *den siste tredjedelen* av kreftsvulstene. De som ikke blir borte av seg selv og gjør at *en tredjedel av befolkningen* på et tidspunkt i livet rammes av alvorlig kreftsykdom.

Om vi gjennom vårt levesett, det vil si arbeidssituasjon, fritid, familieforhold, sosiale relasjoner og ernæring – med alt hva sistnevnte inkluderer av potensielle forgiftninger, eller for lite basisbyggesteiner for cellene – har kommet til å stimulere kreftsymptomenes vekst, vil vår tenkning og intuisjon ofte kunne lede oss mot grunnleggende endringer som isteden vil styrke vår egen naturs mulighet for å påvirke sykdommens tilbaketrekning.

Jeg vil ta med et konkret eksempel som kan gi en indikasjon på hva en slik omlegging av kreftbehandlingen vil bety for den enkelte pasient. I

127

dette tilfellet gjelder det fire levende mennesker, to av dem riktignok bedømt som døende og to med svært dårlig statistisk prognose.

Kort etter at jeg hadde satt meg inn i statistikken for de forskjellige nivåene av sykdommens utvikling, og hvor jeg ble rystet over dødeligheten for de pasientene sykehusene ikke lyktes med å helbrede, mottok jeg en videresendt e-post fra Sveits, tydeligvis fra en av Are Thoresens kolleger, Desirée Oster Wanner. I e-posten orienterer hun Thoresen om fire pasienter hun i den senere tid hadde sendt til ham for behandling. Alle fire hadde kort tid etter tilbakekomsten meldt tilbake til henne om bedring.

E-posten er sitert i appendiks sammen med andre tilbakemeldinger fra Thoresens internasjonale nettverk.

Når jeg mot slutten, i en evaluering av Thoresens behandlingsmetode, i detalj, skal gjennomgå den eneste studien som kan gi oss innblikk i Thoresens kliniske resultater, er det viktig å være seg bevisst at et overveiende flertall av dem som søker hans behandling som en siste utvei, har kreft på samme stadium som disse fire: de to første med en hundredels promilles og de to andre med mindre enn fem prosents gjennomsnittlig sjanse for å overleve etter sykehusbehandling. Ved å fokusere på det sentrale elementet i naturlig kreftbehandling har Thoresen etter all sannsynlighet *alene* hjulpet flere *terminale pasienter* enn alle norske kreftavdelinger og -sykehus til sammen i det samme tidsrommet. Den omtalte e-posten er den første overbevisende dokumentasjonen for dette som ble presentert for meg.

Mens jeg beskriver min første kontakt med en person i Thoresens internasjonale nettverk gjennom e-posten fra Oster Wanner 1. november 2010, noterer jeg meg at Thoresen har reist til Nürnberg for å forelese om sin kreftbehandling, og at han tre uker tidligere var i Arizona som hovedforeleser på en kongress med deltakere fra hele USA og med kreftbehandling som hovedtema. Jeg begynte nå å få første hånds kunnskap om Thoresens aktiviteter og anerkjennelse i utlandet.

Jeg kan tilføye at da forfatteren av bokens forord, dr.philos. Hans Kolstad, oppholdt seg i Sveits vinteren 2012, tok han kontakt Oster Wanner for å få litt mer informasjon om samarbeidet med Thoresen. Han fikk også et innblikk i hvor langt foran Norge Sveits ligger med hensyn til å ta i bruk akupunktur på sykehusene. Oster Wanner vil mer enn gjerne stille sin tid til disposisjon dersom det som har skjedd i Sveits, behøver å dokumenteres bedre enn gjennom e-post.

Jo flere som melder om gode resultater, desto raskere vil kunnskapen om det nye synet på kreft og den nye behandlingsmetoden gjennom akupunktur bre seg utover i verden. Likevel vil det gå altfor langsomt så lenge nasjonalstater som Norge er med som en av garantistene for opprettholdelsen av kreftindustriens monopol. Monopolet beskyttes gjennom patentsystemet, kriminalisering av potensielle konkurrenter og krav til dokumentasjon som er så kostbare at ingen andre enn de overnasjonale medisinprodusentene har tilstrekkelige økonomiske ressurser til å oppfylle dem.

Min påstand om manglende resultater av autorisert kreftbehandling er en sannhet med modifikasjoner. Statistikkene bekrefter forlengelse i levetid for pasienter med de fleste typer kreft, og med den høye kvaliteten på norske kreftsykehus har sannsynligvis også livskvaliteten for kreftpasientene de siste tiårene blitt betydelig forbedret. Men hovedsaken, å overleve de mest utbredte kreftformene,[39] er fremdeles like usannsynlig og tvilsomt – og like uforutsigbart for legene – som det har vært gjennom hele min levetid og sannsynligvis i generasjoner før det igjen.

Dødsstatistikkene taler sitt entydige språk og gjør at mye av informasjonen som formidles via media om positiv utvikling innenfor kreftbehandlingen, i beste fall kan ses som forsøk på å skape optimisme i befolkningen. Om dette er målet, kan det kanskje rettferdiggjøres under mottoet "hensikten helliggjør middelet": at det er viktig for pasientene å gå kreftbehandlingen i møte med troen på at den er effektiv. Som en sterk tilhenger av placeboeffekten er jeg innforstått med dette. Av samme årsak nøler jeg med å presentere de riktige statistikkene, som forteller den ubehagelige sannheten.

oOo

Før jeg går mer detaljert inn i statistikkene, vil jeg sitere hva medisinsk forskning nylig har kommet frem til om virkningen av de mest

129

anvendte *antidepressiva*, på folkemunne betegnet som lykkepiller og brukt på pasienter med depresjon, angst, psykoser og en rekke relaterte lidelser. Innledningsvis vil jeg understreke at *det er dokumentert effekt av disse medisinene på de mest alvorlige tilfellene av depresjon.* Dokumentasjonen som førte til godkjenning av medisinene i USA, EU og en lang rekke andre land, viste imidlertid *at de for de store brukergruppenes vedkommende bare hadde effekt på én av fire pasienter.* Når medisinske forskere noen tiår senere nå har fått adgang til de negative delene av dokumentasjonen, som legemiddelprodusentene luket ut og i flere år holdt skjult for godkjennende instanser, viser det seg at det ikke kunne dokumenteres effekt på flere enn én av fem forsøkspersoner.[40]

Disse medisinene, som altså bare har effekt på et fåtall personer innenfor den definerte brukergruppen, har gjennom mange år belastet fire av fem brukere unødig med de til dels alvorlige bivirkningene som bruken av disse medisinene medfører, og store kostnader både for pasientene og helsebudsjettet.

Den type overmedisinering dette er et eksempel på, gjelder en rekke medisiner, spesielt for den eldre pasientgruppen. Imidlertid ville denne utbredte praksisen være utenkelig i et samfunn der ikke privatøkonomiske særinteresser, men pasient- og samfunnsinteresser har det overordnede ansvaret for utviklingen, produksjonen og salget av legemidlene.

Jeg avslutter dette sidesporet, som er relevant nok i vår sammenheng, med å gjenta at i tilfellet alvorlige depressive mennesker kan de såkalte lykkepillene både redde liv og forbedre deres livskvalitet.

oOo

Hvis det er slik jeg forestiller meg, at når en har forsket lenge, kanskje hele sitt liv, i en retning som ikke gir målbare resultater utenfor laboratoriet, og en begynner å få et overblikk som kan indikere at det finnes en annen og sannsynligvis mer fruktbar retning å undersøke, kan det være psykologisk vanskelig å akseptere at det er slik. Det er heller ikke lett å tro at én enkelt forsker, for det meste alene, men med noe hjelp fra én forsker til samt med noen sparepenger har lykkes med det som en hel forskningsverden gjennom generasjoner ikke har lykkes med.

I et sosiologihistorisk perspektiv endres gjerne feil først etter grunnleggende endringer i det rådende regimet. I dette tilfellet kan feilen handle om et galt retningsvalg for forskningen som ble tatt for mer enn hundre år siden. For dem som er medisinfaglig og politisk ansvarlige i dag, kan en slik feil korrigeres dersom det blir åpenbart for mange at dette handler om en feiltagelse.

Etter mine første og overfladiske møter med kreftstatistikkene fra USA, EU og litt norsk statistikk i forbindelse med mammografidiskusjonen søkte jeg dypere ned i statistikkene for Norge. *Kreftregisteret* er den institusjonen i Norge som samler og publiserer det meste av det tilgjengelige norske statistiske materialet i den hensikt å fremstille det i en lett forståelig form for både fagpersoner, media og befolkningen for øvrig. Først gikk jeg inn på Kreftregisterets nettsider og fant statistikkene med tittelen "Overlevelse". Til min store overraskelse viste denne statistikken langt bedre tall enn de jeg tidligere hadde sett fra andre vestlige land.

Kreftregisterets statistikker med tittelen overlevelse går femti år tilbake (da dette ble skrevet – fra i år er historikken på Kreftregiterets nettsider redusert til førti år) og er delt i ti perioder. Registeret viser at det har vært en betydelig fremgang i såkalt *relativ overlevelse* (prosent av diagnostiserte tilfeller), noe som gir et utvetydig inntrykk av at moderne kreftforskning og behandlingsmetoder har gjort tilsvarende fremskritt de siste femti årene.

Her er det store uoverensstemmelser, og mens jeg gjennomgår mitt eget arbeid for å finne logiske feil eller regnefeil, kommer jeg via internettsøk over den største samlede statistiske undersøkelsen jeg så langt har hatt adgang til. Resultatet av undersøkelsen ble publisert i det tyske magasinet Der Spiegel og tar utgangspunkt i 26 års kreftstatistikk for Tyskland fra 1978 til 2004. Den omfatter de mest vanlige og dødbringende kreftformene og konkluderer med at det var noe større overlevelse for pasienter med lunge- og tarmkreft, mens den ble noe lavere for pasienter med prostata- og brystkreft. For alle kreftformer sett under ett var det ingen signifikant endring. [41] Kunne situasjonen virkelig være så mye bedre i Norge?

Det hadde jeg liten tro på, og fordi jeg ikke fant noen årsak til de store forskjellene i tallmaterialet, kontaktet jeg Kreftregisteret på telefonen. Det ble innledningen til en dialog på telefon og e-post over noen uker med statistiker og forsker Bjørn Møller, avdelingsleder ved Registeravdelingen på Kreftregistere, i den hensikt å finne årsaken(e) til disse forskjellene. Møller bekreftet at kreftbehandlingen er drevet etter samme lest i alle vestlige land. Han virket like overrasket som meg, men hadde ingen forklaring på avviket. Derimot var han behjelpelig med å oversende linker til et utvidet tallmateriale fra EU.

Dette begynner å bli krevende. Før jeg fordyper meg i den nye dokumentasjonen, bestemmer jeg meg for å gjennomgå tallene fra Norge og Tyskland en gang til. Jeg leter etter om det er noe som har unnsluppet mitt blikk, om så bare en liten detalj, noe som i tallenes verden kan ha store konsekvenser.

Det er noe som har unngått min oppmerksomhet, ja de flestes vil jeg tro siden alle jeg så langt har snakket med om temaet, er av den oppfatningen at kreft utgjør en langt mindre dødsrisiko i dag enn for bare få år tilbake.

Det som gikk meg hus forbi ved første gjennomsyn av de norske statistikkene, står som en undertekst til statistikkene med tittelen "Overlevelse". Der fremgår det at statistikken ikke handler om hvor mange som overlever sykdommen, men hvor mange som fremdeles lever fem år etter at de fikk diagnosen – noe som er langt i fra alle som overlever sykdommen. Da jeg ved hjelp av flere andre statistikker hadde beregnet at de som dør av kreft, i gjennomsnitt dør cirka ni år etter at de fikk diagnosen, blir jeg sittende igjen med følelsen av å ha blitt grundig lurt.

Egentlig forteller denne statistikken ingenting av interesse for de fleste. For dem som er interessert i å studere forlengelsen i levetid, kan den være interessant, men bare dersom den ses i sammenheng med statistikkene for et lengre tidsrom. De som er interessert i dette, ville imidlertid aldri finne på å slå opp i den eneste statistikken som finnes med tittelen "Overlevelse". Dessuten ville en statistikk som fortalte om utviklingen i *levetid for dem som dør av sykdommen*, hatt en utforming som var bedre egnet til formålet.

I egenskap av amatør, men ikke desto mindre representativ for den største brukergruppen denne offentliggjøringen (websiden) er tiltenkt, ga denne oppdagelsen meg sterke assosiasjoner til det klassiske problemet "med liten skrift", det vil si formuleringer hvis betydning det er lett å overse, og som gjør at en, folkelig uttrykt, opplever å være ført bak lyset.

Men hvor finner jeg da den *sanne* statistikken for overlevelse? Den jeg kan sammenligne med statistikken for Tyskland, eller med statistikker for andre land? Jeg lette og lette, men fant den ikke. Den finnes ikke. Jeg mener, selvfølgelig finnes den, men den finnes ikke der de fleste leter etter den. At akkurat den statistikken de fleste er interessert i, er utelatt og erstattet med en statistikk som har samme navn som den vi leter etter, gjør dette enda mer påfallende.

Da jeg ikke fant de riktige tallene, måtte jeg selv lage en statistikk som viste hvor mange som får kreft som dør av sykdommen Jeg tok utgangspunkt i den statistikken jeg allerede hadde laget, nemlig *gjennomsnittlig levetid* for dem som dør. Deretter undersøkte jeg hvor mange som hadde fått en kreftdiagnose ni år tilbake (det samme som antatt gjennomsnittlig levetid), fant så statistikken for hvor mange som hadde kreft på dødsattesten ni år senere, og kom til at overlevelsen er litt over én av to.

Mer presist fastslo jeg at 52,7 %[42] av dem som får kreft, overlever.

Når en sammenligner Kreftregisterets statistikk for overlevelse med statistikken for dem som faktisk overlever sykdommen, er det cirka 63% flere som dør av den, enn det tallet som kommer frem i Kreftregisterets statistikk, tilsier. Tilgjengelige statistikker da dette ble undersøkt i 2013, viste at mens Kreftregisterets statistikk *gir inntrykk av* at dødeligheten av kreft i Norge i 2010 var redusert til 28,9 % av diagnostiserte tilfeller, viser den riktige statistikken at flere enn 47 % av de diagnostiserte tilfellene endte med å dø av sykdommen.

Jeg hadde funnet forklaringen på avviket mellom den store tyske undersøkelsen av endringene i overlevelse over 27 år og den norske statistikken. Den tyske samsvarer godt med mine egne tall for Norge, mens Kreftregisterets statistikk er grovt misvisende. Den påståtte sterke fremgangen i overlevelse i de 50 årene det er ført statistikk for, gjelder ikke overlevelse, men forlengelse av levetiden for de pasientene som ender med å dø av sykdommen. En første konklusjon er dermed at kreftforskningen har lykkes med å gi pasientene flere

133

leveår, men den har mislykkes med å utvikle helbredende behandling, bortsett fra når det gjelder enkelte mindre utbredte kreftformer, som statistisk sett ikke har noen betydning for helhetsbildet.

Etter en innledende telefonsamtale med Møller og noen generelle tilnærminger til problematikken fra min side på e-post kunne jeg nå melde tilbake om mine funn.

Jeg fikk følgende svar:

> "Jeg er enig i at fem års overlevelse ikke gir hele bildet, spesielt ikke for kreftsykdommer som kan gi tilbakefall selv etter 15 og 20 år."

Første del av svaret var greit, men siste del av setningen brakte meg i ny usikkerhet. At det betegnes som et tilbakefall hvis man på ny får kreft 15 og 20 år etter at man først fikk diagnosen, og har vært uten symptomer i mange av disse årene, kan jeg forstå. Men det kan etter mitt syn ikke betegnes som tilbakefall hvis man har vært syk og/eller under behandling i en stor del av denne tiden.

Nåværende statistikk betrakter pasienter som fremdeles er under behandling etter fem år, som overlevende. Derfor blir det direkte galt å antyde at de deretter dør etter tilbakefall hvis de eksempelvis dør etter seks, syv eller åtte år. Selv om de skulle dø av kreft fem år og noen dager etter at de har fått diagnosen, kommer de altså med på statistikken som overlevende.

Et annet spørsmål er om det burde betegnes som tilbakefall i tilfellet man får et nytt symptomutbrudd og dør av samme kreftsykdom. Et alminnelig skjønn tilsier at selv om sykdommens symptomer er fjernet ved cellegift, operasjon og strålebehandling og ikke umiddelbart etterpå kommer tilbake igjen, blir det likevel galt å påstå at selve sykdommen er overstått hvis pasienten senere dør av samme type kreftsykdom.

De kreftsyke jeg har beskrevet her, som dør av sykdommen etter fem år og ikke "passer inn" i denne type statistikk, vil paradoksalt nok komme med i samme statistikk minst to ganger. Første gang er som helbredet dersom de fremdeles er i live fem år etter diagnosen. Hvis de blir friskmeldt etter mer enn fem år og deretter får såkalt tilbakefall og dør innenfor en ny femårsperiode, blir de automatisk registrert om igjen, men nå med motsatt fortegn. Hvis de derimot får tilbakefall og overlever nye fem år, vil de for andre gang bli en mulig falsk positiv innførsel i statistikken, som altså teoretisk sett kan ha flere falske positive femårsperioder. Ser vi på tallene for brystkreftrammede, finner vi at de i gjennomsnitt dør nesten 13 år etter diagnosen.[43] Derfor vil et stort antall av disse opptre minst to ganger i denne statistikken som falske positive tilfeller.

At statistikken for overlevelse i fem år vitner om jevn prosentvis økning de siste femti årene, viser som nevnt ikke noen økning i overlevelse av sykdommen, men en forlengelse i levetiden for dem som ender med å dø av sykdommen. Statistikken blir med andre ord stadig mer misvisende ettersom levetiden forlenges av nye medisiner. Dersom denne måten å føre statistikk på fortsettes i årene fremover, nærmer vi oss en situasjon hvor cirka bare halvparten så mange faktisk overlever kreftsykdommen som det Kreftregisteret oppgir.

Sett bort fra de åpenbart økonomiske motivene hos private leverandører i helsesektoren, enten det gjelder utstyr eller medisiner, har jeg vært forsiktig med å spekulere i motivene bak de kritikkverdige forholdene i kreftforskning og -behandling. Da jeg tok opp resultatet av mine statistikkberegninger med en av de kreftforskerne jeg har søkt kunnskap og råd hos, Jan Mæhlen, antydet jeg at den misvisende statistikken opprinnelig var langt mer dekkende enn den er nå, ettersom den ble utformet på et tidspunkt da levetiden (for femti år siden) var betydelig kortere enn i dag. Fordi jeg først hadde sett en nøyaktig lik statistikk fra USA, tilføyde jeg at den kanskje opprinnelig også bare var kopiert derfra i den hensikt å ha et statistisk sammenligningsgrunnlag. Men før jeg var ferdig med mitt forsøk på å "renvaske" Kreftregisteret – noe som skyldtes at jeg aldri hadde kommet på tanken om at en slik bevisst manipulasjon kunne skje i lille, hederlige Norge –, ble jeg avbrutt – av Mæhlen, som tidligere har vært ansatt i Kreftregisteret. Og som jeg allerede har skrevet, bekreftet han at dette egentlig handler om svindel, med åpenbare økonomiske motiver.

I et av mine etterfølgende nettsøk for å forsøke å finne ut om noe var publisert om denne yrkeshemmeligheten, fant jeg ingenting for Norges del. Imidlertid kom jeg over et interessant bidrag på You Tube av dr Leonard Coldwell, en amerikansk spesialist på stressrelaterte

135

sykdommer, hvor han, som den eneste så langt jeg har kunnet se, uttaler seg om hvordan befolkningen og politikerne føres bak lyset av kreftstatistikkene for overlevelse. I tillegg hadde han nyheter som gjorde dette fenomenet enda mer pikant. Statistikken for overlevelse i USA er nemlig nylig endret. Disse endringene er så frekke at det er underlig at ikke sentrale, nøytrale medier har oppdaget det. Endringen består i at *det femte året er fjernet*. Konsekvensen av at statistikken nå fremstiller det som om pasientene har overlevd sykdommen hvis de fremdeles er i live *fire år* etter at de fikk diagnosen, er at den gir inntrykk av en fantastisk fremgang i den amerikanske kreftbehandlingens effektivitet - fra det ene året til det neste.

Jeg forstår den siterte forskerens frustrasjon over at nye gjennombrudd i kreftforskningen motarbeides av dem som i dag har definisjonsmakten. Ved å ha presentert villedende statistikk gjennom en årrekke er det gitt inntrykk av at kreftforskningen er på rett vei – en manipulasjon som har hatt den konsekvens at den har stanset et legitimt folkekrav om tiltak fra politisk hold for å endre kreftomsorgen fra å tilby livsforlengende kreftbehandling til å søke kunnskap der den finnes om helbredende kreftbehandling.

Samtidig har siste nytt fra USA forsterket det jeg vil betegne som *amerikaniseringen* av norsk helsevesen - skjønt Kreftregisteret i det minste ennå ikke har våget å kopiere stuntet fra American Cancer Society. Hvis de da ikke legger statistikken om til å angi "overlevelse i fire år" før denne boken blir offentliggjort.

Kreftregisteret har derimot våget noe jeg tror er enda verre, sett fra en juridisk synsvinkel. Da jeg i den siste redigeringen foretok en litt dypere granskning av deres øvrige publikasjoner, ble det nemlig klart at å presentere villedende opplysninger ikke er begrenset til de nevnte statistikkene. I tillegg fremsetter Kreftregisteret i sin årbok også helt gale konklusjoner om fremgang i dødeligheten. Hvis det er sant som forskeren påsto, at de som arbeider med dette, er fullt klar over at de fører oss andre bak lyset, tar Kreftregisterets statistiker(e) her et langt skritt videre mot en handling jeg vil tro kan rammes av straffeloven. Statistikkene kan muligens forsvares med det som står skrevet "med liten skrift". Det jeg fant i årboken *Cancer in Norway 2010*, kapitlet "Trends in Incidents, Mortality and Survival of Cancer in Norway 1966–2010" (s.80), som er lagt ut på Kreftregisterets nettside, er det imidlertid umulig å bortforklare. I dette kapitlet konstateres en signifikant fremgang med hensyn til overlevelse av sykdommen, en fremgang som ikke har funnet sted. Forfatteren(e) benytter her de omtalte statistikkene for overlevelse etter fem år *som om de faktisk gir et sant bilde av endringene i overlevelse av sykdommen.*[44] Desinformasjonen spres gjennom årboken på en måte som ikke kan forsvares ved at det siktes til overlevelse etter fem år. Konklusjonene den fremlegger, strider mot det som faktisk er tilfellet: I utvetydige ordelag fastslår den at det har funnet sted en betydelig fremgang i dødeligheten for de fleste av de mest forekommende kreftformene, mens *faktum er at det ikke har vært noen signifikant fremgang i dødeligheten gjennom de siste femti årene.*

Det var først da jeg hadde gjort denne oppdagelsen og min beskjeftigelse med kreftstatistikkene var kommet til veis ende, at jeg begynte å ane hvorfor det i mer enn et tiår har vært mulig å komme frem til diametralt motsatte konklusjoner når det gjelder spørsmålet om mammografiscreening reduserer eller øker dødeligheten av brystkreft.

I og med at dette er i utkanten av mitt hovedfokus har jeg ikke hatt kapasitet til å granske de respektive studiene som er presentert, men i og med at Kreftregisteret både organiserer mammografiscreeningen og samtidig har en helt misvisende statistikk for overlevelse av brystkreft, ser jeg ikke bort fra at dette kan handle om en alvorlig feilkilde som i neste omgang leder til en annen og like alvorlig feil. Det vil ikke forbause meg om også Mæhlen og Zahl har hatt dette som utgangspunkt i sine studier av mammografiproblematikken.

I det perspektivet som ny forskning og kunnskap om naturlig helbredelse gir, har det omfattende tallmaterialet jeg har gjennomgått fra USA, EU, Tyskland og Norge, og som dekker en periode på femti år, gitt meg noen overraskelser. På bakgrunn av disse kjensgjerningene har jeg gjort opp følgende status:

- Utviklingen innenfor kreftforskning og -behandling i den vestlige verden de siste femti årene har ført til en betydelig forbedring i levetiden mellom diagnose- og dødstidspunktet.

137

- I samme tidsrom har det vært betydelig forbedring i overlevelsen for enkelte mindre utbredte kreftsykdommer.
- Moderne kreftforskning og -behandling har *ikke* ført til signifikant forbedring i overlevelsen av kreftsykdommene generelt betraktet de siste femti årene.
- Nye funn bekrefter kreftsykdommenes dynamiske karakter og at anslagsvis to av tre kreftsvulster går tilbake av seg selv ved selvhelbredelse.
- Kreftsykdommenes dynamikk leder til spørsmålet om dagens behandling, med enkelte unntak, gir statistisk bedre resultat enn ingen behandling. Denne tvilen skyldes kunnskap om sykdommens dynamiske natur og få funn av sykdommen i natursamfunn uten kreftsykehus. Likeledes kommer den til uttrykk ved at flere kreftpasienter enn tidligere søker livsstilsendringer og strategier som styrker immunforsvaret.
- Statistisk sett er det for fremskreden kreftsykdom så lav sannsynlighet for overlevelse ved autorisert kreftbehandling at å velge en behandlingsform som går ut på å styrke livsenergien og øke livskvaliteten istedenfor å fortsette en svært kostbar behandling som svekker livsenergi og livskvalitet, ikke medfører noen signifikant økt dødsrisiko. På den annen side synes ulike former av *naturlig kreftbehandling* å øke utsikten til overlevelse for de kreftpasientene som i dag betegnes som *terminale.*

Det siste punktet angår i dag flere titusen nordmenn, tilsvarende en middelstor norsk by. Noe reelt (lovlig) behandlingsalternativ for denne gruppen foreligger ikke i Norge og de fleste andre vestlige land. Hvis det på et tidspunkt blir mulig for alvorlig rammede kreftpasienter å velge en livsstyrkende og mulig helbredende behandling når autorisert behandling er mislykket og prognosene for overlevelse er minimale, er det avgjørende at de forskjellige involverte behandlere kan samarbeide.

Jeg har ikke funnet noen objektiv årsak til at et slikt samarbeid er ikke-eksisterende og isteden ser ut til å bli systematisk motarbeidet av "systemet". Derimot synes årsaken til dette å befinne seg innenfor området *subjektive særinteresser.*

Hvor langt vi i dag står fra et samarbeid, spesielt hva angår de terminale pasientenes overlevelsesmulighet, vises eksempler på i bokens epilog.

oOo

Det har vært en trist affære å være den som ved en tilfeldighet oppdaget det tilsynelatende store avviket mellom overlevelse av kreft i Norge og i Tyskland, og deretter årsaken til dette misforholdet.

I og med at jeg har nevnt den hjelpen jeg fikk til å finne ut av dette av Møller på Kreftregisteret, avslutter jeg dette kapitlet med mine inntrykk etter en telefon- og e-postdialog med Møller høsten 2010.

Overfor meg var Møller genuint hjelpsom, og han virket i utgangspunktet troverdig da han ikke forsto hva forskjellen mellom Tyskland og Norge besto i. Uansett vil jeg ikke formidle karakteristikker, og det siste jeg vil risikere, er å ramme enkeltpersoner som har gjort feil fordi de selv er ofre for en innarbeidet systemfeil. Det er de som vet hva som gjøres av feil, og har beslutningsmakt til å endre forholdene, jeg vil komme i dialog med – ikke for å kritisere, men for å oppnå endringer. Dersom Møller har slik makt, tror jeg at en dialog i forbindelse med bokutgivelsen kan lede til endring.

Jeg har lest en bred omtale av Møllers doktorgrad, hvor han ikke synes å forholde seg ukritisk til Kreftregisterets lange tradisjon med falske påstander om stor fremgang i kreftbehandlingen når det gjelder overlevelse. Hovedoppslaget i omtalen av doktorgraden indikerer at Møller personlig står for den motsatte holdningen, det vil si at han forholder seg til de sanne tallene for overlevelse av kreft og fremlegger et usminket bilde av tingenes tilstand. Dette fremgår av Møllers konklusjon, som består i en prognose hvor økningen i antall krefttilfeller fra 1997 til 2020 (23 år) er beregnet til å bli i underkant av 40 %. I og med at vi har fasiten bakover fra 1997 til 1958 (39 år), hvor vi har hatt en økning på 60 %, ser vi en fremtidig fremdeles svakt, stigende kurve mot en ikke altfor fjern fremtid hvor kreftsykdommene kan vise seg å bli en enda større trussel for vår sivilisasjons overlevelse enn klimaendringene. Sett fra realistens ståsted gjør nettopp stigningen i kurven en slik frykt berettiget. Selv om stigningen er svak, må man ta i betraktning det allerede høye nivået av dødelighet i utgangspunktet. Gitt dessuten at prognosen for sykdommens

139

dødelighet ikke viser signifikant bedring, er det etter mitt syn like naivt[45] å tro at vår kreftforskning en eller annen gang, i våre barns fremtid, vil løse dette problemet som å anta at den teknologiske utviklingen vil stanse oppvarmingen av vår atmosfære.

Denne kjensgjerningen gjør at Møller og jeg sannsynligvis fullt ut deler synet på det akutte behovet for å utvikle et tilbud med helbredende kreftbehandling.

Neste kapittel inneholder en del betraktninger knyttet til etikk og økonomi, som alt i alt har gitt meg et nytt og mye mer negativt syn på vår verden og organiseringen av samfunnet enn jeg hadde da jeg begynte på dette arbeidet. Jeg trodde jeg hadde allsidig livserfaring, også innenfor næringsliv og finans. Imidlertid har det vist seg at den ikke var allsidig nok, og at jeg også har hatt en altfor naiv tro på at helsevesenet var et unntak i en ellers penge- og maktstyrt sivilisasjon – i det minste i ytre og materiell forstand.

I kapitlet «Etikk og økonomi» vil jeg gå videre i å utdype disse refleksjonene, noe som vel egentlig røper en fortsatt naiv tro på at en eller annen gang, i en for mennesket viktig sammenheng, kommer det avgjørende vendepunktet: At vi i Norge viser vi mener alvor med at menneskerettighetene – blant annet retten til den best tilgjengelige behandlingen for helseskader – går foran alle andre hensyn.

oOo

For ordens skyld: Som også nevnt tidligere har Kreftregisteret muligens juridisk sett sitt på det tørre slik selve teksten under «Overlevelse»-statistikkene er formet. I den siterte årboken, har de derimot overført den forståelsen jeg påviser at de aller fleste har, slik at dette også i juridisk forstand er å føre befolkning og bevilgende myndigheter helt til topps – bak lyset.

Kjernen i denne saken, er det ansvar Kreftregisteret har for i gi oss sann informasjon. Så når de ser at tilnærmet alle får et falsk bilde av vår kreftomsorg, så er det de og ingen andre – som jeg – som har ansvaret for å endre teksten eller fremvise en statistikk over hvor mange som faktisk overlever kreftsykdom.

14. Eksperimentet V

At det var oppstått et tredje alternativt var egentlig en helt forutsigbar følge av at dette var et eksperiment som hadde falt så uheldig ut i forsøk på mus at Avastin ikke var blitt noen behandling for mennesker *å ta alene, uten cellegift.*

Wenche Gustafson og jeg satt nå å forsøkte og rekapitulere. I forrige møte, etter at hun hadde avblåst behandlingen, var vi begge svært fornøyde med å konstatere at Avastin-kuren ikke hadde noen effekt på svulstens størrelse. Jeg hadde pustet lettet ut, og hadde opplevd sommeren som en eneste lang og befriende utpust. En lykke det ikke var vanskelig å dele med E. Nå hadde hun endelig fått bevis nok for at mine valg hadde vært riktig. Basert på det vi hadde fått opplyst av fagutdannet kreftspesialist, var vår konklusjon at svulsten definitivt kunne betegnes en *forhenværende* kreftsvulst.

I den grad noe kan være riktig og galt på samme tid så var denne konklusjonen det. Det riktige var at svulsten i utgangspunktet var ufarlig før behandlingen og at Avastin derfor ikke hadde noen mulighet til å krympe den. Det gale var at noen ikke hadde tatt i betraktning, eller latt være å opplyse meg om, det tredje alternativet til de to mulige utfallene av behandlingene som jeg ble forelagt på forhånd.

Det tredje alternativet fikk jeg på et senere tidspunkt kjennskap til gjennom skjebnens uransakelige veier. At jeg på et tidspunkt skulle bli minst like oppdatert på de mulige bivirkningene på Avastin som de forskerne som har godkjent Avastin for bruk på norske pasienter har som jobb å sette seg inn i, skyldtes at jeg fikk føle dem på kroppen. Jeg hadde aldri hatt ambisjoner om noen karriere innenfor den mer dagsaktuelle litteraturen, og det var først etter at jeg fikk vite hvorfor eksperimentet som jeg ble utsatt for, gikk galt at jeg nærmet meg det som betegnes oppsøkende eller gravende journalistikk.

Da vi gjennomgikk den bedrøvelige meldingen fra røntgenlegen på Rikshospitalet, var altså behandlingens bivirkning ennå ikke kjent for oss, bortsett fra at jeg satt der som et levende eksempel - så vidt levende, skulle det snart vise seg - og vi var nok fra hver vår side av bordet, på hver vår side av den taust talende utskriften fra nukleærmedisinsk avdeling på Rikshospitalet, like grunnleggende forvirret og uforstående, og ikke minst sjokkerte, over det vi nå sto overfor.

En slik eksplosjonsartet økning i kreftaktiviteten som mine fordøyelsessymptomer vitnet om hadde både Gustafson og kirurgen med trusselbrevet avskrevet som mulig alternativ for en langsomt voksende kreftsvulst som det var åpenbart at jeg hadde hatt: En svulst som Are Thoresen dessuten hadde fått til helt å stanse opp, og som senere hadde vist tydelige kliniske og andre observerbare tegn til å ha begynt sin tilbaketrekning og omdanning til bindevev. Det eneste vi der og da forsøksvis kunne konkludere med var at nå var det "noe" som hadde fått de avvæpnede og ufarlige kreftcellene som den første PET CT-en hadde vist bilder av, til å forvandle seg til en kreftcellekultur med en aggressivitet som det aldri tidligere hadde vært noen symptomer på eller spor etter.

Påtre måneder hadde en ny og langt mer aggresiv kreftkultur vokst fra noen få ufarlige kreftceller til det som viste seg på MR å være en livstruende innvekst i nabostrukturer.[46]

Jeg dro hjem like klok – eller dum – det vil si; jeg dro ikke rett hjem heller, men tok turen om Sandefjord i håp om å rekke å treffe Are Thoresen før han var ferdig med dagens siste pasient.

Jeg tenkte mye på denne drøye halvtimen. For første gang i min omgang med sykehus, leger og deres overordnede følte jeg sinne. Det utrolige, absurde i situasjonen begynte å demre for meg: At noen gjorde så store anstrengelser for å behandle en frisk pasient - i det minste så frisk som det er mulig å være uten å ha fjernet svulsten - mot sin vilje. Og ...

... Resten er det hensiktsløst å referere, da jeg i mitt sinne også delte ut både karakteristikker og hypoteser som må ha forankring i bevis eller innrømmelser for å gjentas i full offentlighet. Det gjenstod to vesentlige fakta:

- At jeg brått havnet i grenseland til den gruppen kreftpasienter som betegnes *terminale,* det vil si døende, og
- årsaken til at jeg etter denne bedrøvelige utviklingen *ikke* døde av sykdommen.

Sykehuset hadde ingenting å tilby for å hindre at jeg døde, ikke fordi de ikke ville, men fordi de ikke kunne. Are Thoresen hadde derimot en helbredende behandlingsmetode å tilby - da jeg nådde frem til praksisen hans idet han var på vei mot bilen etter endt arbeidsdag.

oOo

Om jeg ikke er interessert i å gå i dybden med hensyn til motiver bak Avastin-behandlingen fordyper jeg meg gjerne i det generelle bakteppet. Dette engasjementet kulminerte i et møte med en forskningsleder på Radiumhospitalet mer enn et år senere. Nok en gang er den tematiske forbindelsen mer vesentlig enn kronologien. Det åpnet for innsyn i en maktpyramide som har bestått i mer enn hundre år - med kreftpasientene på bunnen, utrygt plantet i jorden, halvparten til enhver tid på vei mot jord og den andre halvparten på vei til å unnslippe pyramiden. Høyt opp, nær toppen, befinner kreftforskerne seg.

Min agenda for møtet var å få vite mer om resultatet av at den laboratorieforskningen som var utført av Sergio Manzetti nylig var gransket av to av Radiumhospitalets egne forskere. Dette hadde skjedd etter initiativ fra avtroppende direktør, Jan Vincent Johannessen.

Johannessen hadde sine informasjoner om denne forskningen fra undervisningsleder Moya Berli, som i sin tur hadde sin informasjon fra meg. Selv hadde jeg på en av mine utflukter oppover i pyramiden fått et «tips» om at Berli er en av de som har aller mest kunnskap om hva som skjer innen internasjonal kreftforskning og hun var av «tipseren» vurdert å ha et åpent syn på forskning utenfor de autoriserte «systemene». En telefonsamtale, en sammenfatning på e-post og et møte senere bekreftet at vurderingen av Berli var riktig.

Forsøkene var beskrevet av Manzetti, og Hospitalets forskere hadde nå bekreftet forsøksresultatene på en måte som også indirekte bekreftet Thoresens hypotese og akupunktursmetoden.

143

Sensasjonen over den vitenskapelige bekreftelsen på *hvorfor, hvordan* og dermed også bekreftelsen på *at* akupunkturmetoden har effekt på kreftsykdom uteble. Isteden førte det at jeg hadde sluppet igjennom til Johannesen med informasjonen, og Johannesens reaksjon på informasjonen, til en del oppstandelse internt. Dette var jeg klar over før møtet og det som er verd å nevne om dette er at Moya Berli, som gjerne ville treffe meg hjemme når hun begynte ferien sin for å gå dypere inn i dette, meldte at hun dessverre var pålagt *ikke* å engasjere seg i saker som dette og derfor heller ikke kunne treffe meg privat.

Jeg var med andre ord forberedt på en utfordrende samtale med forskningslederen som jeg antar pliktskyldigst hadde måttet utføre Johannesens ordre, men som langt fra hadde vært imøtekommende overfor meg på mine forsøk på å oppnå dialog på telefon eller e-post.

Noe jeg ikke var forberedt på var at forskningslederen startet møtet med å degradere meg fra samtalepartner angående Are Thoresen behandlingsmetode til pasient – altså dyttet ned fra nestentoppen av pyramiden til en som for ikke lenge siden hadde vært på mot jorden – bokstavelig talt. Min spontane tanke om dette var at han dermed lettere kunne unngå å forholde seg til det jeg via hans sekretær hadde bedt om møte for å snakke om. Dette skapte også en skjevhet i relasjonen jeg ikke var forberedt på. Skjevheten ble ekstra stor når han i tillegg til å opptre som min lege, som han aldri hadde vært eller kom til å bli, også var forsker, til og med leder for en egen forskningsavdeling. Dette gjorde meg så liten at jeg nesten ikke var tilstede lenger. Bortskjemt som jeg var, etter nylig å ha opplevd en motsatt prosess under ledelse av Øivind Kavlie, gjorde dette til en ekstra ubehagelig erfaring.

Ambisjonen min, den som hadde ført til at jeg et øyeblikk hadde hatt en tå innenfor dørsprekken til Radiumhospitalets forskningslaboratorier, var så ambisiøs som å prøve og oppnå en eller annen form for samarbeid mellom Thoresen/Manzetti og forskningsmiljøer i Norge - hvor peptidforskning er et hovedtema, men hvor resultatene i forhold til innsats/økonomi etter det jeg har forstått ligger langt mer enn hestehoder bak de resultatene som Manzetti/Thoresen har oppnådd med minimale økonomiske ressurser.

Jeg kom bare til den aller første setningen som jeg hadde forberedt, den om hvordan akupunkturbehandlingen for tredje gang

144

hadde stanset kreftutvikling ... osv. før tåen min ble sparket ut igjen og dørsprekken lukket seg med følgende setning:

«Du er blitt behandlet av oss med Avastin, ikke sant?»

Vel, - denne ut av det blå overraskende og irrelevante kommentaren til mitt innspill ble i mitt hode den nyttigste informasjonen jeg så langt hadde fått av noen fra Hospitalet, inklusive kirurgen på kontoret til Kavlie.

Replikken var selvfølgelig ikke irrelevant for forskningslederen, i og med at han serverte den. Muligens trodde han dette var selve trumfkortet: avvæpningen av pasienten som ikke hadde oppført seg som *umælende kreatur*[47] men opponert høylytt mot systemet. Og det ble det faktisk: En avvæpning som medførte at jeg mentalt trakk både tåen og hele meg slukøret ut av dørsprekken og tok Helseekspressen tilbake dit jeg ofte hadde hatt mye å feire, men hvor jeg idag, ettersom sykehuset ikke hadde villet gi slipp på meg som pasient, også hadde fått nye sår å slikke.

Denne dagen like oppunder jul, hvilket som helst år av de siste hundre, handlet det om å blande meg en stor og sterk førjulsgløgg å drukne skuffelsen med - i og med at jeg verken kunne snakke om det som var skjedd eller skrive noe om hva jeg egentlig tenkte om det jeg denne formiddagen hadde blitt innviet i.

15. Etikk og økonomi i kreftbehandlingen

Fortsettes fra hovedboken

Dette kapitlet innledes med forlengelsen av møtet med mikrobiolog Sergio Manzetti (i hovedboken). Han ringte meg nemlig et par dager senere, og spør om jeg har hørt om prisoppgangen på Algeta aksjer på Oslo Børs. Jeg ante ikke hva Algeta var, og trodde Manzetti var den siste som fulgte med på børsen. Det viste seg da også at det ikke var der han hadde fått kjennskap til dette, men i det helt ordinære nyhetsbildet 6. juni 2011.

Mens han forteller, demrer det for meg at Algeta er kilden til en av de siste nyhetene om en kommende kreftmedisin på markedet. Første gang var de i mediebildet i tiden like før jeg begynte arbeidet med boken. Den gang var det en samarbeidsavtale med medisingiganten Bayer som hadde sendt aksjekursen til værs.

To dager etter at Manzetti hadde ringt meg om dette, rapporterte økonominyhetene på TV2 at aksjekursen nå var tretti ganger høyere enn den var for to år siden. Denne gangen skyldtes dette akselererende finanseventyret opplysningen om at utprøvingen av Algetas medisin Alpharadin viste cirka 7 % forlenget levetid for prostatakreftpasienter med spredning. Dette innebar en forventet generell økning av prostatakreftmarkedet i samme størrelsesorden, nemlig cirka 7 % ettersom de prostatakreftrammede da ville forbruke i snitt 7 % mer medisin. Det var akkurat dette nyheten handlet om, og den ble slått opp som en kjempenyhet, hvilket det muligens var innenfor finansverdenen. I hvert fall for dem som eide A-aksjer og fikk dem markedsført på denne måten. Om det mottas som en kjempenyhet av de prostatakreftrammede, som om et par år når Alpharadin kommer på markedet, kan håpe på en gjennomsnittlig forlenget levetid på 3 uker, er derimot tvilsomt.

146

For fellesskapet og de vestlige landenes statsfinanser, de som skal dekke kostnadene for medisinen, er dette dårlig nytt. Det er nemlig ikke tale om småbeløp Algeta regner med å kunne fakturere Vestens sykehus. Selskapet beregner de tre ukenes lengre levetid til å koste helsevesenet 35 000 dollar pr. kreftpasient. Markedet som Algeta/Bayer dekker, består av de rundt 100 000 menn under sykehusbehandling som hvert år dør av prostatakreft. Forutsatt at legene mener de tre ekstra ukenes levetid er verdt 35 000 dollar, vil den nye medisinen årlig koste samfunnet mer enn 20 milliarder kroner.

Algetas andel av den kalkulerte fortjenesten er beregnet til 15 milliarder kroner totalt i den tiden de har patentbeskyttelse. Jeg vil tro den store aktøren i dette kompaniskapet, Bayer, får en adskillig større profitt. Alle disse milliardene er den *overprisen* som er innkalkulert av Algeta og Bayer, og som de på forhånd kan beregne seg fordi de er beskyttet av det monopolet som oppstår blant annet fordi medisinen patenteres av private og ikke offentlige markedsaktører.

I bøkene har jeg beskrevet en behandlingsmetode som på en enkel og rimelig måte vil kunne *helbrede* en betydelig andel av de 100 000 prostatakreftrammede. Riktignok er laboratorieforskningen som er presentert i møtet med Manzetti gjort med utgangspunkt i aggressiv brystkreft, men i klinisk praksis har akupunkturmetoden vist seg å mobilisere et forsvar mot de fleste kreftformene, inklusive prostatakreft.

Før møtet hadde jeg utelukkende tolket det norske fagmiljøets sterke motstand mot Thoresen som et utslag av personlige konkurranse- og prestisjefaktorer. Etter møtet med Manzetti inklusive hans telefon om Algeta-aksjene hadde jeg en ny og langt mer dramatisk situasjon å forholde meg til: at den industrien som i dag produserer kreftmedisinen, eksempelvis de forventningsfulle eierne av Algeta- aksjer, ville blitt sørgelig skuffet dersom noen – uansett hvem – lanserer en *livreddende* kreftmedisin. Da ville Algeta-aksjene stupt mot null, og selv Bayers styrerom ville nok begynt å knake i sammenføyningene.

oOo

147

Så langt om det økonomiske aspektet, som det ikke tok lang tid før jeg ble oppmerksom på hadde mange spesielle sammenkoblinger med hvordan etikken brukes og misbrukes i kreftomsorgen.

På en måte har jeg gått baklengs inn i problemstillingen, ved først å ha presentert svaret på mange av de spørsmålene jeg for lengst har stilt angående en nærmest overtydelig misbruk av etikken - som en slags våpen mot all annen kreftbehandling enn den autoriserte:

Det som fremsto som det klart viktigste spørsmålet er hvordan det kan ha seg at det på et tidspunkt, tidlig på nittenhundretallet, ble allment utbredt å bedømme det som etisk forkastelig hvis uautoriserte helsearbeidere tilbød hjelp til kreftsyke mennesker.

Og: ikke bare forkastelig, men *forbrytersk* - i en slik grad at det kunne, og kan, utløse årelang fengselsstraff?

Et viktig redskap for å opprette og vedlikeholde en slik behandling av konkurrenter er det tilsynelatende etisk motiverte begrepet "falske forhåpninger". Det har ryddet veien for behandlingsmonopolets iboende tendens til grunnleggende stagnasjon. Innovasjonene som fortløpende kamuflerer stagnasjonen ved å tilføre noe tilsynelatende nytt, er i virkeligheten mer av det samme: Nye varianter av *livsforlengende* kreftmedisin – ingen helbredende.

Før noen rekker å protestere vil jeg tilføye at det finnes genuint helbredende kreftbehandling, men i det store bildet er dette unntak som bekrefter regelen og som i type og kategori er et sikkert indisium på at kreftmarkedet er strengt regulert av de som i lengre tid har eiet det. Det er nemlig kategorien helbredende medisin for så lite utbredte kreftformer at det ikke gir utslag i form av å redusere markedet som er sluppet gjennom «sensuren» og inn til de tallmessig få kreftpasientene som tilbys *ekte* helbredende medisin. «Ekte» i betydningen at de er de eneste som i større uavhengige studier viser signifikant helbredende effekt over lengre tid enn fem år – der «statistikken som sannhetsvitne» viser at kreftmarkedet øker gjennom betydelige forbedringer i levetid, men altså ingen signifikant hjelp til at sykdommen ikke får dødelig utgang.

Hvilke medisiner og hvilke kreftformer de helbreder vil jeg av respekt for faget overlate til onkologer og kreftforskere å beskrive, og i den anledning vil jeg samtidig be om at de som daglig arbeider for å redde dødssyke pasienter krever at det etableres uavhengig forskning i den retningen og innenfor det området hvor kreftens gåte befinner seg.

Bak beskyldningene om at alle andre som mener å kunne hjelpe kreftpasienter gir dem falske forhåpninger, ligger det en paternalistisk holdning og pompøs forhåndsdom: De som har definisjonsmakten foregir *med sikkerhet* å *vite* at ingen andre er eller vil bli i stand til å hjelpe kreftpasientene. Dersom noen andre helsearbeidere hevder å kunne hjelpe kreftpasienter, blir de på bakgrunn av en *forhåndsdom* - en praksis som i seg selv strider på det sterkeste mot våre juridiske grunnprinsipper - likefullt kategorisert av vårt rettsvesen som kriminelle.

Grunnprinsippet for naturvitenskapelig forskning er opprinnelig fremsatt av vitenskapsteoretikeren Karl Popper og beskrevet i hovedbokens kapittel om møtet med Sergio Manzetti. En hypotese om at ingen andre enn *jeg/vi* kan hjelpe kreftpasienter – uten at denne påstanden på alle kjente måter er forsøkt falsifisert – antivitenskapelig i sitt vesen. Den står da også nærmere et fagfelt som ikke sikter mot vitenskapelige resultater, men mot størst mulig fortjeneste. Dersom en vitenskapelig holdning hadde hatt føringen, ville det blitt lagt størst vekt på å undersøke om hypotesen er riktig, det vil si at det ville søkes å finnes andre forskningsveier, slik eksempelvis Are Thoresen og Sergio Manzetti har gjort.

Gjennom arbeidet med bøkene har jeg fått forståelsen av at medisinsk forskning er usedvanlig møysommelige prosesser. Det må den jo også være når det koster i størrelsesorden ti milliarder kroner å utvikle hver ny kreftmedisin. Slik situasjonen er i dag, har de få transnasjonale selskapene som bestemmer hvilke kreftmedisiner som skal utvikles, et fullstendig monopolnår de utvikler hver sine forskjellige legemidler, og er de eneste som har tilstrekkelig med økonomiske ressurser til dette arbeidet. De har hver sine patenter, en "ordning" som ytterligere befester aktørenes posisjoner og sikrer det perfekt kamuflerte *kartell*.

Et kartell oppstår når flere selskaper samarbeider om prissetting (med mere), og *monopolet* oppstår når noen, i dette tilfellet de selskapene som har dannet kartellet, stenger andre aktører ute fra markedet. Dermed skapes det *tilnærmet fullkomne* (slik vi kan

149

bedømme det utenfra) eller *det fullkomne* (slik eierne innenfra har tilstrebet og kan bedømme det) *kartell*.

Det tilnærmet fullkomne eller fullkomne kartell er sammen med korrupsjon den største fienden fra næringslivssektoren mot opprettholdelsen av de demokratiske samfunn som vi har etablert. De er den beste venn og varemerket på de totalitære samfunn som verdenssamfunnet streber etter å reformere – enten de kaller seg sosialistiske eller kapitalistiske.

At det har blitt slik, skyldes antakelig den amerikanske formen for demokrati, hvor mangelen på offentlig helsevesen med nødvendighet har overlatt medisinproduksjonen til private, og hvor patentordningen er måten de forsvarer sine investeringer på i næringslivsjungelens kamp om fortjenesten. Det har blitt slik i de europeiske landene også og deretter i mange land i de tre resterende verdensdelene - på grunn av amerikansk innflytelse og hvor Europa er det amerikanske systemets forlengede arm i rekrutteringen av den hovedsakelig[48] pengestyrte medisindistribusjonen.

I Europa er mye for lengst lagt til rette for det jeg ovenfor betegnet som utopisk. Altså tok jeg der feil og vil likevel fortsette den optimistiske refleksjonen om at nasjonenes helsevesen selv kunne ha samarbeidet om å fremstille medisinene, uten tanke på å utkonkurrere hverandre. I et slikt samarbeid vil "de andres" suksess kunne bli alles gevinst.

Slik det nå engang har blitt, ser jeg for meg at det er i de demokratiske landene, hvor menneskerettighetene står sterkest og dermed også omsorgen for innbyggernes helse – slik som i Skandinavia – at forutsetningene er best for å ta opp konkurransen med dem som har fortjenesten som hovedmotivasjon. I en særstilling befinner Norge seg, med ryggdekning i et oljefond, som enkelt kan omdisponere sine midler slik at vi kan forske på helbredende medisiner og behandlingsmetoder uten å være redd for å tape på at markedet skrumper sammen med svulstene. Da vil nemlig utgiftene på helsebudsjettet krympes tilsvarende.

oOo

Dersom vår kreftomsorg primært hadde vært medisinvitenskapelig motivert og forholdt seg slik den anerkjente vitenskapsteorien forutsetter, ville Thoresens kliniske resultater allerede for minst ti år siden blitt møtt med medisinsk nysgjerrighet og fulgt opp med grundige vitenskapelige undersøkelser istedenfor først å bli forsøkt tiet i hjel – uten at behandlingsmetodens effekt ble undersøkt – og deretter, når det i 2013 nærmet seg en slik undersøkelse, bli aktivt motarbeidet.

Hva som hendte i det siste tilfellet, belyses i bokens epilog, hvor det refereres en rekke usedvanlige hendelser i forbindelse med at en student ved Høgskolen i Telemark som hovedelement i sin mastergradsoppgave la opp til å gjennomføre en vitenskapelig studie av hvilken effekt Thoresens behandlingsmetode har på hunder.

En god illustrasjon på noen av de kollektivt innarbeidede fordommene knyttet til kreftproblematikken er det som skjedde da Manzetti sendte filene med sitt forskningsmateriale til en kollega han hadde studert sammen med, og som nå befant seg *innenfor* Radiumhospitalets høye forskningsmurer. Dagen etter kom svaret:

Vi vet jo at akupunktur ikke har noen innvirkning på kreftsykdom, så dette har vi ikke tid til å se på.

Istedenfor å gå videre inn i jungelen av uvitenskapelige eller antivitenskapelige fordommer og utsagn fremmet av personer som hevder at de representere Vitenskapeligheten selv (som om de kjempet med Gud på deres side), vil jeg dvele litt ved den følgende påstanden, nemlig at alle andre enn autoriserte medisinere (Guds utvalgte) som forsøker å gå inn på kreftbehandlingsmarkedet, gir pasientene falske forhåpninger. Denne formen for bekjempelse av konkurrentene til deres eget monopol er spesielt graverende når det handler om kreftpasienter som sykehusene ikke lenger har annet enn smertelindring å tilby – før døden.

Falske forhåpninger er et begrep som i første omgang ser ut til å være noe negativt, i denne sammenhengen noe forkastelig, men som språklig sett er en selvmotsigelse. Falske forhåpninger finnes ikke. Enten har pasienten forhåpninger – eller ikke.

Det er imidlertid ikke tvil om at *noen* har søkt å beskrive *noe* som så umoralsk at det burde være forbudt. Uansett om hensikten har vært å beskytte monopolet har dette vært resultatet når lovgiverne i tillit til at den medisinske vurderingen er vitenskapelig underbygget,

151

har nedlagt forbud for en helt uensartet gruppe helsearbeidere å hjelpe de *terminale* kreftpasientene. De som en gang for lenge siden lanserte påstanden om at ingen andre enn kreftavdelingene på sykehus kan hjelpe kreftpasientene sto overfor et problem *når de måtte vedgå at de selv ikke kunne hjelpe halvparten av pasientene.* Da var forhåndsdommen i setningen ovenfor en nødvendighet for de som står i dette som en part i en konkurransesituasjon. Og det lyktes dem å få et velutdannet helsevesen, rettsvesen, politikere og lovgivere til først å godta at falske forhåpninger finnes, og dernest - uten at det er fremlagt noen vitenskapelig dokumentasjon for det - også oppnådd at tilnærmet alle andre borgere, inklusive lovgiverne, har trodd at dette var et faktum.[49]

Det de fleste av oss i generasjoner har trodd på, er paradoksalt nok blitt sterkest befestet gjennom det forløpet av sykdommen hvor det burde vært tydeligst at autorisert behandling ikke er alene om å kunne hjelpe kreftpasientene, nemlig i den fasen hvor legene forteller pasientene (og andre) at de selv ikke kan hjelpe, og derfor betegner dem som *terminale,* som døende. Denne siste informasjonen til pasientene om at de vil komme til å dø, er både medisinfaglig uriktig og uetisk – og en indirekte innrømmelse av at de egentlig *aldri* har hjulpet pasienten med selve sykdommen (i og med at det fastslås at de kommer til å dø av den). Som en tilleggsinnrømmelse[50] legges det så ekstra autoritet bak påstanden om at pasienten er døende ved en ny påstand om pasientenes restlevetid.

At påstanden er medisinfaglig feil skyldes manglende medisinsk kunnskap om alle de som overlever denne avsluttende diagnosen, hva som er årsaken til at de overlever. På dette feltet har sannsynligvis en lekmann som meg tilegnet meg mer medisinsk kunnskap enn flertallet og uteksaminerte onkologer – fordi det verken forskes eller undervises i det *som på flere måter motbeviser mye av det andre de undervises i,* bl.a. de seiglivede dogmene ovenfor og som har gjort det nødvendig å kamuflere medisinske realiteter som systematisk helbredelse av terminal kref. Jf. Lothar Hirnreises forskning i kapitlet om naturlig kreftbehandling og anekdotiske helbredelser og ikke minst: Are Thoresens helbredelsesmetode og Sergio Manzettis medisinske beskrivelse av den i et mikrobiologisk perspektiv.

Å miste håpet innebærer det motsatte av placebo. *Nocebo* er en psykisk påført helsenedbrytende impuls. Å påføre andre nocebo er uetisk og er etter det jeg kan forstå, en tilnærmet uunngåelig konsekvens av at en lege med den autoriteten stillingen innebærer, påstår at pasienten ikke kan bli frisk *fordi den samme legen ikke er i stand til å hjelpe pasienten med å bli frisk.*

Lothar Hirnreises forskning (jf. note 76) er i hovedsak en omfangsrik dokumentasjon på at det er mye annet og mange andre som kan hjelpe og beviselig har hjulpet et stort antall pasienter som har fått sin dødsdom av sykehusleger.[51] Det er statistisk sett en stor andel av de få pasientene som har motstått den nocebo det innebærer å få beskjed om sin snarlige død, som har opprettholdt *ekte forhåpninger,* vist ansvar for sin livssituasjon og tatt egne initiativ for å bli frisk igjen – og har overlevd!

oOo

At nærmest en hel verden har godtatt dogmet om falske forhåpninger og måten dette i medisin, etikk, juss og i siste instans også økonomi har vært praktisert på, gjør at jeg forestiller meg dette dogmet som det kanskje mest vellykkede eksemplet på kollektiv *hjernevask* som vi kan finne og også bør kunne enes om dersom vi foretar en vitenskapelig granskning av dogmet sett fra et historisk og sosiologisk perspektiv.

At jeg nå også trekker inn fagene sosiologi og historie inkludert samtidshistorie, skyldes at problematikken som er knyttet til kreftsykdommene, behøver et utvidet perspektiv for å kunne finne en god løsning for fremtidens og helst også samtidens kreftpasienter.

Årsaken til at jeg benytter begrepet hjernevask, er min egen følelse av å ha vært utsatt for det selv. Før jeg begynte på dette bokprosjektet, trodde jeg at medisin var et så viktig anliggende at det bak den medisinske utviklingen i vårt vestlige helsevesen sto offentlige og nøytrale, faglige drivkrefter. Faktum er at de fleste medikamentene vi kjøper, er resultatet av oppdragsforskning på bestilling av noen få av verdens største kjemiske industrikonserner. Jeg trodde det var vi – ved våre valgte ledere – som bestilte de legemidlene vi har mest bruk for å utvikle. Nå har jeg lært at det er omvendt: at det er vi – ved de medisinske fagmiljøene og det offentlige – som er tjenere for rent privatøkonomiske interesser.[52]

153

Hvordan det har lykkes industrien å snu dette forholdet på hodet, mens de fleste av oss ikke engang er klar over at det har skjedd, eller har akseptert det på linje med naturlovene, skyldes et fag som står omtrent så fjernt fra legekunsten man kan komme, nemlig *markedsføring*. Dette er ikke markedsføring slik vi alminnelige forbrukere kjenner den fra dagliglivet. Det er markedsføring rettet mot to fagprofesjoner: den medisinske og den juridiske. Videre er den rettet mot nasjonalstatene ved deres embetsmenn, politikere, departementer og regjeringer. Hensikten med markedsføringen var og er fortsatt, ifølge dem jeg har snakket med, og som har unngått å bli fanget av den, å etablere sugerør inn i nasjonalstatenes statskasser.

Dette er en type markedsføring vi ikke ville ha godtatt hvis vi hadde vært klar over den og dens endelige mål. Mange har sikkert hørt om en amerikansk markedsføringsteknikk som består i at forlokkende produktbilder blir satt inn i reklamesnutter eller i selve TV-programmet, i så korte øyeblikk at vår bevisste sansning ikke registrerer dem. Likevel blir de sett og påvirker oss ubevisst.[53]

Markedsføringen jeg sikter til, er noe helt annet, men har til felles med den omtalte amerikanske TV-reklamen at den påvirker oss uten at vi er klar over det eller vet hvordan. Av denne grunn burde den være forbudt. Det store paradokset når det gjelder skjult markedsføring, er imidlertid: *Hvordan forby noe som foregår bak vår rygg?*

I lenken under note 76 vises en rekke eksempler på hvordan bevisstheten påvirkes gjennom TV-bilder som enten har godt skjulte budskap eller er eksponert i så korte tidsrom at vår våkne bevissthet ikke ser dem, mens de likevel påvirker vårt handlemønster såpass sterkt at dette er en lønnsom strategi.

Det konkrete eksemplet jeg vil beskrive er allerede beskrevet i forrige kapittel som bevisst manipulasjon av statistikk. En teknikk som også er utviklet i USA, spesielt for kreftindustrien og allerede for mange tiår siden adoptert av Kreftregisteret, som selv om de ikke har produkter å selge har sin egen og andre norske kreftforskeres eksistensberettigelse innenfor medisin å forsvare.

Det har lykkes markedsføringen å få oss til å tro på de industrielle medikamentene og at de stadig blir bedre, mens den først og fremst tjener produsentene ved å utvide markedet for medisinene, øke fortjenesten og feilaktig lokke med større mulighet for overlevelse. Enkelttilfeller av varig helbredelse trekkes frem i media med umiddelbar massivt press for nye bevilgninger, mens for de fleste medikamentenes vedkommende handler det om forlenget restlevetid og dermed økt forbruk av de dyreste medisinene.

Er dette bare toppen av isfjellet? Beror markedsføringen på en kjølig beregning og manipulasjon som er skjult under overflaten, og som kan ligge til grunn for flere former for avansert markedsføring vi ennå ikke har oppdaget? Det var selvfølgelig ikke meningen at ovennevnte manipulasjon av TV- og filmbildene skulle bli avslørt. Det hadde nok heller ikke blitt oppdaget dersom ingen av dem som hadde en finger med i dette, valgte seg et mer aktverdig yrke og lekket opplysningene via kritisk journalistikk.

Muligheten er til stede for at andre markedsførere, eksempelvis med oppdrag for kreftindustrien, har vært flinkere med hemmeligholdelsen, slik at verken leger, pasienter, pårørende, kreftforskere, helsebyråkrater, politikere, journalister eller de bredere lagene av befolkningen har oppdaget at i motsetning til å ville hjelpe de kreftrammede er kreftindustriens egentlige målsetning det motsatte, nemlig å øke markedet og gjennomstrømningen i de "sugerørene" eller pipelines de har boret inn i statskassene til nasjoner med et offentlig helsevesen.[54]
Min hypotese er at de europeiske landene har blitt tatt på sengen ved å få overført konklusjoner som bare tilsynelatende har vært resultater av faglig forsvarlige og demokratiske prosesser i USA, men som i virkeligheten er resultat av prosesser vi i Skandinavia og Norge er lite kjent med og sannsynligvis heller ikke ville godtatt fra våre valgte beslutningstakeres side.

Det finnes en lang rekke eksempler i USA på samrøret mellom privatøkonomiske interesser og private interesseorganisasjoner på den ene side og offentlig forvaltning og politikk på den annen. Å dokumentere denne påstanden kan best gjøres ved å vise til *Sicko*, den prisbelønte filmen med dokumentarfilmskaper Michael Moores uimotsagte påstander om USAs helsevesen. Her ser vi en lang rekke av de mest innflytelsesrike politikerne, både på demokratisk og republikansk side, defilere forbi kamera påsatt en prislapp hvor det står hvor mye de får utbetalt på toppen av sin ordinære lønn i form av en

155

bonus fra medisinindustrien. I Norge ville dette bli bedømt som korrupsjon, mens det i USA er en akseptert del av politikernes korridorpolitikk, en del av en innarbeidet (u)kultur som gir de største økonomiske aktørene større faglig, administrativ og politisk innflytelse enn i noe annet demokratisk land.

Filmen Sicko har fått mange nordmenn til å bli oppmerksomme på de store forskjellene på amerikansk og skandinavisk helsevesen. Den kan også gi oss innsikt i deler av helsevesenet vi har arvet uten egentlig å ha foretatt en selvstendig analyse av det eller vurdert om det er slik vi vil det skal være.

Det er ikke usannsynlig at disse utbetalingene til politikerne regnskapsføres som utgifter til markedsføring. Et kroneksempel på vellykket markedsføring, og som jeg antar skyldes betalte politiske støttespillere, er påstanden om at det er etisk forkastelig av alternative terapeuter å gi kreftpasienter forhåpninger om å kunne stanse sykdommen. Dette ble i sin tur begrunnelsen for å innføre et lovverk som straffer denne "forbrytelsen" med bøter, i grove tilfeller også med fengselsstraff. At dette har lykkes i USA, er forståelig i og med pengenes overtalelsesevne. Jeg er mer forundret over at det har lykkes å importere denne modellen til Skandinavia og Norge på en måte som har resultert i at vårt medisinske og juridiske fagmiljø og flertallet av våre valgte politiske beslutningstakere i sin tid omgikk de alminnelige juridisk aksepterte formene for bevisførsel, som vitneforklaringer, bevitnede tilstandsrapporter, fotografier, film, og så videre, og gikk god for en argumentasjon uten rot i medisinsk eller juridisk faglighet.

De første eksemplene på dette, som jeg har kommet over, er fra dyktige, men også til tider brutale markedsførere som tidlig i forrige århundre hjalp den amerikanske kjemiske medisinindustrien med å komme seirende ut av flere kamper mot alternative medisinske retninger, blant annet en svært lovende utvikling av elektromagnetisk medisin tidlig på 1900-tallet, som endte med å bli forbudt.

Det er altså fra USA og gjennom mer enn hundre års praksis vi kjenner metodene med å forby den tapende parten å praktisere sine behandlingsmetoder, og å fengsle aktører som ikke ville bøye seg for politiske bestemmelser og nye lover, men som fortsatte å kjempe for medisinske strategier de selv vurderte som faglig overlegne. De som manglet økonomiske støttespillere som kunne ha gjort kampen rettferdig, tapte ofte alt.

Det lages fremdeles filmer og bøker om denne lite flatterende forhistorien til det amerikanske helsevesenet. En av dem som har studert dette feltet inngående og publisert informasjon i artikler og bøker, er den norske legen Vilhelm Schjelderup (jf. bibliografi på Wikipedia). Delvis på grunn av denne formidlingen, vil jeg tro, har også han blitt utsatt for forfølgelse i Norge fra mange av sine kolleger og fra helsemyndighetenes side.

Det er mye også innenfor andre områder av amerikansk og amerikanisert europeisk helsevesen som kunne vært trukket frem under overskriften "Etikk og økonomi". Imidlertid skal jeg begrense meg til en aktuell sak fra nyhetsbildet (i 2011) som jeg vurderer å være et godt eksempel på reklamen for *the american way*s gjennomslagskraft i europeiske lands helsepolitikk.

2. mai 2011 ble det innført et nytt EU-direktiv som forbød salget av samtlige naturmedisiner inntil de eventuelt hadde oppnådd ny godkjenning. Det ble også store begrensninger i salg og markedsføring av naturpreparater og kosttilskudd.

Reklamen for direktivet lyder *at forskriftene vil gi bedre opplysninger til forbrukeren.* Muligvis er det noe sannhet i dette, hvilket selvfølgelig er en god intensjon dersom det hadde vært trolig at dette og ikke helt andre konsekvenser av direktivet var intensjonen hos dem som opprinnelig sådde frøet til denne radikale inngripen i helsemarkedet.

Jeg tviler ikke på at direktivets europeiske talsmenn tror på reklamen, men jeg tviler på at de erkjenner opprinnelsen og motivet bak den - hvorfor det gjennom mange år har vært drevet en intens kampanje for dette direktivet.

Jeg holder meg til fakta og prognoser presentert på NRK P2 når jeg her viser eksempler på hvordan nyordningen forrykker den nåværende konkurransesituasjonen i favør av de største medisinprodusentene og de store apotekkjedene, og medfører uheldige konsekvenser for forbrukerne. De konsekvensene som virkelig har betydning, har ingenting med "bedre opplysning til forbruker" å gjøre. Det er da heller ikke drevet noen forhåndsreklame for den radikale begrensningen i de såkalte alternative markedsaktørenes *handlefrihet* (i ordets beste betydning). Det er det lovfestede idealet om fri markedsadgang direktivet dypest sett rokker ved, og hadde det ikke

157

vært for noen uavhengige redaksjoner, som samfunnsredaksjonen i NRK P2, hadde svært få forbrukere, om noen, vært kjent med hva som ble planlagt før det var vedtatt.

For meg, som først på bakgrunn av egen kreftsykdom begynte å interessere meg for markedsmekanismene som virker i helseindustrien, og spesielt for hva slags kreftmedisiner som er enerådende på markedet, er innføringen av EU-direktivet et dagsaktuelt eksempel på hvordan monopoler og karteller har kunnet oppstå i fortiden. Denne gangen er det alternativdelen av markedet som skal overtas av dem som etter direktivets igangsettelse har råd til å oppfylle dets krav, og hvor de som er minst økonomisk interessante, og de som er interessante, men ikke vil selge seg, blir "regulert" ut av markedet. Likevel kan man regne med at den sistnevnte gruppen vil kunne komme tilbake på markedet med nytt navn og noen kosmetiske endringer, som gjør det vanskelig for dem å nå frem med søksmål mot de aktørene som stjal deres produkt. I beste fall blir de tilkjent en erstatning som under ingen omstendigheter erstatter tapet av en bedrift og de arbeidsplassene den representerer.

Konsekvensen av direktivet i kalde fakta viser at i Tyskland[55] forsvinner 93 % av markedet over natten sammen med 14 000 arbeidsplasser. 9 300 naturmedisiner skal ned fra hyllene på varig basis – vel og merke dersom det nye direktivet følges av aktørene. De 7 % av produktene som uten videre overlever denne omstruktureringen, er i hovedsak direkte eller indirekte produsert av den kjemiske medisinindustrien. Jeg spør meg om det virkelig finnes noen, det være seg politikere, byråkrater, medisinere eller andre, som, etter å ha tenkt seg om to ganger, mener at dette blir til fordel for folkehelsen i Tyskland og virkelig gjøres av hensyn til pasientenes beste?

De fleste av disse naturmedisinene er ikke introdusert på det lille og allerede strenge norske markedet. Her er det primært *naturpreparatene* (naturlige ekstrakter med folkemedisinsk anerkjent effekt mot forskjellige helseplager) og *kosttilskuddene* (blant annet vitaminer og mineraler) som rammes ved at det blir forbudt å markedsføre hensikten med produktet. I praksis vil dette ikke bare bety økonomisk katastrofe for de fleste av helsekostmarkedets produsenter og salgsledd. Takket være dette anslaget mot ytringsfriheten er EU-direktivet en trussel mot bevaringen av folkemedisinsk

158

allmennkunnskap, en uvurderlig kulturskatt som er holdt i hevd av den delen av helsebransjen som direktivet berører – hvis da ikke motstanden mot det viser seg å være så sterk at det i praksis ikke blir håndhevet.

Videre kan man spørre hva som blir de langsiktige konsekvensene av at myndighetene nå kriminaliserer omsetning og markedsføring av naturmedisiner og kosttilskudd som store deler av Europas befolkning bruker. Jeg føler meg ganske sikker på at hensikten med direktivet er å stanse en lang trend med overgang fra apotekvarer til helsekostprodukter, en utvikling som skyldes at *pasientenes subjektive erfaring med naturpreparatene er gode, og at disse gir dem bedre helse og livskvalitet. Å fjerne preparatene fra hyllene vil følgelig måtte føre til dårligere helse og livskvalitet og i ulik grad innebære at de må erstattes av både mer økonomisk og helsemessig krevende medisinering.*

Gjennom mange år har natur- og folkemedisinen hatt en så jevn vekst at statistikere og prognosemakere for lengst har sett at det bare er et tidsspørsmål om når den ville begynne å stjele betydelige markedsandeler fra den kjemiske medisinindustrien. EU-direktivet kan ses som det tydeligste tegnet på at slaget om hva slags medisinering som vil bli dominerende i fremtidens helsepleie, for alvor er i gang. Med direktivet har den kjemiske industrien økt forspranget og forskjellsbehandlingen i egen favør på det formelle området. Det gjenstår å se hvordan pasienter og selgere av naturmedisiner som det nå er forbudt å omsette, reagerer på de nye forbudene, og om befolkningens økende bruk av naturmedisin, naturpreparater og kosttilskudd i praksis lar seg undertrykke.

oOo

Nedenfor nevner jeg noen fakta (i kursiv) fulgt av mine subjektive ettertanker om hvordan etikk benyttes til uetisk fremferd:

- *Det er forbudt å markedsføre produkter som understøtter naturlig kreftbehandling hvis ikke informasjonen for produktet er vitenskapelig bevist.*
  Kommentar: Her godtas ikke den type bevis som er godt nok for juridisk bedømmelse, men bare en type bevis som det er

159

så kostbart å etablere at det i praksis bare er legemiddelindustrien som har råd til det. Hvis hensikten er den som oppgis av helsemyndighetene, nemlig å sikre pasientene riktig informasjon om naturmedisin og kosttilskudd, finnes det etter mitt syn andre og bedre måter å gjøre det på enn å innføre et forbud som i realiteten fratar pasientene muligheten for å benytte disse naturpreparatene og -medisinene.

- *Det er forbudt og straffbart for ikke-autoriserte helsearbeidere å gi kreftpasienter forhåpninger om bedring. Sett i sammenheng med EU-direktivet vil dette redusere muligheten for å nå frem til pasientene med naturmedisin og kosttilskudd som kan styrke deres evne til selv å bekjempe sykdommen.*

Kommentar: Man behøver som kjent ikke være lege for å vite at det å gi en dødssyk pasient forhåpninger om bedring – sanne eller falske – gir bedre prognose for bedring enn ingen forhåpninger. Å kriminalisere både terapeuter, markedsførere og selgere av naturmedisiner og kosttilskudd er en usedvanlig effektiv kombinasjon dersom formålet er å stenge monopolistenes konkurrenter ute. Hvis vi legger til at konsekvensene av dødsdommene over de pasientene sykehusene ikke kan gi livreddende behandling, fører til oppgivelse og minsket interesse for å forsøke helbredende behandling, får vi en situasjon hvor det med dagens lovgivning vil bli solgt enda større mengder av kostbare livsforlengende medisiner, som det kommer stadig flere av på markedet, og mindre av rimelige naturlige og livsstyrkende preparater.

- *En omfattende kanadisk studie gjennomført på 1179 kvinner i Nebraska (USA) over fire år viser at en optimalisering av befolkningens D-vitamininntak vil redusere forekomsten av kreft til mindre enn en fjerdedel av i dag. Helsebyråkratiet i USA avviste umiddelbart resultatene i studien. Senere har andre vestlige land fulgt USA og valgt å fokusere på det som kan bidra til å så tvil om studien, ved å advare befolkningen om at store doser av D-vitamin kan være skadelig.*

Kommentar: Den påståtte faren helsemyndighetene vil beskytte befolkningen mot, kan umulig være i nærheten av farene forbundet med å få kreft. Et par timer i solen en norsk sommerdag gir oss nemlig inntil 50 ganger det D-

160

vitamininnholdet i blodet som i dag er anbefalt av helsemyndighetene, og 20 ganger det som ble gitt forsøkspersonene i Nebraska-studien. Jeg har aldri hørt om noen som har hatt bivirkninger av en slik "enorm overdosering" som en norsk sommerferie i godt vær ifølge de siste vurderingene fra helsemyndighetene kan gi oss.

I motsetning til de studiene medisinindustrien finansierer, er Nebraska-studien *uavhengig*[56], slik tilfellet også er for de fleste andre D-vitaminstudiene. Dette innebærer at de i det minste ikke kan mistenkes for å ha økonomiske motiver for å stille D-vitaminet i et spesielt gunstig lys. Dessuten er Nebraska-undersøkelsen basert på forsøk med det mangedobbelte antallet personer sammenlignet med det som regnes som tilstrekkelig[57] for at legemidlene kan gjennomgå en siste utprøving på store befolkningsgrupper.

Med andre ord forlanger helsemyndighetene bedre vitenskapelig dokumentasjon for å justere befolkningens inntak av D-vitamin opp til det nivået Nebraska-studien viser kan fjerne inntil tre av fire krefttilfeller, enn det som kreves for å tillate giftig og sterkt helsenedbrytende kreftmedisin på den norske befolkningen. Dette er ikke bare vanskelig å forstå. Det er umulig å akseptere.

• *Den generelle holdningen innenfor autorisert kreftbehandling er at det ikke er ført tilstrekkelig bevis for sammenhengen mellom kosthold og kreftsykdom. Av denne grunn er ernæringsfysiologi ikke inkludert i behandlingsstrategiene på norske sykehus – muligens fordi dette blir ansett for å kunne gi kreftsyke falske forhåpninger om bedring. Først nylig er informasjon om ernæringsfysiologi tatt med i en enkel brosjyre som kan tas med hjem.*

Kommentar: De ca. 10 000 uavhengige studiene[58] som i forskjellig grad påviser sammenhenger mellom næringsmidler (i videste forstand hva vi tar inn) og kreft anses ikke som tilstrekkelig dokumentasjon for at det finnes slike sammenhenger. Det har ennå ikke ført til at pasientene gis klare anbefalinger om hva man burde og ikke burde spise og drikke. Dette synspunktet er ikke et etterslep fra gamle dager men er nylig forfektet av en helsefaglig autoritet som lederen for Norsk Onkologisk Forening, Andreas Stensvold.[59]

oOo

At mangel på etikk fører til mange penger på få hender, er nevnt i en tidligere fotnote (76). Hvor mye 1200 milliarder kroner – de store medisinprodusentenes fortjeneste – virkelig er, forstår vi kanskje bedre når vi illustrerer det med at de største amerikanske legemiddelprodusentenes fortjeneste er cirka ti ganger det norske helsebudsjettet. Hvis vi anslår at de har en nettofortjeneste på 10 % av omsetningen, så selges det årlig amerikanske medisiner til en brutto kostnad for de nasjonene som kjøper som tilsvarer hundre norske helsebudsjetter. Tatt i betraktning de vestlige landenes overforbruk av kjemisk medisin er det tale om eventyrlige innsparinger dersom lite virksom og direkte helseskadelig medisin, som i sin tur skaper nye markeder for stadig flere medisiner for den enkelte pasient, erstattes med strategier og medisiner som styrker den menneskelige naturens medfødte evne til selvhelbredelse.

En oppsummering av de økonomiske aspektene må nødvendigvis bli generaliseringer, og konklusjonene er først og fremst ment som tankevekkere, ikke som bastante påstander.

• De fleste medisinske forskningsmiljøene i de vestlige landene utvikler de produktene som eierne av de største transnasjonale medisinprodusentene mener deres selskaper er mest tjent med å produsere.
• Medikamentene som forskerne, legene og helsemyndighetene ville ha foretrukket å gi pasientene, blir bare produsert i de tilfellene hvor pasientinteressene sammenfaller med produsentenes økonomiske interesser.
• De offentlige myndighetene tilrettelegger salgskanalene for legemiddelprodusentene gjennom sine respektive godkjenningsprosedyrer. Imidlertid følger disse i prinsippet den amerikanske modellen. De favoriserer de største produsentene og diskriminerer deres konkurrenter gjennom strenge krav til bevisførsel for medisinenes effekt. (Jf. de stadig sterkere restriksjonene på salg og markedsføring av naturmedisin og medisinske kosttilskudd i EU/EØS.)

162

- Myndighetene kjøper industriens produkter over landenes statsbudsjetter eller tilrår landets leger å anbefale sine pasienter å kjøpe dem, enten for egne penger eller med tilskudd fra ulike offentlige støtteordninger.

   Med enkelte unntak betaler det offentlige den prisen produsentene selv fastsetter, selv om produksjonen er basert på patenter og følgelig er uten priskonkurranse. Ved sine kalkyler og regnskaper viser produsentene til store differanser mellom pris og kostnader. Vanligvis vurderes det som uproblematisk i etisk sammenheng at investoren får en ekstra avkastning for å ta en risiko. For medikamentenes vedkommende bidrar patenter, monopolsituasjonen og kartellvirksomheten til at risikoen er mindre og avkastningen høyere enn hva som er normalt i næringslivet. Dette gjelder vel og merke de store legemiddelprodusentene, som lenge har vært store med eierskap som strekker seg over generasjoner. For de små som vil inn blant de store, som norske Clavis Pharma, gjelder fremdeles næringslivsjungelens lover. De har tilsvarende ubetydelig innvirkning på de nasjonale helsebudsjettene.

- For å *anbefale* pasienten og i mange tilfeller *å pålegge* pasienten å kjøpe en særskilt medisin – noe jeg selv har opplevd: *"hvis ikke du vil prøve denne medisinen, kan jeg ikke forlenge sykmeldingen"* – får legen en ekstra inntekt. For de sekundene det tar å skrive ut en resept, mottar legen en bonus i tillegg til betalingen for konsultasjonen. Det handler i prinsippet om en dobbeltbetaling. Den er ikke stor, men ordningen anskueliggjør et system hvor aktørenes fortjeneste er innfiltret i faglige beslutninger på en måte som får meg til å assosiere til begrepet legalisert og systematisert korrupsjon, om enn i liten skala og ubetydelig volum sammenlignet med den nevnte korrupsjonen på helsemarkedet i USA. Her handler det om prinsippet og dets langt fra ubetydelige konsekvenser: I den ene enden av denne "næringskjeden" risikerer pasienten å bli over- eller feilmedisinert. I den andre enden sitter legen og alle leddene fra medisinproduksjon til distribusjon og salg igjen med en urimelig høy fortjeneste på pasientens (helsemessige) og fellesskapets (økonomiske) bekostning.

163

Vi lever i en tid der elektronikk-forskning og nanoteknologi har frembrakt hverdagsprodukter som er så avanserte at bare oppfinnerne av dem forstår hvordan dette er mulig. Den samme generasjonen aksepterer å fraktes rundt ved hjelp av 150 år gammel teknologi (ineffektive eksplosjonsmotorer på tross av de siste tiårenes store forbedringer), hvor mesteparten av energien går til spille i form av varme, mens den forurenser vårt nærmiljø og er en av de største truslene mot menneskenes overlevelse på jorden. Samtidig tømmer disse motorene lagrene av en av våre mest verdifulle ikke-fornybare naturressurser.

På samme måte som oljeindustrien har karteller som en gang fordelte verdens oljerikdommer mellom seg, som alene fastsetter prisen (OPEC) og inntil videre nesten har lykkes med å stanse utviklingen av ny teknologi som på alle måter ville vært fordelaktig både for brukerne og jorden – det vil si for alle andre enn dem som eier oljeselskapene –, har den kjemiske kreftindustrien lykkes med et tilsvarende "kunststykke".

Når det gjelder bindingen mellom en av vår tids mest suksessrike og voksende industrier og det mest kostbare og mest mislykkede forsøk menneskene noen gang har gjort på å overvinne en epidemisk voksende dødelig sykdom, har jeg kommet frem til en konklusjon i form av et regnskap i permanent ubalanse:

- Helseindustriens kostnader er fellesskapets kostnader.
- Helseindustriens fortjeneste er de private eierne av helseindustriens fortjeneste.

Det er vanskelig, ja umulig for meg å innse hvordan disse aktørene skal kunne komme i en situasjon hvor de har felles interesser og kan samarbeide. Med andre ord er det tilsvarende usannsynlig at *vi kan forvente at det rådende behandlingsregimet skal gi oss løsningen på kreftens gåte.*

16. Vulkanen

I går hadde jeg time hos Wenche Gustafson for å gjennomgå de første MR-bildene som ble tatt etter «harelortdagen». Hun skriver i pasientjournalen:

Pasienten har i dag fått tydelig informasjon om MR-funn ved siste undersøkelse 11.11. Det er nå tydelig innvekst i nabostruktur til tarm. Operabiliteten sannsynligvis nå svært tvilsom.

oOo

Det har i lang tid vært en dominerende oppfatning blant den vestlige verdens kreftspesialister at kreft er en irreversibel sykdom. Mange unge forskere hevder som nevnt det motsatte. Det de alle er enige om er at sykdommens symptomer i enkelte tilfelle kan bevege seg usedvanlig raskt i negativ retning.

Etter å ha blitt kjent med Are Thoresen har jeg selv erfart hvor raskt sykdommen også kan trekke seg tilbake. Spesielt denne gangen, fra Avastin-kuren og frem til idag, 10. desember har jeg både følt på kroppen og fått dokumentert kreftsykdommens dynamikk; dens vekst og fall. Det gikk nemlig ikke mange dagene etter den behandlingen jeg fikk i bilen utenfor Thoresens klinikk før fordøyelsen var normal igjen. Det skjedde nærmest over natten, for; som Thoresen hadde fortalt meg allerede før jeg ble syk, var hans generelle erfaring med metoden at jo mer hissig brystkreften var (som var det han overveiende hadde erfaring med da han behandlet meg første gang) desto mer effektiv var behandlingen. Da forsvant ofte svulsten helt. I mer langsomtvoksende svulster som min, mente Thoresen at det ofte dannet seg bindevev samtidig som svulsten vokste og at større eller mindre deler av svulsten dermed ikke responderte på en behandling som styrket immunforsvaret mot kreft. Dette angriper jo ikke bindevev men kun aktive, farlige kreftceller.

Jeg har ikke vært spesielt opptatt av å notere forandringer i fordøyelsen underveis og gjorde det heller ikke i dagene etter 13. oktober. Det var mye annet som opptok meg etter at det var konstatert at vulkanen var vekket. Når jeg nå, nesten to måneder senere, forsøker å huske hvor rask kroppens reaksjon på behandlingen var denne gangen, kan jeg ikke huske at harelort-situasjonen gjentok seg en eneste gang etter den første behandlingen, heller ikke at det tok spesielt lang tid før neste dobesøk.

Etter at jeg begynte på dette dagboknotatet ringte jeg og spurte om det er mulig at reaksjonen kan være fysisk merkbar så tidlig som allerede dagen etter behandlingen. Han bekreftet at lignende raske tilbaketrekninger av symptomer har inntruffet for flere pasienter. Som eksempel på hvor raskt bedring kan finne sted nevnte han en av sine siste pasienter, med fremskreden lungekreft, hvor alle spor etter sykdommen var borte ifølge MR-bilder tre uker senere. Da jeg spurte om ikke det kom noen positive tilbakemeldinger fra leger som har bevitnet slike uvanlige sykdomsforløp, gjentok han de to reaksjonene han hadde fått referert av pasienter: Enten sier legene at det må ha vært noe feil med tidligere diagnosen eller prøveresultater, eller de tar bedringen til inntekt for den behandlingen pasientene har fått på sykehuset.

27. desember 2011

Jeg har sett gjennom det sparsomme notatet fra 10. desember, og til spørsmålet, eller usikkerheten, om hvor raskt jeg egentlig kom ut av den akutte krisen med obstruert fordøyelse, kan jeg tilføye at uansett hva jeg husker av detaljene de første dagene er det i hvert fall ingen tvil om at jeg allerede uken etter, ved neste behandling, var helt trygg på at han hadde slukket vulkanen igjen.

Dette er uansett mer enn raskt nok for de fleste som har med kreftsykdom å gjøre, enten de har den selv eller har som oppgave å forsøke og fjerne den.

Tiden etter den lange dagen 14. oktober var det mange tanker om hvor stor skade svulsten hadde gjort og hva som hadde vekket den. Det jeg nå i ettertid, når hendelsene har kommet litt på avstand, ser som spesielt, er at jeg bare var opptatt av hvilke skader den sterke veksten i svulsten hadde forårsaket. Jeg var utrolig nok aldri opptatt av *hvilke skader svulsten fortsatt kan forårsake*. Den nærmest mirakuløse bedringen av passasjen i tarmen motvirket antakeligvis angsten for at vulkanen skulle våkne igjen.

Dette er andre gang i sykdomsforløpet jeg i ettertid ikke kan forstå mine egne reaksjoner og handlinger. Første gang var i februar; da jeg ikke bare avviste sykehusets kjøpslåing med meg om å bytte MR- og CT- kontroller mot at jeg gikk med på å få behandling. Den andre gangen var i høst, når jeg ikke lot konsekvensene av dette eksperimentet påvirke meg sterkere enn det gjorde. Ikke minst på bakgrunn av hvordan sykehuset bedømte situasjonen.

Noe annet som glimrer med sitt fravær i notatet fra 10. desember er den spesielle kommentarer til MR-bildene som jeg da fikk presentert – og referert i journalen. Allerede innledningen: «*Pasienten har i dag fått **tydelig** informasjon om MR-funn ...*» (min understrekning) vekker assosiasjoner til sørgebånd og flagg på halv stang.

Deretter følger dommen:

«Operabiliteten sannsynligvis nå svært tvilsom.»

Jeg har beskrevet falske dødsdommer tidligere, i form av trusler. Dette var en ekte dødsdom. Da mener jeg ut fra de forutsetninger som gjelder for de aller fleste pasienter i en tilsvarende situasjon. Jeg hadde tidligere fått en realistisk beskrivelse av sykdomsforløpet dersom jeg ventet så lenge med å bestemme meg for en operasjon at svulsten ville bli diagnostisert som inoperabel. Beskrivelsen er ikke noe å gjengi, og den var i lang tid et skremmebilde som gjorde stor virking. I klartekst betyr en slik situasjon akkurat det som kirurgen beskriver i trusselbrevet jeg har sitert fra tidligere: «Sykehuset kan i en slik fremskreden sykdomssituasjon bare tilby lindrende behandling.»

Ut fra det siste MR-bildet og beskrivelsen av det i pasientjournalen min var det nå oppstått en slik situasjon. Kanhende jeg reagerte som jeg gjorde, fordi heller ikke denne meldingen fra sykehuset reflekterte de faktiske forhold. Jeg hadde et alternativ til å grue meg til en problemfylt, snarlig livsavslutning. Jeg hadde et tilbud

167

om en annen behandling enn operasjon, og på bakgrunn av det jeg hadde erfart hadde jeg en gjennomgripende tillit til at den kom til å være like effektiv denne gangen som de to første gangene. Selv om jeg foreløpig ikke har hatt andre bevis for effekten av behandlingen enn at fordøyelsen fungerer som den skal igjen har det denne gangen vært bevis godt nok for meg.

Det mest deprimerende denne høsten var tausheten. På mitt spørsmål til Gustafson da vi så gjennom de siste MR-bildene om dette ble registrert som en bivirkning av Avastin fikk jeg vite at sykehuset ikke vurderte det slik at Avastin hadde «vekket vulkanen» men at det som skjedde ble bedømt som et tilfeldig sammentreff.

Denne meldingen resulterte i at jeg begynte å interessere meg for den statistiske grenseoppgangen mellom hva som kan være tilfeldig og det som ikke kan være det. Da jeg fortalte Thoresen om sykehusets tilbakemelding førte det til at han via sitt amerikanske nettverk undersøkte hva som fantes av forskning på Avastin som muligens kunne forklare det som hadde skjedd.

Før jeg refererer tilbakemeldingene fra USA vil jeg kort rekapitulere det som skjedde:

I følge PET CT tatt før og Avastin-behandlingen steg celledelingen i svulsten fra et ikke-patologisk (ufarlig) nivå, dvs at celledelingen ikke er større en celledøden, til et nivå der en ny utløper fra svulsten etter kort tid gjorde den inoperabel i sykehusets bedømmelse.

I en videre rekonstruksjon av sykdomsforløpet er det sannsynlig at veksten nådde sitt klimaks den dagen dette ble oppdaget og jeg påny fikk akupunkturbehandling og den deretter umiddelbart trakk seg tilbake.

Dette var 14. oktober, og det går fire uker til jeg fikk time på radiologisk avdeling og svulsten blir avbildet på MR. Selv om de følbare symptomene og fordøyelsesfunksjonen entydig peker på at svulsten raskt begynte å skrumpe allerede fire uker før disse bildene ble tatt, er den fremdeles så stor at den fremdeles vurderes av sykehuset å befinne seg forbi den grensen hvor den kan la seg operere.

17. En evaluering av Thoresens forskning

Stoffer
som våre kropper
selv produserer, og
som ved første forsøk
i laboratoriet
viser nøyaktig de
egenskapene
alle kreftforskere
i all verdens laboratorier
har jaktet på siden
jakten på løsningen
av kreftens gåte
begynte.

Oktober 2012

Sitat fra hovedboken:

«Etter at Thoresen fikk ideen om å "oversette" akupunkturmetodens effekt til biokjemi gjennom laboratorieforskning, slik at den kunne bli forstått av naturvitenskapelig skolerte leger og forskere, har han etter min forståelse av vitenskapelig dokumentasjon faktisk nærmet seg en interessant hypotese om hva løsningen på kreftens gåte i prinsippet handler om. Som beskrevet i kapitlet om "Chi og kjemi" har han og Manzetti anskueliggjort hele prosessen fra at vår kropp selv produserer signalstoffer som igangsetter en biokjemisk definert prosess som kan forhindre dannelsen av kreftsvulster eller uskadeliggjøre dem, etter at en midlertidig defekt i kroppens vekstregulering har frembrakt kreftsymptomene.»

Nedenfor følger resten av kapitlet etter at jeg minner om e-posten fra en av Thoresens sveitsiske kollegaer, som informerer om at fire pasienter med alvorlig eller terminal kreft som hun har sendt til behandling i Norge alle etter kort tid har meldt om bedring.

169

E-posten fra Oster Wanner er sitert i appendiks som en del av synliggjøringen av Thoresens internasjonale nettverk og behandlingsmetodens spredning ute i den store verden.

oOo

Det har tatt sin tid å få dette manuset frem til ferdig bok. Når jeg ved en siste gjennomarbeidelse oppdager at e-posten fra Oster Wanner ikke lenger er helt fersk, sender jeg en forespørsel til Thoresen om hvordan det senere har gått med de fire pasientene fra november 2010.

Samme dag får jeg følgende svar på e-post:

- Vet ikke, jeg har ikke kapasitet til den slags oppfølging. Jeg husker det omtrent ikke engang, jeg lever i nuet med mine behandlinger, muligens er det derfor jeg i det hele tatt kan arbeide. Men hvorfor skriver du ikke til Desi selv?

Ja, hvorfor ikke?
Heller ikke Oster Wanner husket disse fire pasientene. Årsaken er at dette ikke lenger er noen medisinsk sensasjon for henne.
Hun svarer:

- *Hi,* Finn.
    I did sent many more patients to Are. I'll have to check which one you meant and do this tomorrow. I think one is a friend who suffered from colon-CA and the others are probably mamma-CAs. Most people that I sent had conventional treatment as well. Do you want information on them, too, or just on the one or two patients with CA's that had no other treatment? I sent people as soon as they get their diagnosis, and usually they go (to Are – min kom.) before they have surgery – thus they usually have their appointments and treatments fixed when they reach Norway and then follow up the routine schedule they did set up in european hospitals when they got diagnosed. This all together works very well, for the past 10 years I heard only of one person – and she seemed to be a lot later with starting acupuncture than all the others.
    Come back to you tomorrow.

170

Gruss

Jeg svarte at hun ikke behøvde å grave i hva som åpenbart var en mye større pasientmengde enn det jeg hadde vært klar over, men tilføyde at eventuelt jeg eller andre vil komme tilbake til spørsmålet senere dersom noen vil undersøke historikken bak det Mæhlen betegnet som "århundrets medisinske sensasjon".

Helt fra han gjorde sine oppdagelser, har Thoresen forsøkt å dele sin kunnskap med kolleger og fagmiljøer innenfor det autoriserte helsevesenet i Norge. Så langt har han ikke lykkes i dette. En symptomatisk holdning er et svar han fikk for noen år siden på en av sine mange henvendelser til norske kreftforskere, denne gangen en forsker på Rikshospitalet, som han hadde informert om metoden og resultatene han hadde oppnådd:

- Dette ville vært for godt til å være sant. Derfor tror jeg heller ikke det er sant.

Skjønt Thoresen ikke har lykkes med å formidle sine oppdagelser på hjemmebane, er kunnskapen imidlertid spredt verden over via et omfattende internasjonalt nettverk av klinikere, veterinærer og leger som benytter akupunktur i sin praksis og har lært å praktisere metoden. Den kommer nå kreftsyke mennesker til gode i mange land i fem verdensdeler. Jeg har også hatt kontakt med behandlere og pasienter utenfor Norge, som forsterker inntrykket Thoresens egne kliniske erfaringer har gitt meg (jf. appendiks).

Jeg har ikke funnet noen svakhet i hans egen fremstilling av oppdagelsen eller i de oppgitte referansene, kort sagt intet som kunne ha gjort meg usikker på den kliniske studien han selv har gjennomført, og som gjengis nedenfor.

Studiens eneste svakhet er at dens resultater ikke er bekreftet av en uavhengig kilde. Teoretisk sett kan de altså være oppdiktet. Nå var da heller ikke hensikten med studien å levere det endelige beviset for metodens effekt. Den var igangsatt etter anbefaling av en av Radiumhospitalets kreftforskere og derfor noe Thoresen hadde grunn til å tro var innledningen til en konstruktiv dialog, ja kanskje et samarbeid med autorisert norsk kreftforskning. At det ikke ble slik,

171

forteller Thoresen mer om nedenfor, men det kan nok ha vært det samme syndromet (for gode resultater til å bli trodd) som åpent ble kommunisert av forskeren fra Rikshospitalet, nemlig at det etter hundre og femti års verdensomspennende kreftforskning uten annet enn kosmetiske fremskritt kommer en enslig veterinær og påstår han har knekt koden. Det ville vært "for godt til å være sant".

Slik vurderes ikke Thoresens arbeid i noe annet land enn Norge. Ute i verden beskrives han som den store mesteren i sitt fag, og metoden for å restaurere vårt naturgitte forsvar mot kreft fremholdes som hans mesterverk. Jf. hans irske kollega Rogers beskrivelse i kapittel 4 ("Hvem er Are Thoresen?").

I 2012 fikk jeg en litt spesiell bekreftelse av Thoresens omdømme i utlandet, da han det året under en årlig kongress som avholdes ved Wien Veterinæruniversitet mottok en hedersbevisning fra foreningen for østerrikske veterinærmedisinere som benytter akupunktur. Videre var han hovedforeleser på kongressen.

Som det første landet har Canada åpnet døren til en publisering av metoden og dens resultater i et fagtidsskrift. Etter at Thoresen foreleste om sin behandlingsmetode i Vancouver på invitasjon fra den kanadiske foreningen for medisinsk akupunktur – en forening for leger som også benytter akupunktur i sin legegjerning –, har hans behandlingsmetode blitt omtalt i et medisinfaglig *peer review*[60] tidsskrift. Forfatteren er Michael Greenwood, en lege som har praktisert metoden i flere år.[61]

Ved siden av Greenwood eksisterer det et omfattende, internasjonalt nettverk av kvalifiserte helsearbeidere og forskere, også på høyt skolemedisinsk nivå, som i dag stiller seg bak min forventning om at behandlingsmetoden snart vil bli underlagt en kritisk undersøkelse.

oOo

Selv om jeg har utsatt å kommentere Thoresens kliniske studie, har jeg antydet at resultatene er usedvanlig gode. Årsaken til at jeg har ventet med å presentere den, er at jeg paradoksalt nok betrakter den som den største hindringen for en konstruktiv dialog med norske onkologer og forskningsmiljøer.

Etter det jeg har lært meg om *kreftpsykologi* er jeg sikker på jeg ville ha mistet mange lesere etter få sider hvis jeg hadde innledet med å skulle imponere dem med resultatene av studien. De er så gode at de ville skapt alvorlig skepsis til forfatterens sanndruhet.

Thoresen nevner et nytt eksempel på effekten av å fremlegge studien i fagmiljøet:

- Da jeg hadde behandlet så mange at jeg var helt sikker på metodens effekt, og ville offentliggjøre den, forsto jeg nødvendigheten av først å føre en form for statistikk. Jeg kan lite om formelle krav til publisering av forskningsresultater. Derfor tok jeg kontakt med en forsker som den gang arbeidet ved Radiumhospitalet. I samtalene var jeg forsiktig med å forskuttere noe resultat. Så lenge jeg ba om råd om hvordan jeg burde gjennomføre en klinisk undersøkelse, fikk jeg god hjelp. Da jeg to år senere sendte forskeren resultatet av studien, fikk jeg ikke noe svar. Gjentatte beskjeder via telefonsvarer, mail og andre personer på samme avdeling ga heller ingen respons.

- *Dette høres jo merkelig ut – at en kvalifisert forsker, som må forutsettes å ha normal allmenndannelse, stenger for kommunikasjonen på en slik måte?*

- Ja, jeg vet det kan høres merkelig ut, men dette er faktisk langt fra den eneste gangen konstruktive samtaler og planer brått har stanset opp og blitt avløst av taushet.

- *Har du tenkt over hva som kunne være din del av ansvaret for at dette har skjedd?*

- For å være ærlig har dette vært så store skuffelser at jeg ikke har hatt overskudd til noe annet enn å håndtere mine egne reaksjoner. Når det har vært gjort, har jeg igjen konsentrert meg om arbeidet istedenfor å analysere hvorfor andre slutter å ta telefonen.

- *Men du har vel likevel gjort deg noen tanker?*

- Selvfølgelig, men jeg sier som tidligere justisminister Storberget da en journalist i NRK spurte om hans synspunkter på en uvennlig uttalelse fra den iranske ambassaden: "Jeg har gjort meg noen tanker, men holder dem for meg selv."

På den annen side kan Thoresen gi eksempel på leger innenfor det autoriserte forskningsmiljøet som har hjulpet ham med å formidle hans resultater: Våren 2010 ønsket han å publisere en artikkel basert på en nyutviklet form for akupunkturbehandling av hester med equine sarkoider (*equint sarcoids*, (en type hudkreft hos hester uten kjent helbredende behandling). Han fikk hjelp med utformingen av teksten av en lege med forskning som daglig arbeidsfelt, nemlig Fønnebø ved Tromsø Sykehus (og som tidligere nevnt leder for NAFKAM). Artikkelen ble sendt til *Equine Veterinary Education*, et av verdens mest anerkjente tidsskrifter når det gjelder sykdom på hester. Bakgrunnen for artikkelen var behandlingen av 18 syke hester.

Dette kan betegnes som en mindre klinisk studie. Resultatet av den er at behandlingen var virkningsløs på 2 hester. De øvrige 16 ble helt friske ved at svulstene skrumpet og ble borte, samtlige innenfor en tidsperiode på 6 uker. På to av hestene som ble friske, kom svulster tilbake etter to år. Gjentatt behandling fjernet svulstene igjen.

Selv om han her fikk hjelp til å skrive artikkelen av Fønnebø, var svaret fra redaksjonen negativt. Avslaget var utelukkende begrunnet med formalfeil. Den eneste kommentaren til selve undersøkelsen var spørsmålet om hvorfor Thoresen bare hadde benyttet 18 hester og ikke et antall som ville ha gitt et statistisk bedre grunnlag.

Svaret røper hvor lite realitetsorienterte slike fagkonsulenter kan være. Studien omfatter nemlig samtlige tilfeller av sykdommen Thoresen har kommet i kontakt med så langt tilbake som til 1995, altså en periode på femten år.

Som han selv sa det: "Om det hadde vært mulig å samle hundre hester med sykdommen, ville sannsynligvis resultatet blitt det samme."

Selv en amatør (som ikke er fagkonsulent i et vitenskapelig tidsskrift) vil forstå at å helbrede 16 av 18 hester for en vanskelig helbredelig sykdom ikke skjer ved en tilfeldighet. Det konkrete resultatet, selve kjernen i artikkelen, et resultat som meg bekjent ingen annen har vært i nærheten av å oppnå, ble ikke nevnt med et ord. Jeg spør meg derfor hvorfor ikke redaksjonen engang var såpass nysgjerrig at den selv tok opp hovedtemaet i sin tilbakemelding til artikkelforfatteren.

Et positivt moment i forbindelse med artikkelen om equine sarkoider var hjelpen Thoresen fikk av Fønnebø. Da jeg hørte om denne konstruktive dialogen, foreslo jeg at han kunne sende Fønnebø e-posten han hadde fått fra Oster Wanner fra Sveits (angående de to alvorlig syke og de to terminale kreftpasientene som alle var blitt friske). Det kom umiddelbart svar fra Fønnebø:

- *Dette ser ut til å være meget interessante historier. Vi vil gjerne ha dem i vårt register over eksepsjonelle sykdomsforløp.*

Dette er jo en positiv tilbakemelding, men samtidig er jeg litt skuffet over at dette ikke fører til en noe mer offensiv holdning med hensyn til å ville etterprøve om Thoresen virkelig kan oppnå 100 % helbredelse ved sykdomstilstander der kreftavdelingene i samtlige av Vestens sykehus har en statistikk ned mot noen få prosent (alvorlig diagnose) eller null prosent (terminal diagnose).

Blant de få positive tilbakemeldingene på Thoresens forskning fra fagmiljøet i Norge er det til slutt én jeg spesielt vil trekke frem. Etter at jeg fikk "et ben innenfor" på Radiumhospitalet, ble daværende avtroppende direktør for sykehuset, Jan Vincent Johannessen, så interessert i det jeg formidlet av mine egne erfaringer med behandlingsmetoden, at han ba Steinar Aamdal sette de forskerne som er mest erfarne med denne type laboratorieforskning, til å gjennomgå og vurdere Manzettis forskningsresultater.

Blant stabelen av sykejournaler og annen dokumentasjon jeg har til rådighet, befinner det seg et dokument med Aamdals signatur, hvor følgende bisetning oppsummerer resultatet av gjennomgangen av Manzettis materiale, gjennomført av de to fremste forskerne på Aamdals avdeling (ifølge ham selv):

Hittil ukjente peptider har i laboratorieforsøk vist at de uskadeliggjør aggressive brystkreftceller.

Selv om Aamdals konklusjon på sykehusets gjennomgang av laboratorieforsøkene og oppfordringen om å gjennomføre flere (og svært kostnadskrevende) laboratorieforsøk ble et slags "god dag, mann økseskaft"-svar på min forespørsel om et samarbeid om oppdagelsen, kan denne bisetningen vise seg å være nesten like viktig som om Aamdal direkte hadde sagt ja til et slikt samarbeid. Isteden forholdt

175

han seg til mitt spørsmål som om jeg nærmest rådde over ubegrensede ressurser til kreftforskning og derfor fikk komme tilbake når dette var utforsket på i samme grad som når en legemiddelprodusent henvender seg til ham angående utprøvingen av en ny kreftmedisin.

Klinisk forskning (utprøving på mennesker) utgjør en betydelig inntektskilde for Radiumhospitalet, som er betalt av den farmasøytiske industrien. Skal Radiumhospitalet forske videre på Thoresens hypoteser og foreløpige resultater, må det muligens besluttes av andre og høyere instanser innenfor helsevesenet enn Aamdal selv. Her ligger muligens forklaringen på hans vegring, og denne problemstillingen er uansett en stor utfordring.

I den forbindelse er det viktig å understreke at hjelp til videre utforskning og utprøving ikke bør bli vurdert ut fra kommersielle mål og interesser. Thoresens oppdagelser og grunnforskning skal ifølge hans utsagn og dokumenterte disposisjoner være hans bidrag til fellesskapet, vel og merke dersom forskningen føres videre på egne premisser slik at den ikke enten absorberes av kommersielle interesser eller parkeres som en nedkjempet konkurrent til den kjemiske industrien.

oOo

Som nevnt er jeg i utgangspunktet skeptisk til nytten av pasienthistorier dersom de ikke inngår i en dokumenterbar sammenheng eller er så grundig dokumentert som den pasientdagboken som ligger til grunn for initiativet til denne boken. Jeg hadde imidlertid notert meg de eksepsjonelle resultatene med fire sveitsiske pasienter (jf. e-posten fra Oster Wanner) og ønsket også å etablere kontakt med noen av Thoresens norske pasienter.

Etter mitt syn har han en noe overdreven etisk holdning til sitt arbeid, noe som gjorde at jeg i første omgang ikke kom videre med mitt prosjekt. Hans holdning, og svar på min forespørsel, var at han mente det var feil av ham å be noen av pasientene fortelle om sine erfaringer med behandlingen. Jeg stusset litt over avslaget. I og med at dette skjedde tidlig i vårt samarbeid om boken (november 2010), var den første tanken naturlig nok at her kunne det ligge noe han faktisk ønsket å skjule. Dette opptok meg såpass mye at det endte med at jeg

176

få dager senere fikk en idé om hvordan jeg kunne komme rundt denne etiske bøygen.

Jeg spurte om jeg kunne få lov til å henge opp en plakat på hans venteværelse som kort beskrev mitt bokprosjekt, og som informerte om at jeg ønsket å komme i kontakt med pasienter som hadde kreft eller hadde hatt kreft, og som mente de hadde noe av betydning å fortelle meg. Han var enig i at det var en akseptabel løsning. Etter få dager ba jeg ham ta ned plakaten igjen. Da hadde jeg blitt oppringt av nok pasienter til å få bekreftet det inntrykket jeg hadde dannet meg, og at det ikke ville by på problemer å finne norske pasienter som kunne fortelle om sine erfaringer med behandlingen de hadde fått, dersom andre ønsket å foreta en lignende etterprøving.

Av de som meldte seg, var det to som hadde vært vitne til at aggressiv kreftsykdom, som så langt er betegnet som uhelbredelig, for eksempel platecellekreft hos hunder[62] og equine sarkoider hos hester, ble helbredet på kort tid, som oftest i løpet av 5-6 uker etter behandling hos Thoresen og uten tilbakefall. Jeg har også snakket med pasienter som har gjennomgått noe tilsvarende det jeg har erfart, skjønt ikke som eneste behandling.

I tillegg til henne som selv forteller sin historie på nettet (note 88), refererer jeg fra samtalen med en godt voksen mann som var rammet av leukemi. Han var en av de få med alvorlig kreftsykdom som hadde oppsøkt Thoresen tidlig, og han fikk en akupunkturbehandling før han begynte på en cellegiftkur. Legene hadde fortalt ham at den høye dosen cellegift som var nødvendig i hans tilfelle, sannsynligvis ville bli spesielt krevende. Appetittløshet, kvalme, vekttap, tretthet, tungsinn, håravfall og nedsatt immunforsvar var bivirkninger han ble forberedt på å bli rammet av. Disse bivirkningene gjenkjente jeg fra andre pasienters beskrivelser som hadde gjennomgått normale og langt mindre belastende cellegiftkurer. Felleskatalogen bekrefter dette og lister også opp flere andre og farligere bivirkninger, som rammer mindre prosentandeler av pasientene.

Leukemipasienten merket ingen bivirkninger overhodet. Hver dag gikk han lange turer med sin hund. Han hadde god appetitt og fikk underveis i behandlingen høre av legene at hans immunforsvar var i så god stand at de ikke kunne forstå det var mulig.

Videre kunne pasienten fortelle at det ikke på noe tidspunkt etter Thoresens behandling ble tatt prøver som indikerte at han fortsatt hadde kreft. På meg virket han helt ubekymret, uten frykt for tilbakefall. Han var full av takknemlighet for at han var en av de få som hadde fått anledning til å motta denne behandlingen.

Et hovedprinsipp for en klinisk studie er at samtlige pasienter blir registrert i studien. Jeg har bedt Thoresen om å få gjennomgå råmaterialet for den artikkelen hvor han selv fremlegger resultatet av sin behandlingsmetode. Han har aldri hatt noen sekretær. Derfor kunne bakgrunnsinformasjonen vært bedre og mer systematisk arkivert. De fleste pasientene har riktignok overlevd sykdommen(!) og vil dermed kunne delta i en grundigere etterprøving av studien. Likevel vil jeg foreslå at det brukes ressurser på en helt ny studie, hvor uavhengige fagpersoner tar seg av både sekretærarbeidet og de endelige konklusjonene.

Basert på det materialet jeg har tilgjengelig, laget jeg min egen sammenfatning av metodens resultater. Denne var først og fremst ment å tilfredsstille min egen nysgjerrighet etter å få en indikasjon på hvor effektiv behandlingen er. Jeg hadde jo tidligere fordypet meg grundig i kreftstatistikker og bestemte meg også i dette tilfellet for å lage min egen statistikk. Det første jeg gjorde, var å *gradere de forskjellige tilfellene ut fra et sett kriterier jeg på forhånd hadde satt opp.*

- Hvis svulsten har blitt mindre eller har forsvunnet ved andre strategier enn dem som tilbys på kreftavdelingene, har dette som kjent frem til nå vært regnet som et spesielt medisinsk unntak eller en umulighet, og har blitt karakterisert som anekdotisk helbredelse. For disse tilfellene benytter jeg betegnelsen *usedvanlig stor effekt.*
- Dersom veksten i kreftsvulstene har stanset etter akupunktur-behandlingen innebærer dette i de fleste tilfellene helbredelse. Det er den behandlingen som stanser veksten, ikke en eventuell senere fjerning ved operasjon, som er årsak til helbredelsen. For slike tilfeller benytter jeg betegnelsen *varig effekt.*
- Hvis veksten har stanset eller svulsten har minket eller helt forsvunnet, men så har begynt å vokse igjen eller er kommet tilbake på et senere tidspunkt, dreier det seg om helbredelse med

178

tilbakefall. Dette kan like gjerne skyldes ytre forhold eller pasientens livsførsel som mangler ved behandlingen – her betegnet som *effekt med tilbakefall.*

• At svulsten fortsetter å vokse slik ubehandlede svulster normalt vil gjøre, indikerer at behandlingen ikke har hatt noen effekt.

Jeg får da fått følgende kategorier:

• Usedvanlig stor effekt
• Varig effekt
• Effekt med tilbakefall
• Ingen effekt

I Thoresens studie er pasientene fulgt over et så kort tidsrom at man ikke kan vite nok om eventuelle tilbakefall av de to første kategoriene. Det er også etter mitt syn andre utilstrekkelig kartlagte parametre. Ikke minst mangler det i hvert enkelt tilfelle en grundig utredning av i hvilken grad sykehusbehandlingen har kunnet påvirke resultatet.

Det som imidlertid interesserer oss her, er *om studien i det hele tatt bekrefter at behandlingen har signifikant effekt* – noe den etter mitt syn gjør. Så får eventuelt et nytt, overvåket forsøk hvor Thoresen får hjelp til de formelle og tekniske sidene, styrke studiens presisjonsgrad.

Jeg har i kapitlet "Er det ført bevis for Thoresens behandlingsmetode referert én type *kvalitativ studie*, det vil i dette tilfellet si på bare én person. Eksemplet tar utgangspunkt i min pasientdagbok og dens dokumentasjon, sykehusjournalen. Etter at jeg fikk akupunkturbehandling, ble kreftsykdommen bedre, i strid med alle prognoser for denne sykdommens normale utvikling. Senere, da sykdommen tok seg opp igjen to ganger i løpet av det første halvannet året etter diagnosen, gikk sykdommen på ny tilbake umiddelbart etter ny målrettet akupunkturbehandling. I det ene tilfellet ble også behandlingsstrategien endret. Thoresens egen vurdering var at den både følbare og målbare veksten i svulsten skyldtes mangelfull kontroll fra hans egen side. I det andre tilfellet var veksten mye hurtigere, og førte også til en svært dramatisk situasjon som onkologen beskriver i sykejournalen som "sannsynlig inoperabel" og i så fall også uhelbredelig. I alle tre tilfellene, etter diagnosen og to senere

179

tilbakefall, gjorde effekten av behandlingen seg så raskt gjeldende at den ble registrert ved de første kontrollene med MR og i det første tilfellet også ved biopsier. I dagboken fra denne tiden skriver jeg:

> Hvis min bønn om et mindre kirurgisk inngrep uten forutgående stråling hadde blitt hørt, ville jeg etter veksten i svulsten som kom etter Avastin-behandlingen, valgt å få selve svulsten fjernet, da en slik operasjon ville medført mye mindre risiko for varige skader enn den tradisjonelle og mye mer omfattende kreftoperasjonen. For meg fantes det ikke lenger tvil om akupunkturbehandlingens presisjonsnivå, noe som til overmål var bekreftet av sykehusets mest presise måleverktøy, PET CT.
>
> Å stresse svulsten enda en gang med kreftfarlig stråling og skjære bort mest mulig for å få med eventuelle kreftceller som "gjemte seg i krokene utenfor svulsten", som en kirurg uttrykte det, var noe jeg mente var unødig hærverk på min kropp. Dessuten var det basert på en motsatt tilnærming til kreftsykdommen enn den behandlingen jeg hadde valgt.

Som et eksempel på min bedømmelse av enkelttilfellene i Thoresens kliniske studie kan jeg tilføye at hvis jeg hadde vært en av deltakerne, ville jeg, uansett behandlingens kvalitet, måttet bli plassert i den nest dårligste av de fire kategoriene som er nevnt ovenfor, nemlig i *effekt med tilbakefall*, muligens med en note om at to tilbakefall hadde kjente årsaker, og at de sannsynligvis ikke var inntruffet dersom disse årsakene hadde vært fraværende.

Fordelen med hunder i studien er at i dette tilfellet bortfaller usikkerheten om det er akupunkturbehandlingen eller autorisert legemiddelbehandling som forårsaker effekten. Jeg vil tilføye at etter det jeg har lært om effekten av sykehusbehandlingen i de tilfellene av kreft som er representert i studien, vurderer jeg denne usikkerheten som liten også for menneskenes del. Mens for eksempel Thoresen har lykkes i å behandle aggressiv brystkreft med spredning, vet vi ut fra statistikken at sannsynligheten for at samme sykdom vil fortsette å gå tilbake etter sykehusets behandling med cellegift, stråling og operasjon er svært liten. Årsaken til at de fleste pasientene ville forsøke annen behandling, var nettopp at sykdommen hadde forverret seg igjen etter sykehusbehandlingen, og at både håpet om overlevelse og den statistiske sjansen for å overleve var blitt enda mindre. Med andre ord synes ikke behandling ved sykehus å ha noen betydelig innvirkning på antallet helbredelser eller antallet pasienter med registrert effekt av behandlingen.

Måten jeg har bygget opp oppsummeringen av Thoresens resultater på, skyldes både hensynet til lesbarheten og behovet for å gjennomgå materialet fra bunnen av, noe som imidlertid har vist seg å ha liten betydning for det endelige resultatet. I og med at jeg har gjort det slik, har jeg gjengitt Thoresens egen beskrivelse i appendikset.

Oversikten omfatter samtlige av Are Thoresens pasienter med kreft gjennom halvannet år. Totalt dreier det seg om 34 pasienter, hvor det er meldt tilbake resultater for 28, som fordeler seg på 12 mennesker og 16 dyr (15 hunder og 1 hest). Jeg har bare forholdt meg til resultatene fra disse 28 pasientene. Seks andre pasienter har enten uteblitt fra videre behandlinger eller ikke gitt tilbakemelding om utviklingen.

At seks av de opprinnelig 34 pasientene har falt ut, ville ha vært et problem dersom forsøket hadde vært grunnlag for en vitenskapelig studie. Derfor må dette leses som en sammenfatning av det tilgjengelige materialet, som en indikasjon og langt fra noe bevis – en indikasjon på at det burde forskes videre på behandlingsmåten og gjøre den til gjenstand for en virkelig vitenskapelig studie.[63]

Resultatene har jeg etter beste evne plassert innenfor kategoriene som er nevnt ovenfor.

	(M)	(D)	Alle	M %	D %	A %
Usedvanlig effekt	5	7	12	42	44	43
Varig effekt	6	5	11	50	31	40
Effekt m tilbakefall	1	3	4	8	19	14
Ingen effekt	0	1	1	0	6	3
Samlet effekt	12	15	27	100	94	97

Mennesker (M), Dyr (D) Sum dyr og mennesker (A)

Skjønt studien ikke omfatter mer enn 28 deltakere, synes det åpenbart, i det minste for meg, at metoden har så stor effekt på kreftsykdommer at den burde bli et behandlingsalternativ for alle som ønsker det. Da forutsetter jeg selvfølgelig at resultatene gjentas i kontrollerte forsøk. Skulle jeg i enkelte tilfeller ha plassert pasienten i feil gruppe, er det imidlertid ikke mulig å gjøre feil når det gjelder pasientene i den siste gruppen. Den ene hunden som ikke viste bedring, er åpenbart den eneste av både dyr og mennesker hvor det ikke ble registrert virkning av behandlingen.

En effekt på 97 % er mye, så mye at ingen kreftforskere så langt har vist tiltro til at resultatene er basert på faktiske forhold. Det som nå vil være nytt, sammenlignet med hvordan Thoresen selv har presentert sin akupunkturforskning tidligere, er at disse resultatene kan vurderes i sammenheng med laboratorieforskningen til Manzetti og den konklusjonen jeg fikk fra Radiumhospitalet etter deres gjennomgang av laboratorieforsøkene. Når Steinar Aamdal har bekreftet at forskerne ved hans avdeling har kommet til at de peptidene som kroppen har produsert i minuttet etter at en kreftpasient har fått akupunkturbehandling, har vist effekt på kreftceller i laboratoriet, forstår jeg dette som en entydig, skjønt indirekte, bekreftelse av akupunkturens effekt på immunforsvaret.

Det er tretti år siden Thoresen på sitt første forsøk med å prøve metoden helbredet en hund for fremskreden kreft. I løpet av denne tiden har han behandlet mer enn 600 norske krefttilfeller (mennesker, hunder og hester). Arbeidet med å sette meg inn i det som har skjedd i disse årene, og forsøket på å formidle det har engasjert meg så sterkt at jeg noen ganger frykter for at det skal gå nye tretti år før kreftsyke mennesker får tilbud om denne behandlingen.

Hver gang frykten kommer, avløses den imidlertid raskt av fornyet optimisme og spenning knyttet til hvem jeg treffer rundt neste hjørne, og som har noe konstruktivt å bidra med. At flere kreftforskere er interessert i å snakke med meg, har allerede vært en positiv overraskelse.

oOo

Når jeg forteller mine venner og bekjente hva jeg arbeider med, får jeg med små variasjoner den samme reaksjonen:

- Men dette er jo fantastisk!

I spontan godtroenhet tar de for gitt at dette snart vil komme kreftsyke til gode. Godtroenheten skyldes at de ikke selv har opplevd hvor sterke økonomiske interesser som råder innenfor en sektor av samfunnslivet de fleste tar for gitt både er faglig selvstendig og styrt av menneskelige hensyn.

Ønsket om å bli rik, og rikere, er naturlig for mennesket. I det daglige livet er det seg selv nærmest enten det gjelder økonomi, makt eller heder og ære. At det kommer en enslig veterinær med løsningen, og en type løsning som setter det meste av pågående kreftforskning og behandling i skyggen, vekker ikke spontan faglig begeistring og brer seg heller ikke som ild i tørt gress i de medisinske fagmiljøene.

At jeg likevel ser positivt på muligheten for at Thoresens metode kan bli tatt i bruk på relativt kort sikt, skyldes først og fremst at jeg tror informasjon og kunnskap om den vil spre seg og føre til et kollektivt krav om at behandlingen blir gjort tilgjengelig for flere nordmenn enn de som nå, via tilfeldig informasjon, finner veien til den lille enmanns-klinikken i Sandefjord.

Det er pasientene og deres talsmenn og -kvinner, de uavhengige allmennpraktiserende legene og ikke minst journalistene og politikerne som kan bli ilden i det tørre gresset idet de, som jeg tror og håper, av den medisinske eliten forlanger at pasientenes interesser kommer først.

18. Nest siste dagboknotat, våren 2009

Som det indirekte fremgår av dagboknotatene fra høsten 2008 var jeg ikke et øyeblikk inne på tanken å utforske alternativet å fjerne svulsten. Operabel eller ikke operabel – det var ingen problemstilling som bekymret meg. Jeg kan heller ikke huske at jeg brukte mye tid på å tenke over akkurat den siden av min helsesituasjon.

Den saliggjørende erfaringen av at en kreftsvulst som var i ferd med å tette igjen fordøyelseskanalen min skrumper slik at den åpner seg igjen - *tredje gang på tre forsøk at en halvtimes en-nåls akupunkturbehandling viser en effekt som er sammenlignbar med den effekten antibiotika har på dødelige bakterie- og virus sykdommer –* gjorde noe tilsvarende med min tro på at jeg ikke ville dø av dette. Jeg regner med at religion har skapt tilsvarende klippefast tro i andre sammenhenger, andre steder og til andre tider.

Etter at resultatet av behandlingen 14. oktober 2008 åpnet tykktarmen igjen var jeg aldri i tvil om at jeg ville overleve. Jeg var ikke i nærheten av å forberede noen rask retrett, slik jeg gjorde de første månedene etter den mirakuløse helbredelsen de første biopsiene og bildene bar bud. Den gang var jeg nok til dels preget av en murrende uro og frykt for at miraklet kunne «gå over» igjen og jeg ville bli en av de fler enn ti tusen pasientene som i 2007 forberedte seg på å forlate sine kjente og kjære omgivelser.

Første gang jeg opplevde å bli helbredet var jeg et halvveis uforstående vitne til det ene miraklet etter det andre; ingen spredning, ingen vekst, ingen funn av kreftceller i svulsten. Jeg bare tok imot og visste ikke hva jeg skulle tro. Kunne dette virkelig fortsette?

Andre gang, fra dårlig beskjed på sykehuset direkte til Lanzarote, hvor jeg den første dagen på vulkanøya levde i bevisstheten om avgrunnen under den slake linen hvor jeg nå opplevde å befinne meg midt utpå, uten anelse om hvordan jeg skulle komme videre ...
... men som på en underlig måte gikk tilbake til en slags lykkelig uvitenhet om avgrunnen. Jeg levde videre uten særlig bekymring frem

184

til jeg noen uker senere fikk se bildene som viste at veksten var stanset for andre gang.

Tredje gang hadde jeg oppnådd en form for immunitet. Jeg hadde en ro som jeg sett herfra bare tror at en tro større en fornuft kan gi oss mennesker. Dette handler ikke om noen spesifikk tro, om religiøsitet eller noe en kan sette noen betegnelse på. Det kan bare beskrives ved at virkeligheten, livet selv og hendelsene det hadde å by på ikke lot seg rokke av motforestillinger – av uhensiktsmessig tvil og bekymring.

Vi er nå kommet dit hvor det er oppdaget en effektiv måte å helbrede kreft på for en betydelig andel av verdens kreftsyke mennesker – alle de som responderer på riktig utført akupunkturbehandling og samtidig selv bidrar med endringer i livsførsel. Luker vekk *det*, hva nå "det" måtte være av vaner, relasjoner, arbeid og annet som åpenbart ikke vil hjelpe immunforsvaret og selvhelbredelsen. Det som tvert imot kan tenkes å være årsak eller delårsaker til at sykdommen har fått utvikle seg så langt at den blir en trussel mot livet selv. Så spørs det bare hvor lang tid det vil ta før den samme vissheten sprer seg dit hvor det virkelig monner og vil føre til endringer av vår kreftomsorg. Går den veien jeg og endel andre som enten benytter metoden på sine pasienter eller har blitt bra av den har gått.

Har jeg rett? Eller er det tvilerne som har rett, de som har en like sterk tro som jeg har, bare at de tror at redningen må komme fra autorisert kreftforskning, at den umulig kan komme til menneskeheten på samme måte som mange av de andre store medisinske oppdagelsene? - *fra der en minst har ventet det.*

Mitt første argument for at det er jeg som har rett, er nettopp det faktum at avgjørende medisinske oppdagelsene har kommet til oss på samme måten: Gjennom et eller noen få dedikerte menneskers arbeid og oppdagelser, ofte på tross av det rådende medisinske verdensbildet.

Mitt andre argument er denne fortellingen. At den er fra virkeligheten kan ingen ta fra meg, fordi ingen vil finne et eneste dokumenterbart argument for at noen av hovedmomentene den forteller om er feil gjengitt eller oppdiktet. Alle kan komme å se, forskere kan få hele min sykejournal - fra fastlege, Sykehuset i

Vestfold og Radiumhospitalet - til disposisjon, for å kontrollere dokumentasjonen bak beskrivelsene i pasientdagboken.

oOo

Det tok fire måneder før nye bilder ble tatt. Jeg husker ikke hvorfor det tok så lang tid, bare at jeg verken var spesielt nysgjerrig eller utålmodig og heller ikke maste på noen om det.

MR-bilder fra 12. mars 2009 viste

... en temmelig uendret distalt rectumcancer ...

og

Lite forandring sammenlignet med bilder 11.11.08.

I lys av at jeg kjenner fortsettelsen spør jeg her hvordan vi best kan forstå uttrykket "temmelig uendret" og "lite forandring"? Kan det være en omskrivning av at det faktisk har vært en forandring til det bedre, men at en slik utvikling er så utrolig, nærmest utenkelig, at det er årsaken til en så upresis formulering?

For røntgenlegen, som først har sett en voldsom oppblomstring på kort tid etter tilnærmet status quo, må jo dette fortone seg mildest talt merkelig. Jeg formoder at en slik sykdomsutvikling egentlig er oppsiktsvekkende; at en hissig, og sannsynligvis inoperabel utløper fra en svulst slutter å vokse - uten sykehusbehandling. Hvis det hadde vært resultat av en ny sykehusbehandling, utviklet av Radiumhospitalets forskere, regner jeg som ganske sikkert at denne metoden for lengst hadde vært kjent og allerede før denne boken trykkes ha blitt tatt i bruk på kreftavdelinger verden over.

Så kommer det virkelig sensasjonelle resultatet: To måneder senere, på CT-bilder fra 8. mai, er hele DEN NYE INNVEKSTEN I MUSKLATUREN BORTE. Det vil heller ikke bli noe problem å fjerne svulsten helt gjennom en enkel operasjon – slik jeg nå har bestemt meg for.

Det kunne vært interessant å få analysert billedserien 11.11.08 – 12.03.09 – 08.05.09 om igjen for å se om ikke min forståelse av de diffuse begrepene "temmelig uendret" og "lite forandring" ovenfor; er riktig. Selv om det ikke lenger er mulig for radiologene å se bort fra en fullstendig retrett av den nye aggressive kreftveksten fra sommeren før, var det knyttet en tilsvarende upresis formulering også til de siste bildene:

«Lite endring i størrelse.»

Dette er ikke basert på sammenligning med MR- bildene etter Avastin-behandlingen men er sammenlignet med CT-bildene fra mai 2007, eller diagnosetidspunktet - via bilder fra mai 2008 som heller ikke viste noen endring fra mai 2007. To år og en broket sykehistorie mellom bilder som viser nøyaktig det samme bare med noe reduksjon av forstørrede lymfeknuter.

Det kan tilføyes at Radiumhospitalets fremste spesialist på ultralyd, og *som jeg fikk snakke med både under selve undersøkelsen og mens han gjennomgikk alt billedmateriale gjennom to år* fastslo at ingen lymfeknuter ville blitt vurdert av ham som mulige patologiske slik radiologer hadde antydet.

Radiologens eget resymé viser samlet sett, for svulst og lymfeknuter

«Uendret status lokalt i bekkenet.»

Selv om en tolker det diffuse «lite endring i størrelse» slik at det faktisk er uendret status fra året før, så betyr det at det må ha skjedd en betydelig skrumping av svulstens tykkelse mellom bildene tatt etter Avastin-behandlingen 11.11.08 og 08.05.09.

Samlet sett ga det siste årets bilder (PET CT, MR og CT) kombinert med Ares pulsdiagnoser og mine egne erfaringer med sykdommen følgende sannsynlige hendelsesforløp fra og med Avastinbehandlingen et år tidligere:

1. PET CT tatt like etter avsluttet Avastinbehandling, 9. juli, viste en dramatisk økning i aktiviteten i gjenværende kreftceller sammenlignet med før behandlingen, da aktiviteten var under grensen for å betegnes patologisk.
2. Tre måneder senere hadde denne økningen i aktivitet manifestert seg som en utløper fra svulsten som både ga følbart ubehag og medført en trangere passasje i tarmen enn på noe tidligere tidspunkt under sykdommen.

187

3. Samme dag som jeg får vite om den dramatiske utviklingen som fremkommer på PET CT bildene får jeg en behandling av Are Thoresen som han vurderer som vellykket.
4. I dagene som følger blir symptomene raskt bedre. Avløpet blir normalt på utrolig kort tid, men sykdommen ikke blir føbart borte denne gangen. Jeg blir nå jevnlig minnet om hvilken sykdom jeg har og hvor den sitter.
5. Selv om symptomene raskt blir mye bedre, viser en MR tatt 11. november, fire uker etter at Are gjenopptok behandlingen, at svulsten fortsatt er mye større enn noen gang, faktisk så stor at den beskrives som inoperabel (uhelbredelig). Av dette trekker jeg den konklusjonen at svulsten i begynnelsen av oktober nådde maksimum i størrelse så langt i sykdomsforløpet, at den straks etter behandlingen ble redusert i størrelse, men at den fire uker senere likevel fortsatt var *betydelig* større enn den hadde vært ved noen tidligere måling.
6. CT-bilder fra 8. mai 2009 viser at svulsten fortsatt har krympet og nå er tilbake til den minste størrelsen som tidligere er målt, på omtrent samme tidspunkt på året i 2007 og 2008. Svulsten er krympet fra inoperabel til operabel igjen.

Når jeg sammenligner disse fakta med radiologenes ordbruk, blir jeg sittende med et regnestykke som ikke går opp. Jeg har kommet til at denne feilen skyldes at radiologene er like lite vant med den type sykdomsutvikling som røntgenbildene har dokumentert, som onkologene og kirurgene er det. Der bildene må ha vist reduksjon i størrelse, har sannsynligvis radiologene hatt vanskelig for å tro at svulsten virkelig var blitt mindre og derfor også benyttet forsiktige formuleringer som "... *temmelig uendret* ..." og "... *lite forandring sammenlignet med* ...".

I og med at det ved tre anledninger i sykdomsforløpet så langt har vært dokumentert sikker vekst, og at de årlige (vårlige) CT-bildene viser at det *ikke* har vært noen vekst fra år til år, så krever det ikke spesielle kognitive evner for å kunne slutte seg til at det må ha funnet sted en like markant krymping i periodene etter at veksten ble påvist som det hadde vært vekst i periodene forut for status quo målingene.

Det kan tilføyes at mine egne, subjektive observasjoner fremdeles pekte i retning av en enda større reduksjon enn det korrekte regnestykket konkluderer med: Langsomt men sikkert fortsatte nemlig de løselig sammensatte «blyantene» i toalettskålen, som etter hvert var blitt til tynne sigarer eller sigarillos, å fortsette og legge på seg rundt midjen til de enkelte dager var som faste «havannasigarer» - som passerte uten problemer. De var vinteren 2008/09 påtakelig tykkere enn de noen gang hadde vært i løpet av de siste fire, fem årene.

Gjennom en form for geometrisk tenkning over hva som skjedde i tarmen når svulsten ble «slanket», fant jeg en annen mulig forklaring på hvordan denne lille uoverensstemmelsen i radiologenes regnskap hadde oppstått, i det minste en del av forklaringen:

Jeg så for meg en utspent, potent svulst som var så voluminøs at den nesten blokkerte tarmpassasjen. Ved at svulsten var utspent og tarmen er bøyelig vil det da være naturlig at svulsten drar i tarmen i endene slik at både tarm og svulst på dette stedet får en noe avrundet form. Deretter så jeg for meg hvordan behandlingen medførte at svulsten ble slanket, at denne prosessen ville føre til at draget i tarmen ble borte og at tarmen dermed rettet seg ut. Når volumet i svulsten minker og tarmen retter seg ut vil den kreftrammede delen av tarmen faktisk bli lengre. I og med at det konsekvent har vært svulstens lengde og hvor stor del av tarmens omkrets den dekker som ble målt, ville det at svulstens volum minket, kunne føre til at resultatet ble avlest motsatt – som om svulsten ble lengre. Uansett vil det også være de cellene i svulsten som forbinder den med tarmen som forsvinner sist. Svulsten vil derfor beholde lengden og lengden på omkretsen av tarmveggen; flaten mot tarmen - selv om nesten hele svulstens volum er «behandlet bort».

oOo

At det som i MR 11.11.08, den første etter Avastin-behandlingen, ble beskrevet som «*tydelig innvekst i nabostruktur til tarm*» ga meg andre symptomer og andre problemer – selv etter at svulsten ble krympet igjen. Dette er en annen historie og som har lite eller ingenting med Are Thoresens behandlingsmetode å gjøre. Derfor stanser jeg referatet fra pasientdagboken ved dette «årsoppgjøret», to år etter første måling av kreftsvulsten, tre år etter at jeg ba om å få en kreftundersøkelse og nesten fem år etter at jeg først merket standhaftige symptomer på at noe alvorlig var galt med kroppen min.

189

At det var vanskelig for sykehusene å gjøre innrømmelser etter det som Avastin-behandlingen forårsaket, ja, at det ble vurdert som en tilfeldighet, blir takket være god hjelp fra Are Thoresens amerikanske nettverk, ikke stående som en påstand-mot-påstand-situasjon. Det er ikke en pasient uten medisinsk utdanning som anklager landets fremste ekspertise på nyutviklet kreftmedisin.

Om dette skulle blitt fremstilt slik i offentligheten (i og med bokutgivelsen), ville nok de aller fleste støttet seg til den medisinske ekspertisen. Her fikk jeg imidlertid en dokumentasjon som stiller det meste av kritikk av «systemet» i skyggen, og som jeg tar med i avrunding av min pasientdagbok, i kapittel 20, i den hensikt at dette ikke skal friste den/de ansvarlige til noen gjentakelse overfor andre «vanskelige» pasienter.

19. Et samfunnsperspektiv

Fortsettes fra hovedboken

Mot slutten av arbeidet med de to bøkene falt det meg inn en uhyrlig tanke. En konklusjon som burde være et selvfølgelig faktum også for alle andre - hvis de bare hadde tillatt en så stor uhyrlighet å trenge gjennom det skallet av troskyldighet som beskytter oss fra å stille spørsmål ved det vi likevel ikke kan gjøre noe med.

Hadde jeg ikke stadig klarere innsett hvor ille det kan bli når medisinsk forskning er prisgitt investorer og finanssektorens kynisme, hadde jeg heller ikke referert den:

Pasientenes sunnhet er helseindustriens største konkurrent.

Det er ingen vei ut av denne blindgaten. Det er vanskelig for ikke å si umulig å se for seg at en form for finansdarwinisme eller verdensomspennende praksis med et monopolisert marked og aktørenes behov for å berike seg vil kunne gi oss et sunt helsevesen. Den eneste løsningen er, slik jeg ser det, en form for produksjon av legemidlene hvor alle parter og deltakere har sammenfallende interesser.

Dette har ingenting å gjøre med en kritikk av kapitalismen eller et standpunkt for høyre- eller venstresiden i politikken. Det er så enkelt som at når *den enes nesten død er den andres brød*, utgjør de til sammen en konstellasjon hvor begge parter i det lange løp er i strid med seg selv. For legemiddelprodusentene er markedskapitalismen ingen reell vekstfaktor, men en arena hvor det skjer alt for mye spill og meningsløs innovasjon på andre samfunnssektorers bekostning. Derfor konkluderer denne analysen med at det ikke er i alle sammenhenger, og spesielt ikke i denne, at kapitalisme og markedskrefter er formålstjenlige - selv om markedskreftene hadde vært *frie* og ikke monopolistiske.

191

Menneskeheten blir i hvert fall ikke friskere av dette systemet, hvor det må en tidligere superkapitalist som Bill Gates og hans 100 milliarder til for å forsøke og fordele de riktige medisinene og vaksinene på en rettferdig måte i verden. Kreftutviklingen i Vesten er imidlertid for mye å bryne seg på selv for Bill Gates til tross for at han hevder å ha med seg flere enn hundre andre milliardærer på sitt prosjekt.

oOo

Under arbeidet med kapitlet om etikk og økonomi i kreftbehandlingen støtte jeg fort på påstanden om at ingen andre enn autoriserte behandlere og kreftavdelinger på sykehus kan hjelpe kreftpasienter med sykdommen. Denne generaliseringen er fundamentet for en svært så løs påstand om at det er uetisk av andre helsearbeidere å tilby kreftpasienter behandling for sykdommen. Både ut fra juridiske, medisinfaglige, legeetiske og fagetiske vurderinger er påstanden så løs at den må karakteriseres som grunnløs.

Det vaklevorne fundamentet (generaliseringen) er av «unge» kreftforskere, unge i betydningen *fordomsløse og åpent forskernysgjerrige på jakt etter fakta,* ansett som så medisinfaglig akterutseilt at de for lengst har latt det rase sammen - sammen med det medisinfaglig uprøvde dogmet som påstanden står og faller med: Om kreft som en irreversibel sykdom.

Bøkene mine har gjennomgått en rekke individuelle problemstillinger i kjølvannet av dette århundregamle vraket – som nå sakte synker på grunn av den «liksomlogikken» som bare tilsynelatende har holdt det sammen. Og med blikket litt hevet, fra det individuelle og fra mitt eget erfaringsgrunnlag, får jeg syn for de samfunnsmessige implikasjonene. Det beskrevne rakleverket har blitt tatt for god fisk av media, befolkningen, politikere og av de høyeste rettsinstansene i verdens mest avanserte rettsstater. Det har vært laget lover for å beskytte pasienter mot behandlingsformer vi i dag, og for den saks skyld – også i går og i forgårs vet og har visst kan være avgjørende for skjebnen til pasienter som autorisert kreftbehandling ikke lenger kan hjelpe med

192

livsforlengende medisiner. Dette har lenge vært tilgjengelig fagkunnskap for onkologer og forskere som følger med i sitt fag.

I krampaktige forsøk på å hindre et synkende skip i å synke utføres den makt som fremdeles ligger hos flertallet, de som forvalter *konsensus*, til å dømme disse pasientene til døden.

I de utfordrende avsnittene ovenfor har jeg støttet meg på en kombinasjon av vitenskapelig frembrakt kunnskap, på egne erfaringer, men mest av alt på både en nestor i norsk kreftforskning, Forskerforbundets *superforsker*, Johan Moan (Forskerforbundets kampanje med Moan i spissen er beskrevet mot slutten av epilogen). Jeg støøter meg også på de «unge» norske kreftforskerne med Jan Mæhlen og Per-Henrik Zahl i front da de har vært eksponert i media i forbindelse med sin forskning på resultatet av mammografitilbudet til alle norske kvinner over 50 år.

Her har de kommet til det resultatet jeg trodde jeg var alene om, og jeg derfor ikke hadde turt ta med i manus før jeg hadde snakket med Mæhlen: Nemlig at det å få en kreftdiagnose og starte kreftbehandling i mange tilfeller er farligere enn å «la naturen gå sin hang», der kreftsvulster kan komme og forsvinne igjen uten å bli så store at de blir en utfordring for pasientens «å være eller ikke være».

I en samtale bekreftet Mæhlen at ingen kreftforskning underbygger hypotesen og dogmet ovenfor. Heller ikke finnes det noen vitenskapelig begrunnelse for dem ettersom den allerede er motbevist av fakta. All forskning på dette området, fremdeles ifølge Mæhlen, viser nemlig det motsatte, at kreft er en reversibel sykdom, som hele tiden helbredes på naturlig måte ved selvhelbredelse, *og følgelig også kan helbredes av klinikere utenfor autorisert kreftbehandling som understøtter og restaurerer den naturlige kreftbehandlingen som er organismens/skaperverkets kreftbehandling* - den mest effektive av dem alle.

Et viktig spørsmål er hvorfor en slik helt avgjørende kunnskap om sykdommen ikke tidligere har blitt videre utforsket frem mot samfunnets kunnskap og vår alles erkjente plattform for effektivt helbredende behandling. Hvorfor har ikke dette vært medisinsk interessant nok til å bli nærmere undersøkt?

Kanskje har dette både være interessant nok og blitt forsket på av uavhengige forskere med små budsjetter. I min søken etter kunnskap har jeg funnet både amerikanske og europeiske forskere som har fått sin forskerkarriere og sine liv ødelagt, i ett tilfelle ved å miste det. Dette har det vært umulig for meg å underbygge tilfredsstillende. Det har forblitt av samme kategori fortellinger som de jeg gjennom livet har fått referert om forskere som har villet forbedre teknologien i våre bilmotorer, teknologi som reduserer eller fjerner behovet for at olje er basis for fremdriften. Spørsmålet ovenfor er derfor sannsynligvis ikke riktig stillet, og svaret har neppe noe å gjøre med vitenskap eller mangel på medisinsk interesse. Det er mer nærliggende å søke årsaken i det logiske årsakskomplekset som Sergio Manzetti peilet meg inn på: At de som i hovedsak betaler for forskningen ikke ønsker at deres forskere skal "se" i den retningen hvor kreft helbredes på naturlig måte. Årsaken bak dette igjen er at det forskerne da vil kunne finne, både kan svekke deres monopolstilling og redusere *markedet – det vil si: antall kreftsyke over tid.* Å kartlegge dette området og organismens eget forsvar mot kreft vil nemlig før eller siden sannsynligvis føre til metoder for å styrke eller gjenopprette organismens naturgitte forsvar mot kreft. Dette vil selvfølgelig være et avgjørende gjennombrudd i kreftforskningen, da det er inngangsporten til løsningen av kreftens gåte. Den samme korte veien mot løsningen som Are Thoresen og Sergio Manzetti har gitt samfunnet som sine bidrag til å fjerne de marerittene halve befolkningen opplever. I det små er det gjennom de siste tretti årene spredt kunnskap om dette til klinikker, klinikere og leger i en rekke land i flere verdensdeler og hvor den behandlingsmetoden Thoresen har utviklet benyttes.

Vi håper nå at spredningen av kunnskapen i det store offentlige rommet kan lede til at spredningen snart kan føre til endringer. At det offentlige som betaler og i siste instans er ansvarlige for hva slags kreftomsorg vi får følger de unge forskerne, lytter og lærer. At de flytter noen få kroner fra de aller dyreste påfunnene for å utvide kreftmarkedet til, i første omgang, å fremskaffe de nødvendige bevis for at akupunkturmetoden bør bli et tilbud til alle norske kreftpasienter.

Ovenfor har jeg med en avstikker til oljeindustrien begynt på svaret på spørsmålet ovenfor og kommet frem til at det nok ikke er mangel på interesse hos forskerne, at svaret ikke er å finne innenfor forskningsavdelingene på sykehusene og kreftavdelingene, men på børsen.

Da er vi tilbake ved at forutsetningen for å opprettholde monopolet er de enorme økonomiske kravene som stilles til dem som kan vise til lovende forskning omkring nye medisiner. Disse kravene har bakgrunn i *måten* medisinenes effekt kreves dokumentert på - jf. kapitlet «Utprøving av medisiner» - en prosess som er så kostbar å gjennomføre at selv ikke nasjonalstater har sett seg økonomisk i stand til å ta opp konkurransen med kreftmedisinindustrien.

Dette er etter mitt syn noe *Helse- og Finansdepartementet* i Norge og/eller underliggende helsefaglige instanser som *Legemiddelverket* og *Helsedirektoratet* burde revurdere. Dersom *Staten,* via *Forskningsråde* (?) ut fra rent medisinske motiver velger å gjennomføre forskningen frem mot legemidler istedenfor at norsk grunnforskning selges ut til de store kommersielle aktørene så snart det oppdages noe interessant, vil det som tidligere var til et stort flernasjonalt konserns gevinst bli Den Norske Stats gevinst. Det som totalt vil være vår viktigste gevinst, er imidlertid ikke det vi vil vinne ved å overta profitten i medisinproduksjonen og spart markedsføring, men det at vi kan opprettholde fokus på helbredende medisin og behandling. Dette mener jeg å ha gitt troverdige indisier på at de kommersielle aktørene ikke gjør. Noe som også er logisk og helt naturlig. En helbredende medisin ville en tid selge svært godt, men samtidig redusere markedet til en mikrodel av det den livsforlengende medisin har oppnådd. Dette markedt er fremdeles i kraftig vekst, i kvantum og veksten opprettholdes ved bruk av stadig mer kostbare medisiner. Dette er noe dagens produsenter har full anledning til ifølge lovverket, men som det ikke vil gis anledning til dersom medisinutviklingen baseres på legeetiske normer.

Også mye av det som opprinnelig har vært oppdaget og forsket på innenfor alternativ medisin, og som anses for å ha kommersiell interesse for de store legemiddelprodusentene, ender før eller siden med å bli kjøpt av en av de store produsentene. Dersom det er effektivt i den forstand at det truer markedet, er det ikke forbausende at det nettopp blir kjøpt for *ikke* å bli forsket videre på, slik at det kan utvikles til et godkjent legemiddel. De som opprinnelig sto for de gode ideene og den første delen av forskningen, er maktesløse overfor en slik beslutning og må passivt være vitne til at det legges lokk på deres

195

oppdagelse. Her er det flertallsdiktaturet som gjelder, og de med aksjemajoriteten som bestemmer. Deres oppdagelse er kjøpt og betalt for av selskapet, slik at dersom de aktivt motarbeider avgjørelsen ved selv å forske videre eller gå i kompaniskap med andre aktører, blir de effektivt stoppet av et lovverk som absolutt ikke burde benyttes til å utvelge hvilke typer kreftmedisin vi blir tilbudt.

Kort sammenfattet mener jeg å ha sett og beskrevet en enkel, effektiv og svært lønnsom næringslivsmekanisme som beskytter de økonomisk sterkeste aktørene, men som har lite eller ingenting å gjøre med faget medisin og menneskenes velferd.

Det for meg mest underlige fenomenet i denne organiseringen av helsemarkedet, er at de store og tunge aktørene, produsentene og helsemyndighetene som fastsetter betingelsene for å slippe noen inn på markedet, har samarbeidet så godt og så lenge *om å øke utviklingskostnadene for nye medisiner*. I første omgang med det resultatet at andre og mindre aktører ikke kan oppnå adgang til markedet. I andre omgang gir helsebyråkratiet og politikerne den andre parten i samarbeidet, medisinprodusentene, et solid overskudd utover alminnelig akseptert fortjeneste - på bekostning av skattebetalerne og pasientene.

Tesen om at symptomdestruksjon er den eneste formen for kreftbehandling som kan redde pasientens liv, er avgjørende for å opprettholde den beskrevne koblingen mellom etikk, økonomi, juss og medisin. Både metodisk analyse og på bakgrunn av over hundre års erfaring med denne strategien kan en nærmest fastslå at denne tilnærmingen til «kreftens gåte», kampen mot symptomene, *sikrer produsentene mot at det så lenge denne overordnede strategien følges vil det aldri utvikles generelt helbredende kreftmedisin som truer markedet deres.*

Jeg skriver «markedet deres» fordi jeg, inntil det motsatte er bevist, har som utgangspunkt at dette «eies» av et kartell og drives som et monopol, takket være lovgivningen i de enkelte land hvor konkurrenter til monopolet effektivt stanses ved å kriminalisere alle dem som forsøker seg.

For å vite med sikkerhet at det er slik måtte jeg nok ha vært en av de aller største eierne av pharmaaksjer – de som har makt og myndighet. Slik vi ser dette utenfra er det imidlertid grunnlag for en

196

antagelse om at de store aktørene over tid og i det rommet de kompliserte stamtrærne deres brer seg utover og inn i de fjerneste avkroker, har hver sine knipper med patenter, og at det nettopp er denne patentordningen som befester aktørenes posisjoner og sikrer dem partnerskap i det godt kamuflerte medisinprodusent kartellet – der eneste form for konkurranse er den *ufrie,* den ujevnbyrdige finansjungelsens lov om at de store kjøper de små. At det kan ha blitt slik, ser jeg en mulig opprinnelse til i det amerikanske systemet, hvor mangelen på offentlig helsevesen med nødvendighet har overlatt medisinproduksjonen til private, og hvor patentordningen er måten de forsvarer sine investeringer på. I mange europeiske land, som de skandinaviske, kunne nasjonenes helsevesen ved hjelp av en helt annen og legitim form for «kartell» ha samarbeidet, på samme måten som de illegitime: fordele patentene mellom seg og fremstille medisinene uten annen form for konkurranse enn *den sunneste av dem alle - å utvikle de mest effektive medisinene.*

I et slikt samarbeid vil "de andres" suksess kunne bli alles gevinst.

oOo

På et tidspunkt hadde også Thoresen ambisjon om å produsere en kjemisk fremstilt medisin, men i en annen og ny "divisjon". Istedenfor å dreie seg om *symptomdempere* var det tale om *sykdomsfjernere* etter modell av de "medisinene" vår organisme selv skaper.

Jeg har inntrykk av at denne ambisjonen nå er forlatt. I boken har jeg fremholdt at Manzettis laboratorieforskning, som riktignok utgjør et første skritt på veien mot en slik medisin, allerede har påvist at Thoresens akupunkturbehandling styrker immunforsvaret mot kreft. Den samme mekanismen som gjør seg gjeldende i denne behandlingsformen, kan ifølge Thoresens og Manzettis forskning også vise seg å ligge til grunn for behandlingen av mange helseplager og sykdommer hvor akupunktur har effekt. Slik har Thoresen/Manzetti åpnet for en utvidet forskning omkring hvilke endringer i blodet som skjer umiddelbart etter en vellykket akupunkturbehandling mot i prinsippet alle lidelser hvor akupunktur har vist klinisk effekt.[64] Etter min vurdering er dette et langt viktigere mål å nå enn å skulle fremstille en kjemisk kopi, som så patenteres og settes i produksjon på tilsvarende måte som dagens kjemiske medisiner.

Den brobyggingen mellom akupunktur og naturvitenskap som allerede er gjennomført, mangler "bare"[65] en objektiv vitenskapelig dokumentasjon slik at andre forskere kan bygge videre på denne plattformen – frem mot en global medisin som samtidig er inkluderende fordi den ikke behøver å konkurrere med annen medisin. Denne medisinen vil ikke være patenterbar og vil derfor ikke bli et spekulasjonsobjekt for investorer.

oOo

Selv om alle yrkesgrupper er mer eller mindre viktige for å sikre et kvalitativt godt samfunn, er det min påstand at helsearbeiderne samlet sett står i en særstilling. Det er naturlig å sammenligne dem med de yrkesgruppene som trygger vår livssituasjon gjennom håndhevelsen av vårt lovverk, og som sikrer oss mot overgrep av enhver art fra ulike enkeltaktørers eller interessegruppers side.

Etter mitt syn burde det bli gjort et arbeid for å avslutte det som er tilbake av nedarvet hierarki og laugsbeskyttelse, noe som innenfor helsevesenet kan gi større negative og dramatiske utslag enn innenfor de fleste andre yrkesgrupperingene.[66] Denne forløperen til den nyere tids fagforeninger har alternative behandlere helt tilbake fra de kloke koners tid vært utelukket fra. Dette har nok bidratt til at de i generasjoner har blitt stående på bunnen i hierarkiet som en stor felleskategori. Uansett deres kunnskap og kvalifikasjoner blir de satt i samme bås, og de kommer heller ikke til orde innenfor beslutningsprosessene på en måte som står i et rimelig forhold til deres faktiske posisjoner i Helse-Norge – målt i antall behandlinger og resultatene av dem, slik disse vurderes av deres pasienter.

Et krav som ofte stilles av de offentlige myndighetene til alternative behandlere, er at de ikke skal ha som motiv å tjene penger. Oppfyller de ikke forventningen om høy grad av idealisme og økonomisk nøysomhet, kan det alene føre til mistanke både om manglende integritet og faglig inkompetanse.

Samtidig er det stor overbærenhet overfor det faktum at tilnærmet alle offentlig godkjente legemidler er produsert med et

198

eneste motiv om størst mulig økonomisk overskudd for bedriftene som lager dem. Her assosierer jeg igjen til markedsføringseffekten, det vil si den type markedsføring som påvirker oss uten vårt vitende. Dette fenomenet er omtalt i kapitlet om "Etikk og økonomi i kreftbehandlingen", men med den forskjellen at det her dreier seg om en indirekte og negativ form for markedsføring. Det er vanligvis ikke lenger passende å reklamere for sitt eget prosjekt gjennom nedsettende beskrivelser av konkurrentenes. I helsebransjen skjer dette på en måte som får markedet til å tro at det ikke handler om konkurranse om pasientene, men om formidling av realiteter – i ly av den kunnskapen som tilkjennes de akademisk anerkjente og graderte kategoriene av autoriserte helsearbeidere Et eksempel på denne indirekte og ofte aggressive markedsføringen er påstanden om at alternative behandlere skor seg på kreftpasientenes bekostning, en beskyldning som rammer tilfeldig ettersom alle behandles "under en kam". Beskyldningen er desto mer grov og urettferdig når den lille alternative behandleren her stilles opp mot noen av de rikeste i verden, en håndfull hovedaksjonærer i kreftindustrien, som er dem vi med rette skulle ha rettet denne beskyldningen mot.

Jeg har forsøkt å vise at økonomimotivet resulterer i mange og ofte kostbare medisiner vi ikke behøver, og som kan være skadelige eller direkte farlige, og at vi går glipp av en mengde god og nyttig medisin fra mindre og dårligere finansielt stilte konkurrenter. Det jeg her vil presentere som en forhåpentligvis effektiv metode mot denne politikken, er at det offentlige Norge overtar økonomimotivet. Man bør da begynne med en evaluering av de rimelige og nesten gratis forebyggende og helbredende strategiene mot kreftsykdom som er presentert i bøkene, samtidig som det blir foretatt en evaluering av dagens pengeslukende strategier. Begge deler bør baseres på korrekte statistikker og objektive faglige studier.

Evalueringen *kan* føre til en reduksjon av kostnadene forbundet med kreftbehandlingen og til en tilsvarende økt innsats på en rekke andre helseområder hvor vi vet vi oppnår resultater for hver krone som blir investert. Likeledes kan den vise at vi gjennom mange tiår har brukt en formue på import av kreftmedisiner uten signifikant, helbredende effekt.

Selv om jeg i utgangspunktet var klar over at mye av legemiddelproduksjonen foregikk ved private produksjonsanlegg, trodde jeg likevel at det offentliges rolle i utviklingen av nye medisiner var større enn den er. I virkeligheten har det offentlige ingen eller minimal kontroll med utviklingen og produksjonen av medisinene vi tilbys, og heller ikke med deres kostnader og prisnivå. Myndighetenes makt er begrenset til å ta imot eller forkaste, mens en ikke ubetydelig del av de vestlige velferdsstatenes helsebudsjetter forsvinner inn i den internasjonale finanssektoren.

Livet handler om å bygge forventninger og illusjoner for deretter å miste dem igjen. Jeg mistet mange av dem jeg hadde om vårt moderne, vestlige helsevesen under dette arbeidet. I en slik situasjon er det lett å bli ensidig og overføre tapte illusjoner om et "system" på hele yrkesgrupper – fagpersoner og byråkrater – og på alt de foretar seg. Det kan være vanskelig ikke å bli revet med i dessillusjonens nedadgående spiral, hvor en lengst nede kan ende med en lettkjøpt skjønnmaling av motpolene til idolene som sviktet.

Et eksempel fra min side på å forsøke å beholde *dømmekraften* (ikke nødvendigvis objektiviteten) er at jeg ikke har villet imøtegå de sentrale argumentene som sterkest legitimerer proteksjonismen av legemiddelindustrien, de som egentlig ikke handler om å beskytte legemiddelindustrien, men om å beskytte pasientene mot ufaglig behandling. Denne argumentasjonen er jeg helt enig i.

Jeg er så enig at *jeg er dypt uenig i at det ikke stilles krav til alle helsearbeidere,* men bare til dem som er tilknyttet de autoriserte behandlingsformene. De alternative helsearbeiderne er omtrent den eneste gruppen det overhodet ikke kreves noe av fra samfunnets side, på tross av den usedvanlig viktige og ansvarsfulle oppgaven de tar på seg ved å åpne en klinisk praksis.

En effekt av dette enten den er tilsiktet eller ikke, er at hele gruppen av alternative helsearbeidere blir behandlet som om de er for dårlig faglig kvalifisert til å behandle alvorlige sykdommer, som for eksempel kreft. Tvert imot bør det stilles krav til dem som de med rimelighet kan oppfylle, krav som omfatter dokumentasjon av deres kompetanse, enten de har en utdanning eller påberoper seg spesielle evner som gjør utdanning overflødig, slik at de også kan tilby hjelp til kreftpasientene på det nivået som deres kompetanse tilsier. Hjelpen kan omfatte hele spektret fra rådgivning om ernæring, livsstil, holdninger, tanker og følelser til å involvere klinikere med både bred og dyp medisinsk bakgrunn, men som mangler formell legekompetanse. Som nevnt er den nye loven om alternativ behandling fra 2003 et skritt i riktig retning, men det er nødvendig å gå videre på samme vei.

Ved å stille krav til alle helsearbeiderne og å gi autorisasjoner på de forskjellige nivåene med krav om dokumentasjon tilpasset de ulike kvalifikasjonene vil både proteksjonismen av legemiddelindustrien og laugsbeskyttelsen innenfor helsevesenet svekkes og kanskje også endelig brutt.

Et kroneksempel på hvilke utslag laugsbeskyttelsen av de autoriserte helsearbeiderne gir, er det faktum at det i gjennomsnitt daglig dør flere enn ti mennesker på norske sykehus på grunn av feilbehandling, og at flere enn fem pasienter pr. dag dør som følge av feil som utelukkende er forårsaket av sykehuspersonell.

Dersom sykehuspasientene hadde vært fly og ikke mennesker, ville ikke en eneste av disse alvorlige feilene blitt tolerert uten konsekvenser for den personen, arbeidssituasjonen eller det "systemet" som hadde ansvaret for at feilen oppsto.

De forferdelige dødsstatistikkene fra 2011 er så overraskende og nærmest utrolige at jeg ikke hadde turt å henvise til dem hvis jeg ikke selv hadde hørt vår daværende helseminister, Anne Grete Strøm-Erichsen, referere dem på Dagsrevyen i september 2012. Man kan lett forestille seg de dramatiske konsekvensene inklusive medieoppslag og rettslig etterspill som ville følge dersom en kliniker som ikke hadde lege- eller sykehuslaugsbeskyttelsen, beviselig feilbehandlet en av sine pasienter med døden til følge.

Poenget her er ikke å kritisere, det sørget helseministeren selv for, men å påvise en form for forskjellsbehandling til fordel for enkelte yrkesgrupper og til ulempe for dem som skal leve med eller vil komme til å dø av konsekvensene av forskjellsbehandlingen. Pasientene er åpenbart mest tjent med at det ikke bare åpnes for fri konkurranse på medisinmarkedet, men også på markedet for forskjellige behandlingsmetoder, og ikke minst med hensyn til kvaliteten av metodene som blir praktisert. Overfor tilsvarende kritikk har forsvarerne av det eksisterende systemet tidligere poengtert at feilprosenten ikke er stor sammenlignet med antallet behandlede

201

pasienter. I mine ører lyder det like absurd som om flyteknikere med ansvaret for et havari skulle påberope seg antallet vellykkede gjennomførte flygninger.

oOo

Ingenting av kritikken som er fremført i boken, er skrevet ut fra en romantisk drøm om fortiden eller for å polarisere dagens motsetninger mellom autorisert og alternativ helsehjelp. Ambisjonen er å finne ut hvor vi står i dag, og hvilke muligheter vi har for å forbedre situasjonen, som enkelt uttrykt er at enda flere enn de cirka 11 000 nordmenn som døde av sykdommen i 2011, vil lide samme skjebne år etter år fremover.

Forutsatt at det på et tidspunkt gjennomføres en objektiv undersøkelse av Thoresens metode for å behandle pasienter med alvorlig kreftsykdom – med spredning og statistisk lav sannsynlighet for overlevelse – må det stilles et avgjørende spørsmål:
Hvor stor prosentandel helbredelse ut over den statistiske normalen må metoden vise til for at den skal kunne tilbys kreftpasienter på norske sykehus?
Hvis metoden bare hjelper 1 % av pasientene, vil det være en fiasko sammenlignet med de forventningene Thoresens egen kliniske studie har skapt hos oss som mener den gir et noenlunde riktig uttrykk for metodens effektivitet. Likevel ville den da, gitt at den ble tilbudt alle kreftpasientene som betegnes som *inoperable*[67] eller terminale, *redde et norsk menneskeliv hver tredje dag*!
10 % ville også være et dårlig resultat sammenlignet med våre forventninger, men metoden vil da resultere i *tre livreddende behandlinger i døgnet*!
Ved et akseptabelt resultat vil det etter mitt syn *i de fleste tilfellene* være aktuelt å bruke metoden som supplement til eksisterende kreftbehandling. I noen tilfeller, slik som mitt, kan det vise seg at pasienten ikke behøver annen behandling. Det kan nemlig oppstå situasjoner som hurtig endrer pasientenes diagnose fra kreftsyk til frisk, noe min pasientdagbok og sykejournal er et eksempel på. Det som skjedde i mitt tilfelle, var at akupunkturbehandlingen, som ble påbegynt allerede dagen etter at jeg fikk kreftdiagnosen, fjernet det

202

avgjørende symptomet (aktive kreftceller i svulsten) så raskt at den også fjernet de oppsatte kriteriene for å igangsette autorisert kreftbehandling.

Forutsatt at dette ikke skjedde som resultat av en tilfeldighet, noe statistiske beregninger for øvrig viser ikke kan være tilfellet (jf. kapittel 9: "Om laboratorieforskningen"), vil akupunkturbehandlingen, *fordi den ifølge Thoresen i flertallet av tilfellene har vist en meget rask respons*, sannsynligvis eliminere krevende sykehusbehandling for et stort antall av de pasientene metoden har effekt på.[68] De ukene det normalt tar fra diagnose og frem til eventuell behandling med cellegift, stråling eller operasjon, er i mange tilfeller tilstrekkelig til å konstatere om akupunkturbehandlingen har den forventede og avgjørende effekten eller ikke. Det er på dette punktet – kontroll av effekten ved biopsier, CT og MR – at samspillet mellom tradisjonelle østlige og moderne vestlige metoder er avgjørende. Selv om akupunktører som praktiserer pulsdiagnose, i større eller mindre grad kan avlese om behandlingen har den ønskede effekten, er denne kontrollen på ingen måte like pålitelig sammenlignet med de nøyaktige endringene i sykdomsutviklingen patologer, radiologer og onkologer kan lese ved hjelp av sykehusets teknologiske utstyr og fastslå gjennom sin egen spisskompetanse på kreftsykdom.

I de tilfellene hvor etterprøvingen indikerer at akupunkturbehandlingen ikke virker, innebærer dette ikke tapt tid med henblikk på igangsettelse av annen behandling. Som det fremgår av spesielt ett pasienteksempel i kapitlet "En evaluering av Thoresens forskning", kan det i slike tilfeller gis komplementær akupunkturbehandling som reduserer bivirkningene ved autorisert behandling. Slik behandling gis for øvrig på mange vestlige sykehus, blant annet Sykehuset i Vestfold, hvor det har blitt gjennomført betydelig forskning på dette området.[69] Generell lindrende behandling, spesielt dersom pasientens indre organer som lever og nyrer er svekket av langvarig medisinering, høy alder eller andre årsaker, er også en verdifull hjelp for pasienten, selv om ikke Thoresens metode skulle lykkes med å helbrede ham for selve sykdommen.

oOo

Så langt har akupunktur i boken blitt behandlet som en østlig medisinsk tradisjon. Det er både riktig og galt. Funnet av en fem tusen år gammel vandringsmann i Alpene for noen år siden er en sikker indikasjon på at akupunktur i en fjern fortid ikke var begrenset til Asia, men også var utbredt i Europa. Etter all sannsynlighet var mannen historiens første identifiserte lege fordi han hadde akupunkturnåler i reisevesken og tatovert på kroppen "kartet" som viser akupunkturmeridianene og de mest anvendte akupunkturpunktene. I mange folkerike kulturer er akupunktur fremdeles den mest anvendte helbredelsesmetoden. Noe som er lite kjent, heller ikke i Norge, er at samene tradisjonelt har hatt et eget akupunktursystem med mer enn 100 registrerte punkter, i henhold til en undersøkelse gjennomført av dr. med. prof. Pekka Pöntinenen

I dag benyttes akupunktur i forskjellig grad i rike og fattige land, men likevel innenfor en felles forståelseshorisont. Konsekvensen av dette er at en ny akupunkturmetode som er utprøvd et sted, raskt vil kunne bli kjent og praktisert over hele kloden.

Jeg har tidligere nevnt at Thoresens utrettelige arbeid for å nå ut med sin kunnskap har resultert i at den i dag praktiseres av kolleger og på enkelte mindre klinikker i alle fem verdensdeler. Etter sin reise til Australia i desember 2013,[70] hvor han foreleste tre uker ved Murdoch University i Fremantle, har han etter invitasjon besøkt to israelske sykehus i Tel Aviv og Haifa i den hensikt å etablere et fast samarbeid. I skrivende stund (12. februar 2014) er han på et møte med et sykehus i Spania[71] ut fra en enda mer konkret målsetting om å tilby kreftpasienter komplementær behandling med sin akupunkturmetode.

I appendikset er det anført en rekke konkrete eksempler på hvordan Thoresens behandlingsmetode mot kreft i dag utbres i global sammenheng. Der tar jeg med de tre siste tilbakemeldingene han har fått fra sine pasienter på deres eget initiativ. To av dem har også hatt mulighet til å bidra med utdypende dokumentasjon. Den ene tilbakemeldingen er fra Costa Rica (24.12.13), den andre fra Sveits (04.01.14). Den tredje og siste, som gjelder en hund med platecellecarsinom, er fra Norge (29.01.14). Denne er den mest interessante i vitenskapelig forstand på grunn av den samlede dokumentasjonen om dette norske tilfellet. Fra Veterinærhøgskolen i Oslo via hundens eier har Are fått diagnose og hundens tilstand før behandling, og diagrammer fra blodprøver før og etter behandlingen, og en grundig beskrivelse av representanten for eieren, et norsk vaktselskap. E-post sendt av eieren av hunden Mighty er vist på siste side i appendiks. Øvrig dokumentasjon er i mitt arkiv.

En ting er forhåpentligvis å ha påvist de potensielle helsemessige, økonomiske og samlet sett samfunnsnyttige aspektene som den nye kunnskapen om D-vitaminets betydning og Thoresens kurative behandling kan få for vårt land og langt ut over alle landegrenser. Dessverre har denne kunnskapen ikke tidligere nådd frem til fagmiljøet i Norge, noe som delvis skyldes for lite og for dårlig vitenskapelig fremstilt dokumentasjon.

Jeg har også oppdaget for meg hittil ukjente negative sider ved vårt helsevesen, men velger i denne oppsummeringen å appellere til de beste sidene av helsevesenet om å benytte den fremlagte kunnskapen på beste måte. Det vil egentlig si: Å søke mer og dypere kunnskap, og bearbeide den på den måten som bare det autoriserte helsevesenet kan gjøre for at den både kan komme flest mulig kreftrammede til gode og snu utviklingen fra stigende prosentvis antall kreftrammede til en situasjon hvor statistikkene endelig kan vise at et forebyggende arbeid virkelig nytter.

Jeg ser ingen grunn til at det helsefaglige miljøet i Norge ikke nå skal reagere like positivt på de diagrammene av blodprøver fra den leukemirammede hunden Mighty som kreftlegene i Israel gjorde i forrige uke (uke 6, 2014). Sammen med en bekreftelse av sykdomsforløpet til en pasient på Sykehuset i Vestfold våren 2007 - manglende funn av kreftceller i biopsi etter to akupunkturbehandlinger, og det faktum *at det ikke var gitt noen form for sykehusbehandling* - ble dette lille utvalget av dokumentasjon som Thoresen tok med seg til Israel, vurdert som tilstrekkelig til å legge konkrete planer om et samarbeid fremover. Hva dette handler om, ønsker han ikke å formidle før det er formalisert.

Det som kan formidles allerede nå tas likevel med i avslutningen av boken for å styrke håpet om at den kunnskap og kompetanse som ligger potent under dokumentasjonens overflate - og i resten av det materialet jeg har introdusert - ikke fortsatt må flaggas ut fordi det norske helsevesenet ikke vil ta imot invitasjonen om å undersøke dette nærmere.

20. Det siste dagboknotatet, sommeren 2009

Jeg fikk god hjelp til å få kunnskap om hva slags eksperiment jeg hadde blitt utsatt for via Thoresens amerikanske nettverk. Dette nettverket er utviklet gjennom mange år og resultat av et ukjent antall seminarer, kongresser og kurs hvor han har forelest - noe som har ført til at hans metode for å restituere kreftpasienters immunforsvar mot sykdommen praktiseres ved mange klinikker, av veterinærer og av leger som benytter akupunktur i behandlingen.

Svaret fra USA kom kort etter samtalen vår om legen som svarte meg at de forferdelige konsekvensene av Avastin-behandlingen, ikke skyldtes behandlingen, men en tilfeldighet. Og - om jeg hadde spurt, sikkert også hadde tilføyd at det som stanset denne eksplosive kreftutviklingen og fjernet den igjen også måtte ha vært en tilfeldighet. Svaret kom i form av sitater fra en artikkel *About Avastin and similar drugs* og hadde flere henvisninger til forskere og forskningsinstitusjoner i USA og Canada og til publiseringer i *Nature Medicine* og *Science*. Artikkelen åpner med:

"THE seemingly alarming discovery that some chemotherapies speed up the growth and spread of tumours in mice is prompting new approaches to the way these drugs are administered."

Da jeg var yngre, var det ikke uvanlig å se uttrykket "han stirret så øynene holdt på å trille ut av hodet hans". Hadde noen sett meg der jeg satt alene foran dataskjermen, lett foroverbøyd stirrende mot skjermen. Artikkelen fortsatte:

Most researchers assumed that this is because a few rogue cancer cells find ways to circumvent the drugs before the whole tumour has been killed off.
Now several studies in animals suggest that certain doses or combinations of drugs may actually speed up cancer growth, encourage cancer cells to invade deeper into surrounding tissue

and prompt them to break free of the main tumour and spread around the body.

Selv om jeg ikke er spesielt god i engelsk var dette ikke til å misforstå: Disse avsnittene, sett i sammenheng med overskriften forteller at kjent, publisert forskning fastslår at Avastin og lignende kreftmedisiner kan stimulere veksten i kreftsvulster hos mus, at medisinene kan stimulere kreftcellenes evner til å trenge inn i omkringliggende vev og forårsake spredning av kreften til andre deler av kroppen.

Dette er årsaken til at den kun gis som livsforlengende medisin til terminale kreftpasienter, *sammen med cellegift – ikke alene, eller selvfølgelig ikke til pasienter hvor sykdommen ikke lenger viser tegn til å være livstruende.*

oOo

Etter å ha lest dette og mer til om faremomentene ved å bruke Avastin, spesielt faren ved ikke samtidig å bruke cellegift for å eliminere den eksepsjonelle bivirkningen som er beskrevet i det siste avsnittet, fant jeg tilbake til noen refleksjoner jeg tidligere har gjort meg om utprøving av legemidler og godkjenningen av dem. Den gang hadde jeg fokusert på medisiner for de aller mest alvorlige sykdommene, der det ikke er etisk forsvarlig å gi kontrollgrupper narremedisin – fordi de da vil gå glipp av muligheten for hjelp fra den ekte medisinen. En forsinkelse i behandlingen som slike forsøk medfører for deltakerne i kontrollgruppen, vurderes å kunne ha fatale følger for enkelte av dem. Derfor gjennomføres slike forsøk på pasienter som legene vurderer ikke vil kunne overleve sykdommen, slik at konsekvensene i verste fall kun vil dreie seg om en variasjon i lengden på livsavslutningen. Preparater som Avastin er med andre ord aldri blitt utprøvd på den gruppen som jeg selv representerte på dette tidspunktet; - friske eller relativt friske kreftpasienter som ennå ikke er behandlet på sykehus.

En kropp som min, slik den ble saumfart og dokumentert av sykehusets mest avanserte teknologiske utstyr våren 2008, var et helt annet "forskningslaboratorium" for eksperimenter med uprøvd kreftbehandling enn kroppen til en døende kreftsyk.

At jeg har betegnet behandlingen av meg med Avastin som *monoterapi,*[72] for eksperimentering med tidligere uprøvd

207

kreftbehandling, skyldes ikke bare tilbakemeldingen fra USA og tilsvarende eksperimentering med mus.

For å bli noenlunde sikker på at denne påstanden er riktig betegnelse fant jeg frem «den store blå», *legenes bibel* (jf. note 76) - oversikten over all godkjent medisinering for *mennesker* med det lite forklarende navnet «Felleskatalogen». Riktignok ikke siste årgang, men den E. hadde tatt hjem fra sykehuslaboratoriets bibliotek da den ble skiftet ut med den ferskeste årgangen. Der var ikke Avastin alene oppført som godkjent behandling.

For å bli *helt* sikker på at dette var kjent behandling for de som forsket på ny kreftmedisin på det tidspunktet jeg ble gitt Avastin som monoterapis, fikk jeg god hjelp av det jeg ikke har mer presis betegnelse på en *intuisjon*. I dette tilfellet den formen for intuisjon hvor *noe* uten vår bevisste medvirkning henter opp gammel glemt kunnskap og stiller den i relieff til den bevisste prosessen som pågår. For å være sikker på at dette fremdeles litt diffuse minnet, spurte jeg E.:

- *Jeg mener å huske at du har fortalt at din kollega, Svein, er en så notorisk samler at han til og med har en samling med gamle og utrangerte eksemplarer av Felleskatalogen?*
- Ja, på «furterommet» sitt, der han er sikker på at ingen rydder har han en samling tilsvarende den advokater med en tradisjonsrik praksis har av Norges Lover tilbake fra den tiden advokatkontoret ble etablert.
  Hvorfor spør du?
- *Jeg tenkte kanskje du kunne spørre om å få låne eksemplarene fra 2007 og 2008.*

Hun spurte ikke mer, av erfaring, da det ofte ender med diskusjoner uten konklusjoner når jeg viser entusiastisk engasjement i temaer som har tilknytning til helseproblematikk og spesielt kreft.

Men bøkene kom. En dag de kjørte sammen på toget, og jeg kunne raskt konstatere at jeg hadde støtte i min påstand av Felleskatalogen AS og deres oppdragsgiver Helse- og Omsorgs- departementet.

oOo

208

Vinteren 2008/09 fikk jeg en helt ny problemstilling å forholde meg til som engasjerte meg sterkere enn å se meg bakover i gamle årganger. Den handlet om min helsesituasjon der og da: At eksperimentet med min helse- og livssituasjon hadde ført til en permanent føling med svulsten.

Dette kunne skyldes to forhold eller en kombinasjon av dem:

1. Selv om den innveksten i omkringliggende vev som midlertidig gjorde svulsten inoperabel ble krympet igjen, hadde den åpnet for en kontakt mellom nerver i området og meg/min følsomhet som ikke ble helt avbrutt igjen.
2. Wenche Gustafsons forklarte at en tilbaketrekning av en kreftsvulst i dette området kunne føre til et følbart drag i omkringliggende vev slik at jeg konstant følte at den var der.

På toppen av dette konstante ubehaget, som samtidig var en mental belastning på grunn av den vedvarende påminnelsen, forstyrret også svulsten blodforsyningen i området på en måte som gjorde at jeg også fikk store plager med kroniske hemoroider. Etter at en kirurg bekreftet hemoroide-problemet men ikke så noen effektiv behandling mot dette, tok jeg beslutningen å fjerne svulsten ved en enklest mulig operasjon. Etter å ha lagt frem dette for kirurg og onkolog ble deres vurdering at de ikke uten videre kunne utføre en slik operasjon men var forpliktet til å legge frem dette for Radiumhospitalet, både på grunn av diagnosen fra 2007 resultatet av Avastin-behandlingen.

Javel, tenkte jeg, mens jeg fikk en ubehagelig anelse i retning av at dette innevarslet nye problemer. Hva det kunne bestå i hadde jeg ingen anelse om, da min beslutning om å fjerne svulsten etter alle solemerker å dømme ville være sammenfallende med Hospitalets ambisjoner.

Jeg var imidlertid ikke klar over at Hospitalets ambisjoner var langt mer avanserte enn mine.

oOo

I et brev til Radiumhospitalet datert 24.06 skriver Wenche Gustafson:

«Pasienten er nå plaget av tumoren rent lokalt. Han ønsker at det skal gjøres noe i forhold til de funksjonshemminger han nå har fått.»

Dette er Gustafssons bidrag til å hjelpe meg i forhold til det nye ultimatumet som «systemet» nå utsatte meg for: Enten «full pakke» - *strålebehandling og rektumamputasjon* – eller ingenting.

Hun skriver også:

«Han ble undersøkt 17.06 og det ble tatt biopsi nok en gang. Heller ikke denne gang ble det funnet entydig maligne celler.»

Wenche Gustafson løfter her pekefingeren sin og retter den mot det faktum at det fremdeles ikke foreligger kriterier for å utsette pasienten – meg – for kreftbehandling. Rektum amputasjon er heller ingen hvilken som helst kreftbehandling, men et så brutalt inngrep i sentrum av vår organisme at det hører til unntakene at pasientene kommer helskinnet gjennom – uten varige eller langvarige skader og funksjonshemminger. De mest utbredte skadene er varig impotens og urinveisproblemer, varig eller midlertidig utlagt tarm og kroniske *nevropatiske smerter* – en smertetilstand som vanlig smertelindring, inklusive morfin, ikke lindrer.

Dette var den siste innsatsen Wenche Gustafsen gjorde for å hjelpe både Hospitalet og meg.

Hospitalet, for at de ikke skulle forbryte seg mot det etablerte regelverket, legeetikken og med det også å sette til side min soleklare rett til å ta ansvaret for min egen helse så lenge jeg ikke ba om noe som kunne betegnes som medisinsk uforsvarlig ut fra foreliggende fakta, eller at det sprengte en kostnadsramme.

Meg ville hun hjelpe til nettopp ikke å bli umyndiggjort og til å bli kvitt det åket som dette andre ultimatumet la på mine skuldre.

Som beskrevet i avslutningen av kapitlet «Eksperimentet III» har jeg etter dette ikke oppnådd kontakt med Wenche Gustafson, med unntak av at hun godkjente mitt første manus. På spørsmål om ny time en tid etter brevet hennes var sendt og ignorert av beslutningstakere på

Radiumhospitalet, fikk jeg vite at hun ikke lenger arbeidet på sykehuset. Etter at jeg oppsporet hennes nye arbeidssted sendte jeg henne et par henvendelser om å få til et møte utenfor arbeidstid, men ingen av dem ble besvart.

oOo

Det jeg kan røpe om min fremtid her og nå, uten at boken måtte ha blitt dobbelt så tykk, minst, er at jeg tok min siste kontroll av kroppen i forhold til eventuelt tilbakefall/ny kreftsykdom litt over et år senere.

I dag, medio 2014 er jeg trygg – forutsatt at Are Thoresen, eller en av hans elever hvis han skulle miste livet eller arbeidsevnen før meg - holder vulkanen varig slukket.

21. Epilog. Fra politisk høyeste hold

Det har aldri vært meningen at denne boken skulle ha preg av en dokumentarbok, med unntak av intervjuer med de to sentrale forskerne og den innledende teksten fra "en kreftpasients dagbok".

De hendelsene som har utspilt seg etter at teksten var ferdigskrevet våren 2013, og frem til ny gjennomarbeidelse og sluttredigering i februar 2014, er imidlertid såpass spenningsfylte og relevante at jeg har valgt å avslutte boken med en epilog i dagboksform, slik de utspilte seg og med et minimum av innblanding fra min side.

Juni 2013
Manuskriptet var ferdig, været bra og et par av dem jeg setter størst pris på å være sammen med, var gått ned til fjorden. Det jeg trodde var begynnelsen på ferien, ble isteden innledningen til en serie hendelser jeg måtte forholde meg til før jeg sendte fra meg manuset. Jeg rakk ikke engang å dyppe tærne i vannet før jeg fikk en bekymringsmelding fra Thoresen og et spørsmål om han kunne forstyrre meg med en telefonsamtale. Det kunne han, og da jeg hørte hva det dreide seg om, ble det kort vei tilbake til skrivebordet og en underlig e-post han hadde sendt meg om inngripen fra "høyeste politisk hold". Inngrepet gjaldt det som en tid hadde vært planlagt å bli den første vitenskapelige dokumentasjonen på effekten av hans kreftbehandling på hunder. Dette er ikke nevnt i boken fordi Thoresen tidligere ikke ville ha noen oppmerksomhet omkring forsøket fordi, som han sa:

- Dette er tredje gang jeg har forberedt meg på å kunne gi vitenskapelige bevis for effekten av min behandlingsmetode. Som du vet, har de to første blitt stanset uten forklaring og uten at jeg engang har fått møte dem som nedla veto.

Ja, jeg visste alt om tretti års kamp på hjemmebane for å få anledning til å belegge sine påstander om metodens kliniske resultater. Å betale for et slikt forsøk som nå var under igangsettelse, ville koste flere

212

millioner. At en student, Margit Buen, ved Høgskolen i Telemark hadde valgt et slikt forsøk som sin mastergradsoppgave, var virkelig en anledning til endelig å presentere metoden og dens effekt i fagtidsskrifter hvor den kunne få en fortjent oppmerksomhet.

- Nå er det allerede lekket ut til feil mottaker, så nå kan du skrive hva du vil om forsøket,

var hans første kommentar til e-posten han hadde mottatt fra Buen og videresendt til meg. Vi avtalte å snakkes igjen når jeg hadde lest den.

Jeg puttet mobiltelefonen i lommen, de våte tærne i skoene og forlot strandkanten. Om jeg hadde vært en smule irritert over avkortningen av sommerens første strandbesøk, ble slike følelser underordnede dem jeg fikk mens jeg leste e-posten. Den var fra redaktøren for medlemsbladet til Norsk Kennel Klub NKK), Hundesport, og klubbens Facebooksider, Stepanka Horakova:

Jeg har nå fått beskjed fra politisk høyeste hold om at vi ikke kan fronte dette prosjektet, og at saken må fjernes fra våre nettsider. Beklager, men det får jeg ikke gjort noe med.

Meldingen er videresendt Thoresen fra Buen med følgende kommentar:

Vel. Jeg har returnert et spørsmål om "hvem politisk høyeste hold" er. Forventer et godt svar. At det går an!

Buen har bakgrunn som sykepleier, men praktiserer også naturmedisin, psykoterapi og ridekunst.[73] Hun er i ferd med å avslutte sin akademiske utdanning ved Høgskolen i Telemark (HIT). For å få et tilstrekkelig antall hunder, i alt sekstifire, til at forsøket vil kunne ha statistisk signifikans og vitenskapelig betydning, er Buen tilbudt hjelp med å rekruttere kreftsyke hunder av (NKK).

Buens e-post kommer foran en hale av korrespondanse med NKK. Tidligere har hun blant annet skrevet (13. mai):

Jeg har nå fått godkjenning av mitt prosjekt fra FDU [Forsøksdyrutvalget, min anmerkning]. Dette forsøket er det

213

første i sitt slag og kan være viktig i arbeidet med å utvikle behandlingsmetoder i bekjempningen av kreft. Jeg håper dere kan legge ut en notis i Hundesport om forsøket.

En som signerer med Espen svarer:

Jeg videresender din mail til redaktøren av Hundesport, som tar alle beslutninger når det gjelder hva som tas inn i bladet.

Kommunikasjonssjef/redaktør Horakova bekrefter deretter via resten av e-postene at NKK vil samarbeide med Buen/HIT om rekrutteringen av hundene, og at samarbeidet vil omfatte publisering i Hundesport, alternativt på NKKs nettsider og Facebookside dersom det blir for sent å gjøre det i neste nummer av bladet.

Det skal bli spennende, trodde jeg, å se hvem som har underkjent en norsk høgskole og Forsøksdyrutvalgets godkjenning og dermed stoppet en students mangeårige studium på en måte som så langt ligner det vi forbinder med korrupsjon og mafiametoder. Dette hadde skjedd ved en instruks utenom de formelt riktige organene. Buen forklarte meg på telefonen at NKKs direktør, Marianna Ono Njøten, ikke kjente til saken, og at hun kunne bekrefte at den heller ikke hadde vært behandlet i et styremøte.

Buen ble henvist til redaktøren, som fortalte at hun hadde fått instruksen direkte, gitt henne forbi både styret og administrerende direktør. Hun hadde blitt pålagt ikke å fortelle hvem som ga henne instruksen.

Parallelt med disse hendelsene hadde "politisk høyeste hold" startet valgkampen til stortingsvalget i september 2013. Statsminister Jens Stoltenberg innledet valgkampen med å fortelle det norske folket på Dagsrevyen at under den rødgrønne regjeringen hadde overlevelsen av kreftsykdom økt fra 1 av 2 til 2 av 3.[74] At statsministeren og helseministeren ved mange anledninger, uforvarende vil jeg tro, har gitt befolkningen opplysninger som strider mot fakta om norsk kreftomsorg, er alvorlig. Spørsmålet er derfor om befolkningen nå når Kreftregisterets 50-årige praksis med å skjønnmale utviklingen er oppdaget, vil få vite sannheten? Mitt inntrykk av Stoltenberg som

214

person er at uansett posisjon etter valget vil han korrigere feiltagelsen og også ta på alvor hva dette betyr for kreftsyke nordmenn.

August 2013

Juli passerte mens Buen stanget i en mur av taushet. Spenningen om hvem som sto bak obstruksjonen av hundeforsøket sank i takt med erkjennelsen av at vi kanskje aldri ville få vite *hvem* og *hvorfor*, eller *hva* eller *hvem* som sto bak denne personen igjen.

Irritert over denne hemmeligholdelsen i strid med forvaltningsloven, men også usikker på hvordan jeg burde forholde meg til statsministerens valgkamputspill, tok jeg kontakt med en av Vestfolds mest erfarne fylkespolitikere, Ivar Ramberg, som jeg håpet kjente meg godt nok til at den utrolige historien jeg hadde å fortelle, hadde en sjanse til å bli trodd.

Ramberg trodde meg. Hva mer var, han besvarte min lange fortelling med et så godt forslag at det radikalt endret min opprinnelige plan. Istedenfor ambisjonen om å nå frem til beslutningstakerne på Stortinget og i Helsedepartementet gjennom bokutgivelsen hadde Rambergs forslag som konsekvens at utgivelsen kunne bli et element i en allerede igangsatt politisk prosess. Det vil si at hensikten med bokutgivelsen kan oppnås allerede før den foreligger for offentligheten. Han så for seg en første konsentrert informasjon formidlet til en ikke-partipolitisk gruppering bestående av helsepolitisk motiverte stortingsrepresentanter fra både blåblå og rødgrønn side.

Ramberg spådde at den sannsynlige nye regjeringen etter valget minst ville behøve de første hundre dagene for å varme opp de nye setene og komme såpass nær hvilepulsen at de som etter hans mening burde få den første informasjonen, var tilstrekkelig motivert til å bruke tid på den.

En drøy uke etter møtet med Ramberg sendte Thoresen meg følgende e-post med tittelen "Hmmm":

> En av mine kreftpasienter som gikk på Sykehuset i Vestfold, og som kom til meg etter at sykehuset hadde gitt henne opp, fikk dette svaret på sitt spørsmål om hun kunne prøve akupunktur: "Ja, det er fint, men ikke gå til Thoresen, for han har allerede drept flere stykker.

215

Etter å ha nøstet i dette viste det seg at kilden til denne informasjonen er en jeg kjenner, og kjenner som en absolutt pålitelig person. Både hun, hennes venninne, pasienten, og legen som kom med denne uttalelsen om sin "konkurrent", må av hensyn til pasienten forbli anonyme.

September 2013
Buen har foreløpig gitt opp å få vite noe mer om *hvem* og *hvorfor*, og vil avvente å gå videre med saken fordi hun nå føler seg utrygg med hensyn til om "noen" også vil legge press på FDU for å omgjøre godkjenningen av forsøket. Utryggheten ble ikke mindre av den siste e-posten hun fikk fra lederen av NKKs hovedstyre.

> NKK har fått svært mange reaksjoner på at vi fronter et slikt forsøk på en potensielt livstruende lidelse som jursvulst. Vi fant derfor etter en nærmere vurdering ikke å kunne videreformidle info om ditt prosjekt.
>
> Med vennlig hilsen
> Siv Sandø

Forklaringen til styreleder Sandø er underlig. Tatt i betraktning at NKK avslo å spre informasjon om hundeforsøket, burde *ingen andre enn de direkte involverte ha kjennskap til dette.* Likevel skriver hun at "NKK har fått *svært mange reaksjoner* [min uthevning] [...]". Derfor spør jeg meg: Hvem kom disse "svært mange reaksjonene" fra – hvis de finnes (?) –, og hvor har disse personene i så fall fått informasjonen om hundeforsøket fra?

I mangel av akseptabel dialog med NKK retter Buen en forespørsel til Veterinærforeningen angående en omtale av forsøket i Veterinærtidsskriftet. Også her møter Buen en stengt dør. Slik jeg har fått dette referert, hevet formannen i Veterinærforeningens faglige råd, Ellef Blakstad, den etiske fanen (jf. kapittel 15: "Etikk og økonomi i kreftbehandlingen") og hevdet overfor Buen at det ville være etisk betenkelig å annonsere for et slikt forsøk.[75]

Vi er kommet til 15. september. Like før forsøket skulle vært igangsatt, ber jeg Thoresen beskrive andre tilsvarende erfaringer han vil ha med i boken:

- Forberedelsene til et hundeforsøk på Veterinærhøgskolen som ble planlagt på bakgrunn av et stipend jeg hadde fått av Kreftforeningen, ble stanset uten begrunnelse.
- Et planlagt doktorgradsstudium på University of Nottingham, som har gjennomført tester på de peptidene som er funnet i blodet hos en brystkreftpasient, ble avlyst. Samtidig får jeg beskjed om at deres laborant ved et uhell har kommet til å ødelegge vår restbeholdning av peptider.
- Via Thomas Grammel, en av mine kontakter i Tyskland, hvor jeg underviser i metoden flere ganger i året, kom jeg i kontakt med Universitetssykehuset i Halle. De har en avdeling for brystkreftsyke kvinner, hvor grundige forundersøkelser har vist at disse ikke vil ha noen effekt av cellegift. Den faglige ledelsen ønsket å forsøke min metode på disse pasientene, og det ble laget en plan for et forsøk med ett års varighet. Rett før vi skulle starte, fikk jeg en e-post fra sykehuset om at forsøket var stanset. Grammel har en svigerinne som arbeider på denne avdelingen. Hun har formidlet at professorene fikk beskjed fra "høyeste hold" om å stoppe forsøket, uten begrunnelse.

30. september
ringer Thoresen og forteller at FDU har kommet på banen igjen, men nå med motsatt holdning. Det handlet om at "noen" i FDU hadde forlangt endringer i annonsen Buen hadde bestilt i Hundesport som erstatning for bortfallet av redaksjonell omtale i bladet og på NKKs Facebookside. Via redaktør Horakova fikk Buen fremlagt en omskrivning av annonsen som forvandlet den fra å gi et positivt bilde av forsøket til å ha en avskrekkende virkning på hundeeierne. Samtidig er det innført i annonsen en anbefaling om å benytte *en annen metode enn den annonsen opprinnelig skulle opplyse om, nemlig operasjon.* Anbefalingen besto i en påstand om at operasjon har god prognose, *noe den på ingen måte har. Det er nettopp på grunn av den dårlige prognosen for denne metoden* og det akutte behovet for effektiv helbredende kreftbehandling at Buen har villet gjennomføre forsøket.

217

Av deres nettside leser jeg at FDU er et statlig organ med en begrenset arbeids- og ansvarsoppgave: «Forsøksdyrutvalget skal sørge for at nødvendig bruk av forsøksdyr foregår på en dyrevernmessig måte."

Denne beskrivelsen indikerer at grensene for FDUs kompetanse og myndighet her blir strukket langt ut over det jeg kan se har noe å gjøre med å ivareta dyrevelferd i forsøkssammenheng. I praksis vil en slik inngripen være ensbetydende med en full tilbaketrekning av godkjenningen. At det gjøres på en slik måte, vil jeg tro skyldes at det ikke finnes noen god begrunnelse for å omgjøre godkjenningen til avslag på søknaden. Sammen med ombestemmelsen fra NKK og Veterinærforeningens reaksjon kan obstruksjonene nå ha blitt så høye og vidtfavnende at de ikke er til å komme verken over eller rundt.

Til forskjell fra NKK og Veterinærforeningen har FDU i det minste gitt en begrunnelse for sin inngripen i hundeforsøket. Imidlertid blir det inntrykket jeg har dannet meg av en brutal overstyring av både normer, lover og regelverk, ytterligere forsterket av at *FDU mener seg berettiget til å redigere annonsen fordi Buen har tatt med i annonseteksten at FDU har godkjent forsøket.*

15. november
På en helsides annonse i Morgenbladet figurerer Moan som *superstjernen Johan Moan* – med kledelige solbriller. Annonsen er rykket inn av Forskerforbundet i en kampanje med mottoet "Med hjernekraft skal fremtiden skapes".[76]

6. februar 2014
Jeg har nettopp hørt et opptak av Dagsnytt Atten fra 31. januar 2014, hvor årets allmennlege i 2010, Jørgen Skavland, overbyr Stoltenberg med hensyn til fremgangen i den norske kreftomsorgen.[77]

Fra Israel, hvor Thoresen befinner seg etter invitasjon fra to sykehus i Haifa, fikk jeg i dag morges en sms angående artikkelen "Targovax-emisjon" i Finansavisen, som beretter om "Knallresultat med kreftvaksine" og "Peptidbasert immunterapi som lærer immunforsvaret selv å bekjempe kreft", noe Thoresen har gjort i 30 år. Jeg har i noen tid også visst om en reise han har foretatt mellom forelesningene på Murdoch University i Australia i desember 2013 og sykehusene i Haifa etter nyttår, en reise til et land jeg ikke får navngi

218

før i neste bok. Det jeg kan skrive her, er at det kan bli til hjelp for gjennomføringen av Buens hundeforsøk ved Høgskolen i Telemark.

oOo

Etter trykking av de første ex av 1. utgaven

2. april
I dagens ekko på NRK P2 refererer Anne Synnevåg fra en internasjonal kreftkonferanse i Lørenskog. Hovedtemaet er at en forskergruppe fra Oxford har oppdaget at enhver kreftsvulst har sin egen *personlighet,* sin egen genetikk, forskjellig fra alle andre svulster – også innenfor samme type kreft.

Konsekvensen av denne oppdagelsen er bl.a. at en nå vet mer om det som tidligere har vært betraktet som kreftsykdommenes uberegnelighet, at det har vært medisinsk umulig å vite noe om det fremtidige forløpet av sykdommen, og ansett som å være mer eller mindre tilfeldig hvem medisinen har effekt på, hvem som oppnår varig bedring eller hvem som dør.

Forskningen viser ifølge Dr. Bass Hassan, lederen for gruppen, at om en medisin har effekt på den største gruppen kreftceller og kanskje utrydder denne fullstendig, kan dette lede til bedrede «livsvilkår» for en av de mindre kreftcellegruppene som svulsten består av. Dersom en i dag lykkes med å finne ny medisin som virker på neste oppblomstring av kreftceller, er dette i mange tilfeller innledningen på en runddans hvor en for hver ny og tilsynelatende vellykket medisinering i realiteten stimulerer nye og stadig mer aggressive cellegrupper og tilslutt ender med det som betegnes tilbakefall med spredning. Den nye veksten har samme genetiske problematikk som den første, på hvert nytt trinn i behandlingsprosessen blir sykdommen stadig mer aggressiv og reduserer sjansene for helbredelse ned mot null.

Lenger enn dette er ikke forskerne istand til å følge sykdommen. Denne kunnskapen er så langt en grensesprengende forklaring på hvorfor dagens behandlingsmetoder i så mange og

219

uforutsigbare tilfeller mislykkes, og hvilke enorme utfordringer det blir å fortsatt følge "symptom-sporet".[78] Denne kunnskapen kan med stor sannsynlighet også på en enkel måte forklare hvorfor Thoresens metode i klinisk praksis har vist seg å være effektivt helbredende og ikke bare midlertidig fjerner symptomene.

Hassan forteller at denne forskningen vil ikke medisinprodusentene være med på å finansiere videre. De oppgir som årsak at medisinen ikke vil bli lønnsom å produsere, og de ser vel også at i sluttenden av vellykket forskning, vil helbredende medisin raskt krympe markedet i tillegg til å gjøre tidligere utviklet medisin utdatert. Altså må denne usedvanlig ressurskrevende forskningen eventuelt bekostes av det offentlige selv. Dette kan medføre at vi innen overskuelig fremtid vil stå overfor et snarlig brudd på det velsmurte samarbeidet mellom medisinprodusentene, de store kreftsykehusene og helsemyndighetene.

Sett fra bokens ståsted og intensjon kan en slik utvikling gjøre veien kortere til en offentlig finansiert utprøving og videre utforskning av Are Thoresens behandlingsmåte. Ikke bare fordi det er billigere enn det ukjente antall milliarder som vil vil kreves for *kanskje* å kunne tilby relativt små pasientgrupper den type effektiv medisin vi her ser konturene av, men fordi *alt sålangt tyder på at akupunkturbehandlingen stimulerer kroppen til selv å etablere det mest effektive og individuelt tilpassede forsvaret for hele det intrikate sykdomskomplekset som kreftsykdom nå viser seg å være.*

Om forskningen langs denne forskingsveien er i mål eller langt fra et endelig mål er umulig å svare på, men dets avgjørende fortrinn er at mens videre forskning pågår vil behandlingen foregå parallelt og redde et ukjent antall menneskeliv på veien mot å etablere en mer fullstendig forståelse av både sykdommen og dens helbredelse.

At alle kreftsvulster har sin unike oppbygning har vært Thoresen/Manzettis arbeidshypotese fra tidlig i deres forskningssamarbeid, men er ikke tidligere omtalt i boken fordi de ikke har hatt økonomisk mulighet til å utforske denne retningen i laboratoriet og i første omgang har måttet holde seg til hovedsporet – forskning på den første «medisinen» kroppen selv har produsert etter akupunkturbehandling av en brystkreftpasient.

I klinisk praksis er det derimot vist at *akupunkturbehandling* som styrker den delen av vårt *differensierte immunforsvar* (jf. beskrivelsen på s. 6) hvor sykdommen først ble lokalisert har effekt på de aller fleste kreftpasienter. Slik jeg så langt kan bedømme situasjonen ut ifra begrenset kunnskap om forskningen i Oxford, forstår jeg denne som en indikasjon på at det naturgitte forsvaret vi alle i utgangspunktet har mot at kreftceller får utvikle svulster, har etablert en *personlighet* tilsvarende de forskjellige kreftcelletypene som det nå er oppdaget at alle kreftsvulster har.

oOo

For oss som står i begivenhetene mens de utspiller seg er det ikke lenger snakk om *hvis* men *når,* og i og med jeg har valgt å orientere beslutningstakerne før publisering knytter det seg enda mer spenning til hva som skjer på Stortinget og i Helsedepartementet i tiden som kommer enn i Spania og en rekke andre land hvor norsk, helbredende kreftbehandling er langt mer utbredt enn i Norge.

Et sted må jeg stanse epilogen, og begynne på fortsettelsen. Sannsynligvis kommer den i innledningen til et tredje bind av det som tegner til å bli bokserien «Har kreftens gåte en løsning» og som allerede har kommet et godt stykke på vei mot et bokmanus.

Tir, mai 27, 2014, 19:13
Mens jeg holder på med teknisk arbeid forut for trykking tikker det inn en melding fra Are Thoresen:
«Her har noen kinesere slumpet til å behandle kreft etter mitt system, og fått gode resultater ---- wooow, se linken under

http://www.hindawi.com/journals/ecam/2013/387169/

I denne artikkelen er ikke Thoresens navn nevnt, så forsøkene med hans metode er bare forståelig for akupunktører som fra før kjenner hans metode og gjenkjenner den. Og kan istemme hans

«WOOOW»

Appendiks

22. Resymé av pasientdagboken

Mellom 28.02.08 og 14.10.08

2007

Koloskopi og etterfølgende rektoskopi levnet ingen tvil om at mitt problem ikke var en ufarlig cyste, noe jeg hadde hatt et lite håp om, men en ondartet kreftsvulst på en størrelse min fastlege Bård Nome i Sandefjord illustrerte som en mellomting mellom plomme og mandarin.

Jeg avslo tilbudet om å ta en biopsi av svulsten av frykt for spredning av kreftceller med blodbanene. Samtidig var jeg redd for å svekke kroppens immunforsvar ved å ta cellegift, skjønt dette muligens ville ha redusert spredningsfaren, noe en kirurg overfor meg sannsynligvis hentydet til idet han benektet at biopsi av en ondartet svulst medførte spredningsfare.

Dagen etter diagnosen, 18. april, ga Thoresen meg en målrettet stimulering av kroppens evne til selvhelbredelse basert på sykehusets diagnose av hvor kreften hadde oppstått. På bakgrunn av akupunkturens fremste diagnoseverktøy, pulsdiagnosen, bekreftet Thoresen to måneder senere at behandlingen hadde innvirket på kroppens prosesser eller *energibalanse* (en mer folkelig uttrykksmåte enn de fagmessige beskrivelsene en akupunktør vil benytte). MR og CT viste ingen *metastaser* eller spredning til andre organer. Etter det jeg visste om denne nyutviklede akupunkturmetodens virkemåte, var jeg ikke lenger like redd for å ta en biopsi, og etter fortsatt påtrykk fra sykehuset aksepterte jeg nå dette – ikke minst for ikke å fremstå som en problematisk pasient.

En erfaren og anerkjent gastrokirurg, Geir Haarberg, tok deretter tre biopsier i svulsten og ble samme dag beskyldt av patologen for å ha bommet eller truffet perifert i svulsten. Haarberg bekreftet på telefon, på mitt direkte spørsmål, at han var en såpass erfaren kirurg at han mestret en slik oppgave, og han benektet at han kunne ha bommet på svulsten. Årsaken til patologens beskyldning var at han bare fant kreftceller uten kreftegenskaper, beskrevet for meg av Nome, som

223

oversatte latinen, til "kreft, men ikke kreft" – senere forklart av onkolog Gustafson som "ikke maligne celler". Hun forklarte dette som kreftceller uten spredningsegenskaper, det vil si som ikke hadde evnen til å infiltrere omkringliggende vev eller andre organer, hvilket, slik jeg forsto det, egentlig ikke var kreft.

Leger på Radiumhospitalet påsto at det måtte være maligne celler i svulsten, de var bare ikke funnet ennå. Min egen konklusjon var at patolog, onkolog og andre leger sto overfor et fenomen som etter deres mening ikke kunne inntreffe i et tilfelle som mitt. For dem var forklaringen at Haarberg hadde bommet med biopsien. Med unntak av Gustafson og Nome var legenes strategi i tiden som fulgte, å "skremme meg" til operasjonsbordet, noe jeg opplevde som det motsatte av min egen metode for å bekjempe sykdommen. Av en kirurg på Radiumhospitalet fikk jeg senere vite at det finnes en slik generell strategi som legene skal rette seg etter i tilfellet pasienten ikke følger deres behandlingsråd. I mitt tilfelle besto strategien forenklet sagt i at de til stadighet advarte meg om at jeg risikerte å dø hvis jeg ikke fulgte deres behandlingsråd. Dette virket sterkt psykisk nedbrytende på meg og motarbeidet den behandlingen jeg faktisk hadde valgt.

Jeg valgte bevisst aldri å gi noen forhåndsinformasjon til Thoresen om min tilstand eller om resultatene av kontrollene på sykehuset, da jeg var nysgjerrig på om han ved pulsdiagnosen kunne avlese sykdomsutviklingen. Det var alltid overensstemmelse mellom pulsdiagnosen og kontrollene på sykehuset, og mine psykiske nedturer etter besøkene på Radiumhospitalet denne sommeren avleste han som nye forstyrrelser i energibalansen. Etter min bedømmelse gikk hans behandling vesentlig ut på å gjenopprette min indre styrke. Ny pulsdiagnose etter sommeren viste at den tilsiktede endringen var oppnådd.

Etter hardt påtrykk fra leger både på Sykehuset i Vestfold og Radiumhospitalet ga jeg nok en gang etter for presset og tok nye biopsier. En annen erfaren kirurg, Jens Marius Næsgaard, tok tre dype biopsier, så dype at jeg fikk en voldsom blødning etter at jeg kom hjem, og en times tid fryktet at jeg kom til å dø av blodtapet istedenfor av kreft. Jeg sovnet eller besvimte før jeg fikk bestemt meg til å ringe etter sykebil, og skjebnen ville at blødningen må ha stanset like etter at jeg "ble borte". Da jeg våknet på morgensiden var det ikke mer oppsamlet blod i tarmen.

Patologen fant også denne gangen ikke annet enn den samme type ufarlige kreftceller. Ny MR viste heller ingen vekst i svulsten, noe som burde være et sterkt indisium på at de til sammen seks biopsiene som var tatt fra svulsten, og som alle viste det samme, var riktig utført. De bekreftet alle at en livstruende og normalt raskt voksende kreftsvulst var passivisert.

2008

Et halvt år senere fikk jeg mistanke om at noe var galt. Jeg ba om en ny MR og drøftet samtidig min mistanke med Thoresen. Han mente at en eventuell forverring muligens skyldtes at han selv hadde oversett en svakhet i min energibalanse, og at det derfor kunne ha vært en feilvurdering fra hans side ikke å gi meg behandlinger de to siste månedene. MR-bildene bekreftet også min mistanke ved å vise en svak vekst i en utløper fra svulsten.

Denne feilen var heldigvis ikke avgjørende for sykdomsutviklingen. Etter ny behandling av Thoresen ble symptomene mindre plagsomme, og effekten ble deretter dokumentert av både PET CT og CT ettervinteren og våren 2008. Bildene viste at svulstens størrelse var tilbake på det nivå den var et år tidligere (ifølge CT fra våren 2007), og at suspekte lymfeknuter i bekkenområdet nå var blitt mindre. Min egen bedømmelse, som i hovedsak var basert på endringene i avføringens tykkelse, var at svulsten nå hadde minket i volum. Gjennomgang av diverse MR ga inntrykk av at røntgenlegene hadde konsentrert målingene til tarmens lengderetning. Det var ingen resultater knyttet til svulstens volum i beskrivelsene.

PET CT viste ifølge Gustafson et ekstraordinært "rent", det vil si et metastase- og mutasjonfritt bilde av kroppen. Bildene var renere enn de som normalt fremkommer av friske mennesker, fordi vi alle har mutasjoner som fører til dannelse av kreftceller forskjellige steder i kroppen. Dette er ikke farlig for friske mennesker hvor kroppen selv ødelegger disse tilløpene til kreft. Bildene av min kropp viste bare tendenser til slik aktivitet i svulsten, men med en verdi ut fra denne teknologiens måleenhet som lå under grensen for å beskrive dem som patologiske.

225

Vinteren 2007/2008 var en thrillerfaktor oppvisning i hvor følsomt den delen av immunforsvaret som kontrollerer celleveksten, var overfor den behandlingen jeg fikk. Uten å gå i detalj på dette punkt skal det bare nevnes at det utover våren fremkom tydelige tegn på at kroppen nå selv var i stand til å kontrollere kreftsykdommen. De subjektive bekreftelsene på dette var at ME-symptomene bedret seg, depresjonstendensene var helt borte og avføringen mer normal enn på tre år. Kroppens energibalanse hadde også vært vurdert av Thoresen som stabil i fire, fem måneder.

De mange vevsprøvene og forskjellige formene for «bilder» (MR, CT og PET CT) var den objektive og medisinfaglige bekreftelsen på at kroppen hadde gjenerobret kontrollen. Selv om jeg på alle måter opplevde og anså meg som frisk, var den opprinnelig livstruende svulsten fortsatt til stede som et fremmedelement i mitt fordøyelsessystem. Heller ikke var jeg trygg på at de ennå ukjente årsakene til at jeg ble syk, ikke kunne foranledige at sykdommen vendte tilbake. Derfor ønsket jeg fremdeles å bli fulgt opp ved tekniske kontroller på sykehuset.

I slutten av februar 2008, samme dag som jeg fikk vite at PET CT-bildene viste et ekstraordinært mutasjonfritt bilde av kroppen, ble jeg underrettet av min onkolog Gustafson om at jeg ikke kunne fortsette kontrollen av sykdomsutviklingen på sykehuset hvis jeg fortsatt motsatte meg å gjennomgå den foreskrevne sykehusbehandlingen. Denne meldingen overrumplet meg i den forstand at den ikke ga noen mening. Samtidig som hun forklarte meg den fantastiske nyheten om hvor effektivt mitt eget immunforsvar mot kreft nå fungerte, formidlet hun et "tilbud" om behandling med et nytt, kjemisk antistoff, *Avastin*. Denne selvmotsigelsen kombinert med den sjokkerende muligheten for å bli fratatt de jevnlige kontrollene av svulsten gjorde meg blind for de etiske problemstillingene ved behandlingen og for at dette ikke var noe jeg burde forholde meg til der og da, men minst "sove på" og kanskje også ta opp med min fastlege eller andre kvalifiserte rådgivere. I ettertid har jeg tenkt at det var nettopp forestillingen om å komme hjem og fortelle om dette som gjorde at jeg ga etter – sammen med beskrivelsen av at dette var en harmløs behandling som ikke hadde noen av de nedbrytende bivirkningene som cellegift, stråling og operasjon kunne medføre. Jeg tok trusselen alvorlig og godtok "tilbudet" på sparket. Samtidig foresvevet det meg at å nekte behandlingen, som etter beskrivelsen også kunne ha positive sider med hensyn til en endelig bestemmelse av svulstens natur, kunne føre til et uønsket og alvorlig konfliktforhold med helsevesenet på høyt nivå – noe jeg først langt senere forsto ikke var det sannsynlige resultatet. I dag, etter at jeg blant annet har blitt godt kjent med legeetikken, ser jeg trusselen som "tom". Likevel var den svært effektiv den gangen den ble fremsatt.

23. Sergio Manzettis resymé av laboratorieforskningen

Det første forsøket er sentrert rundt uvanlig høye endringer i innholdet i en rekke blodfraksjoner som ble sentrifugert i oktober 2003. Disse fraksjonene ble ekstrahert fra en frivillig som lot seg behandle med LV3 av Thoresen. Prøven viste store forandringer i innholdet, men med ukjente detaljer om hvilke substanser det gjaldt. Disse endringene har ikke blitt sammenlignet med en ikke-behandlet person, men de ble sammenlignet mot før behandling (noen minutter i forkant av nålsetting) og underveis i behandlingen, med ca. 5 minutters jevne mellomrom. De påviste endringene ble antatt å være for store for en vanlig serologisk forandring over en periode på 20 minutter og ble derfor starten på videre undersøkelser av akupunkturstimulus' effekt på blodinnholdet. Prøvene til en kreftpasient som ble donert og tatt før og etter behandling (60 sekunder), ble videre undersøkelsesobjektet. Via revers-fase HPLC ble det ikke funnet noen endringer i prøven før og etter akupunktur, men ved bruk av en sterk kationisk HPLC ble det funnet en fraksjon som før akupunktur var normal, og etter 60 sekunders stimulus økte i signal med cirka 20X i HPLC-plot areal. Denne fraksjonen ble analysert med henblikk på proteininnholdet via en standard protein-konsentrasjon måling. Resultatene viste en økning på innholdet av ladete proteiner på 0,54 mg/l fra før akupunktur, og inneholdt protein kandidater av både kreftrelaterte proteiner som normale proteiner som hemoglobin. Sekvensenes opprinnelse (hvilke proteiner de stammet fra) ble sett i sammenheng med pasientens situasjon, og deres fragmenterte korte lengder ble grunnlaget for å finne ut om disse kunne ha en virkning mot kreft, som bioaktive peptider.Disse ble så syntetisert ut fra deres identifiserte sekvens, for å ble testet på forskjellige typer kreftceller.

Av de cellene som ble testet, ga peptidene mest utslag på brystkreftcellen av type MCF7. Resultatene ble så brukt som grunnlag for å kontakte et av de ledende oppdragsbaserte kreftforskningslaboratoriene i USA, Molecular Imaging Research (i etterkant kjent som Charles River Labs), Ann Arbor, Michigan, som ble hyret på kontrakt for å teste om peptidene hadde også en effekt på mus med slike celler. Resultatene påviste en effekt fra disse peptidene disse både på cellenes cellevekst og til dels på å bremse kreftsvulstvekst av MCF7-typen hos mus uten immunforsvar.

En RNA-chip test, hvor uttrykt RNA fra MCF7-celler ble målt, før og etter anvendelsen av de 12 peptidene på celler, viste faktiske resultater av celleveksthemmende karakter.[1]. Ved senere kontakt med norske institutter oppsto det uventet påstander fra norske forskere om at effekten av peptidene var toksisk, og ikke signalbasert. Dette betyr med andre ord at de norske forskerne (ved Radiumhospitalet) mente at sekvensen eller identiteten til peptidene ikke var årsaken til at kreftcellene døde, men mengdene. Dette ble likevel sett på med undring da RNA-chip testene gjort også ved MIR viste klare resultater på at krefthemmende proteiner ble uttrykt via peptidenes effekt på celler, og da ikke innebærer en generell toksisk effekt, men sekvens spesifikk resultat.

For en gangs skyld finnes flere detaljer om fra laboratorieforsøkene i hovedboken, i «Manzettis resymé av lab resultatene».

24. Thoresens kliniske studie

Table 1. On the request of Dr. Med. Ottestad, Chief Medical Officer of the mammary cancer department at the Radium Hospital of Norway, I carefully noted and measured all human patients during a certain time span between *April 22nd 2003 and January 26th 2004; they were not "cherry-picked" to show the best outcomes.* These notes are the foundation of table nr. 1. These human patients were diagnosed by their doctor, and I have just accepted the diagnosis. All patients have been followed up until 01.01.2010 (or until they died).

Table 1: Summary of my treatment protocols and their interim outcomes in humans

#	Cancer type / description of tumour / malignancy and indication of malignant (M) or benign (B)	Patient, year of birth)	Acupoint(s) used / date of first treatment / description of progression or development and indication of positive effect (P), uncertain (?) or negative (N)
1.	Aggressive mammary carcinoma / malignant (M)	Woman, born 1962	LV03 / 19/11-02 / the cancer was operated and treated with medication, but the hospital gave up and sent her home to die. After treatments every month, she lived for 4 years, and then died during a few weeks. (P)
2.	Prostate cancer: with multiple skeletal metastases /	Man, born 1942	HT09 + TH02 / September –02 / after starting the acupuncture treatment the cancer has

#			
	malignant (**M**)		gone "dormant". The situation is stable. PSA = 0.35. No other treatment has been performed (**P**)
3.	Leukaemia / benign (**B**)	Man, born 1944	SI18 & LU01 / 18/6-03 / the blood-values have been stable since the treatment started (**P**)
4.	Mammary carcinoma / 6 mm. tumour on left side / malignant (**M**)	Woman, born 1945	LV03 / 18/6-03 / she was not operated or given any other form of treatment by the hospital. The tumour went almost totally away, and can now not be detected (P)
5.	Uterine cervical cancer Stage IIIB: / malignant (**M**)	Woman, born 1958	TH02 / 30/7-03 / diagnosed in spring 2002. After treatment with acupuncture the cancer has disappeared completely (**P**)
6.	Renal carcinoma / started in the right kidney with metastases in the liver where 6 metastases can be seen / malignant (**M**)	Man, born 1922	HT09 / 17/9-03 / after two treatments the man did not come, and I later learned that he had died. (**N**)
7.	Melanosarcoma / lateral side of the arm, / malignant (**M**)	Woman, born 1932	HT09 (as the cancer was situated on the LI-meridian) / 1/10-03 / the patient seem to get better and better, and then suddenly died 14. January

		2004. (**N**)
8.	Mammary carcinoma / 20 mm. tumour in left breast. Operated 10/2-99. Then metastases to liver and the skeleton. Also now multiple cancers in the right breast / malignant (**M**)	Woman, born 1957	LV03 / 28/10-03 / she was not operated or given any other form of treatment by the hospital after the discovery of the metastases and the recurrence of the breast cancer. All tumours started to shrink, then halted, and are now static. (**P**)
9.	Mammary carcinoma / 18 mm. tumour on left side / malignant (**M**)	Woman, born 1964	LV03 / 24/11-03 / she was operated and given additional treatment to stop metastases. Treatment to prevent metastases. (**?**)
10.	Dysplasia of the glossal epithelium / cell-changes on the tongue / benign (**B**)	Woman, born 1950	KI03 / 7/10-03 / the patient has received no other treatment, and the cell-changes are stable (**P**)
11.	Colon carcinoma / operated / malignant (**M**)	Man, born 1930	HT09 / 22/10-03 / treatment to prevent the cancer from metastasing or reappearing (**?**)
12.	Mammary carcinoma of the left breast / the carcinoma was ca. 1, cm in diameter / malignant (**M**)	Woman, born 1950	LV03 / 8/12-03 / the woman had undergone surgery and the cancer + 14 lymph nodes were excised. The treatment was performed for prevention. No other treatment after the surgery

is performed (**?**)

1 3 .	Chronic myelo-monocytic leukaemia / benign (**B**)	Woman, born 1947	LV03 / 19/11-03 / no obvious change in the blood-values after start of acupuncture treatment (**?**)
1 4 .	Chronic diarrhoea after former radiation of cancer / this is not a cancer treatment, but only damage after radiation	Woman, born 1948	PC05 + KI0+3 / 19/11-03 / the diarrhoea disappeared after 4 weeks and 2 treatments. Has stayed Ok since then (**P**)
1 5 .	Brain cancer / inoperable / half of it benign, half malignant (**B + M**)	Woman, born 1964	TH05 + PC08 / 22/12-03 / since treatment started the patient has be stable (**P**)
1 6 .	Mammary carcinoma, aggressive type, right side with multiple metastases / malignant (**M**)	Woman, born 1960	LV03 / 18/6-03 / she was not operated or given any other form of treatment by the hospital, as the doctors considered the case incurable. Since the treatment started, there has been no growth of the cancer or the metastases (**P**)

#	Cancer type / description of tumour / malignancy and indication of malignant (M) or	Patient, year of birth	Acupoint (s) used / date of first treatment / description of progression or development and indication of positive effect (P), uncertain (?) or negative
1 7 .	Carcinoma of the prostate / malignant (M)	Man, born 1954	BL40 / 15/1-04 / operated additionally with cryo-technique, difficult to evaluate (?)
1 8	Mammary carcinoma, aggressive. Operated, but after operation metastases to the liver and the skeleton malignant (M)	Woman, born 1945	LV03 / 26/1-03 / after the treatment started there was a stop in the growth of the cancer (P)

Table 2. On the request of Dr. Med. Ottestad, Chief Medical Officer of the mammary cancer department at the Radium Hospital of Norway, I carefully noted and measured all veterinary patients during a certain time span between *April 22ⁿᵈ 2003 and January 26ᵗʰ 2004; they were not "cherry-picked" to show the best outcomes.* These notes are the foundation of table nr. 2. These veterinary patients were mostly diagnosed by myself, with fine needle biopsy, but some came with the diagnosis from other veterinarians. All patients have been followed up until 31.12.2009 (or until they died).

Table 2: Summary of my treatment protocols and their interim outcomes in animals

#	Cancer type / description of tumour / malignancy and indication of malignant (M) or	Patient, year of birth	Acupoint (s) used / date of first treatment / description of progression or development and indication of positive effect (P), uncertain (?) or negative

234

benign (B)		(N)
1 Mammary carcinoma / 10 & 8 mm tumours in both sides / malignant (M)	Female dog, Chihuahua, born 1999	LV03 / 22/4-03 / the tumours went almost totally away, then reappeared, and are now stabile. No other treatment (P)
2 Perianal tumour / 12 cm. Diameter / benign (B)	Female dog, Chihuahua, born 1999	CV23 / spring – 02 / the tumour was stable for 1 year, started then to grow autumn – 03, and the dog was put down in November –03. No other treatment (N)
3 Osteosarcoma left front leg / 11 cm^2 / malignant (M)	Dog, mixed breed, born 1994	HT09 / November –02 / in April –03 the cancer was totally gone. No other treatment (P)
4 Carcinoma of the endothelium of the abdomen, with metastases to several organs / malignant (M)	Male dog, Riesenschnauser, born 1989	SP06 / 1. April – 03 / the first 3 months everything seem to go better, but then the dog suddenly died in august. No other treatment (N)
5 Mammary	Bitch, English setter,	LV03 / 17/7-03 /

tumour: diameter 1.1 cm / benign (**B**)	born 1996	After one year the tumor was totally gone. No other treatment has been performed (**P**)
6 Mammary tumours (2): diameter 1.4 cm, 1,1 cm / benign (**B**)	Bitch, English setter, born 1998	LV03 / 17/7-03 / After one year the tumors are 0, 3 and 0, 2 mm. No other treatment has been performed (**P**)
7 Carcinoma of the epithelium / 4 cm. right front paw / malignant (**M**)	Male dog, Riesenschnauser, born 1994	KI01 / 15/7-03 / the carcinoma was operated before I saw the dog, but had spread to right back leg and right axilla / after treatment the cancer was reduced with 60 %. No other treatment has been performed (**P**)
8 Seminoma / Left testis 7.5 cm diameter / benign (**B**)	Male dog, Golden retriever, born 1988	LU11 / 17/6-03 / the tumour stopped growing, and has stayed stable since. No other treatment has been performed (**P**)
9 Chondrosarc	Male dog, Mixed	LU11 & LU01 /

oma / left side of abdomen, 12 x 12 cm / malignant (**M**)	breed, born 1995	22/7-03 / after each treatment the cancer shrunk with 20 % during 1 week, but then started to grow again. This pattern has repeated itself after every treatment. Now the cancer is 17 x 20 cm. (**? P**)
10 Lymphosarcoma / have been treated for a long time with cortisone / malignant (**M**)	Male dog, Norwegian hare-hound, born 1996	LV03 / 10/9-03 / 2 days after the first treatment the dog was acutely worse, and was put down by the owner (**N**)
11 Mammary carcinoma / multiple tumours in both sides, size varYing between 5 mm to 20 mm. / malignant (**M**)	Icelandic sheep-dog bitch, born 2001	LV03 / 30/9-03 / she was not operated or given any other form of treatment. The tumours went almost totally away, and can now not be detected (**P**)

1 2	Malignant mesenchymal tumour at the inside of the knee / 10 cm. diameter / malignant (M)	Male dog, mixed breed, born 1999	LU11 / 10/10-03 / after the first treatment the cancer has stopped to grow and seem to be stable. (P)
1 3	Epithelial carcinoma over the ischium / 5 x 4 cm / malignant (M)	Bitch, big poodle, born 1992	SP01 + HT09 / 28/10-03 / after treatment started the cancer has shrunk to 1.9 x 1.9 cm. No other medication or treatments have been performed (P)
1 4	Mastocytoma / malignant (M)	Male dog, English setter, born 1997	HT09 / 20/12-03 / after start of treatment the cancer is reduced by approximately 70 % (P)
1 5	Mammary carcinoma on left side; operated but had metastases; new cancer is developing on the right side / malignant (M)	Bitch, Tibetan temple dog, born 1991	LV03 bilateral / 20/1-03 / since the treatment started the tumour is somewhat reduced (P)#2

Results

Table 3: Summary of my treatment protocols and their interim outcomes in 34 patients (all patients during one year

Clinical outcome [interim]	Number of Cases
Humans	18
Dogs	15
Horses	1
Total Benign tumors	8
Total Malign tumors	26
Reduced growth in benign tumors	2
Reduced growth in malign tumors	12
Total disappearance of visible benign tumors	2
Total disappearance of visible malign tumors	4
Overall positive development in number of benign tumors	4
Overall negative development in number of benign tumors	1
Overall positive development in number of malign cancer	18
Overall negative development in number of malign cancer	5
Number of patient impossible to say is positive or negative due to massive treatment in the hospital, or total removal	6

of the cancer surgically.	
Number of patients that died during the treatment	**5**

References:

1. Chumakov AM, Miller CW, Chen DL, Koeffler HP. Analysis of p53 transactivation through high-affinity binding sites. Oncogene. 1993 Nov;8(11):3005–11.
2. Cinar B, Koeneman KS, Edlund M, Prins GS, Zhau HE, Chung LW. Androgen receptor mediates the reduced tumor growth, enhanced androgen responsiveness, and selected target gene transactivation in a human prostate cancer cell line. Cancer Res. 2001 Oct 1;61(19):7310–7.
3. Deppert W. The Yin and Yang of p53 in cellular proliferation.Semin Cancer Biol. 1994 Jun;5(3):187–202. Review.
4. Ekeland T.-J., Placebofenomenet – hvordan kan det forstås, Tidsskr. Nor. Lægeforen. 2000;120:3017–20.
5. Johnson JM, Harrod R, Franchini G.(2001). Molecular biology and pathogenesis of the human T-cell leukaemia/lymphotropic virus Type-1 (HTLV-1). Int J Exp Pathol. 82: 135–47.
6. Kim KJ, Lee MW, Choi JH, Sung KJ, Moon KC, Koh JK. (2002). Abstract CD30-positive T-cell-rich pseudolymphoma induced by gold acupuncture. Br J Dermatol. 146: 882–4.
7. Kurono Y, Egawa M, Yano T, Shimoo K. (2002). The effect of acupuncture on the coronary arteries as evaluated by coronary angiography: a preliminary report. Am J Chin Med.30: 387–96.
8. Lewis DL, Hagstrom JE, Loomis AG, Wolff JA, Herweijer H. Efficient delivery of siRNA for inhibition of gene expression in postnatal mice. Nat Genet. 2002 Sep;32(1):107–8. Epub 2002 Jul 29.
9. Loeppky RN, Goelzer P. Microsome-mediated oxidation of N-nitrosodiethanolamine (NDELA), a bident carcinogen. Chem Res Toxicol. 2002 Apr;15(4):457–69.

10. Lu H. C., A complete translation of the Yellow Emperors classic of internal medicine and the difficult classic, translated from the Chinese, The academy of oriental Heritage, Vancouver, Canada, 1978.
11. Maoshing N. (1995). The Yellow Emperor's Classic of Medicine. A New translation of the Neijing Suwen with commentary. Shambhala Publications Inc, Boston.
12. Miller C, Koeffler HP.(1993).P53 mutations in human cancer. Leukemia. 1993 Suppl 2: 18–21.
13. Miller DK. The role of the Caspase family of cysteine proteases in apoptosis.Semin Immunol. 1997 Feb;9(1):35–49. Review.
14. Pohorille A. et al., Membrane peptides and their role in protobiological evolution. Orig Life Evol Biosph. 2003 Apr;33(2):173–97.
15. Rogers PA, Schoen AM, Limehouse J. (1992). Acupuncture for immune-mediated disorders. Literature review and clinical applications. Probl. Vet. Med. 4:162–93.
16. Shen J, Glaspy J. (2001). Acupuncture: evidence and implications for cancer supportive care. Cancer Pract. 9:147–50.
17. Tagliaferri M, Cohen I, Tripathy D. (2001). Complementary and alternative medicine in early-stage breast cancer. Semin. Oncol. 28:121–34.
18. Sherr CJ. (2000–2001). Cell cycle control and cancer. Harvey Lect. 96:73–92.
19. Thoresen A., Akupunkturbehandling av Equint Sarcoid, Norsk Veterinærtidsskrift, 1995 *107,* 10.
20. Thoresen A, Veterinærmedisin, Komplementære og Alternative metoder, pp.442–445, ISBN 82–994172–4–4, 621 pages. English edition; ISBN 82–994172–2–8, gages 358–363.
21. Udagawa N. The mechanism of osteoclast differentiation from macrophages: possible roles of T lymphocytes in osteoclastogenesis. J Bone Miner Metab. 2003;21(6):337–43.
22. Yang Q, Wesch H, Mueller KM, Bartsch H, Wegener K, Hollstein M. (2000). Analysis of radon-associated squamous cell carcinomas of the lung for a p53 gene hotspot mutation. Br J Cancer. 82: 763–6.

25. Noen eksempler på metodens utbredelse

De tre første eksemplene gjelder tilbakemeldinger fra den siste tidens sluttredigering av manus, omkring årsskiftet 2013/14 Deretter følger diverse svar på en henvendelse som Thoresen i 2010 og på min anmodning sendte til noen av hans utenlandske kolleger som benytter hans behandlingsmetode.

Den første e-posten er videresendt til meg i forbindelse med at Thoresen er gjesteforeleser på Murdoch University i Fremantle, Australia, etter invitasjon fra professor Bruce Ferguson. Den er opprinnelig sendt til Ferguson av en av hans egne elever, altså en annengenerasjons elev av Are Thoresen.

Sent from my iPad
Bruce Ferguson, DVM, MS
President, American Association of TCVM
Vice-President, World Association of TCVM
www.naturalvet.org
www.tcvm.com.au

Begin forwarded message:
From: "Emma" emma@coralcoastvet.com.au
Date: 6 December 2013 8:18:22 am AWST
To: naturalvet@earthlink.net
Subject: Sarcoid success!

Hi Bruce,
I hope you are well and that 2013 has been a great year for you. I would just like to share a success story that I have had with sarcoids in a horse.

Denny is a 7-year-old quarter horse mare with a 4-year history of multiple sarcoids. We have tried a number of different treatments with Denny over the years, including surgery, xxterra and fluoride paste, all with limited success.

I thought I would apply Dr Are Thoresen's one needle technique to this case and the results have been amazing.

Three of Denny's sarcoids are located on the Stomach Channel. I treated her 2 weeks ago with one dry-needle at LIV 1 for 20min.

These attached results are from two weeks post treatment. The sarcoids are now 30 % of their original size. The owner is really happy!

Thanks to you, Marisa and your fantastic course Bruce!

Kind Regards,
Dr. Emma Barrett BSc BVMS
Coral Coast Veterinary Hospital
12 Bassett Way Carnarvon WA 6701

Ph: (08) 99411155
Fax: (08) 99411166

Denne e-postens autensitet kan etterprøves direkte ved de oppgitte personalia.

oOo

From: Jean K A
(anonymisert)
Sent: 24. Desember 2013 20:05
To: Are Thoresen
Subject: Re: The lady from Costa Rica

Dear Dr. Thoresen,
Your treatment worked! I have had no treatment by the western-medical people, just your treatment on June 3 and some tuning-up acupuncture by Lara Zinn. I had a rectoscopy last week, Dec. 16, and the T1 is so tiny the doctor almost did not find it and hasn't even sized it, but said in his report, paraphrasing from the Spanish: the exophytic lesion is many dimensions less than previously observed; towards the top margin in tretrovision a decrease in the extent of the lesion was observed. The biopsy says: anal intraepithelial high-grade lesion/carcinoma in situ.

243

It is shrinking, just like you said it would.
Thankyouthankyouthankyouthankyou.
I cannot tell you how happy my husband and I are – you are a true and unique asset to health.

Should I have a follow-up treatment with you?
The very best to you and yours this holiday season.
Best regards,
Jean K-A

oOo

Kopi: Therese B
Thun, Switzerland

Dear Are Thoresen
First of all we wish you a happy new year 2014!
Please find as an attachment my medical abstract (word document) as well as the E-Mail of my wife including several documents. Please do not hesitate to contact us in case you need more information.

Best regards
René B

Gesendet: Samstag, 04. Januar 2014 um 14:39 Uhr
Von: "Therese B

Lieber Are
Hier die Operationsberichte, die 4 oberen Blätter sind von der Operation vom 9. Juli. Nach dieser Operation musste ich 9 Sessionen Chemotherapie machen.
  Am 2. und am 4. Oktober war ich bei dir zur Akupunktur.
  Am 22. Oktober war die 2. Operation (untere 3 Blätter). Vor der Operation sagten mir die Ärzte, dass sie fast sicher das Stoma noch lassen werden, da sie das vom Krebs befallene Stück Dickdarm herausschneiden müssen. Bei der Operation waren alle sehr erstaunt, dass gar kein Krebs mehr vorhanden war. Sie entfernten mir Uterus,

244

Ovarien, Lymphknoten, Omentum majus und Appendix. Sie konnten das Stoma rückverlegen.

Ich musste noch einmal 9 Sessionen Chemotherapie machen. Ich bin froh, dass mein Bauch nachher richtig heilen kann. Peter Grob steckt mir jeden Monat die Nadel. Ich bin überzeugt, dass ich dadurch endgültig von diesem Krebs geheilt bin! Vielen herzlichen Dank!!!

Viele liebe Grüsse
Therese

Denne e-posten er fulgt av seks vedlegg fra behandlende sykehus, som bekrefter teksten i meldingen. Vedleggene har ikke fått plass i boken, men finnes i mitt arkiv over bakenforliggende dokumentasjon.
(Min kommentar)

oOo

Dear Are
I have used your method on 2 patients (lung cancer, vaginal cancer) both old women, seems the results are quite good. I'll be more than happy to help you with your request.
Rotem Ruder DM.

oOo

Hi Are:
As I told you I´ve been treating patients with cancer using your method since 2 years ago. I´ve some photos and if you want I can make a summary of these cases.

Francisco Minguell DVM.

oOo

Dear Are,
I first heasrd your cancer treatment in the eariler 90's in Atlanta. As my pulse diagnosis has improved my results with your method have

gotten better. Significant improvement in most cases, around 80 %. At least it seems to hold the disease at bay for long periods of time. My poorest result is lymphosarcoma. I have used it in probably over 100 cases of cancer during the last decade.

Cheers,
Cindy Lankenau, DVM

oOo

Dear Are.
I am Jose Miguel Gomez from Barcelona IVAS Course.

I have used your method in one horse with a big lump (biggest than a hen egg) in the sheath with only one needle in CV meridian, but not exactly in one acupuncture point. I found one depression between CV2 and Bai Hui and I needle in. In the first session, the lump was reduced at the half. I did five sessions, and the lump was gone completely, I could not feel nothing under the skin. It was in July.

At the moment, the horse and his sheath are perfect. I send you pictures about.

I hope it can help you.

The best for you
JM Gomez

oOo

Are!
I have treated 12 cases following your method: 6 mammary cancer (bitches): all of them have improved, 3 totally, 3 have received surgical treatment after 4 sessions (when size and inflammation had reduced) and until now metastasis or recidives have not been found.

1 intestinal cancer (cat): no positive results.

1 linfoma (tracheal zone, dog male, Shi-Tzu): its size has been reduced 50 % and dog is healthy after 10 months from beginning.

1 peri-anal (Doberman, male): size has reduced 30 % and there's no pain nor bleeding.

1 urinary bladder (Setter, female): good answer during 6 months (no bleeding, no hematuria) and after owner decided euthanasia.

1 scapular osteosarcoma : no answer.

Best regards,
Francisco

oOo

Dear Are,
In the following, I describe a treatment of dog with canine hemangioperizytom.
Dog, Shepard dog-Rottweiler-Mix, 9 years, male, 57 kg 2005-03-30: 1 st investigation of a tumor on the right front leg on the laterodorsal side just proximal to the carpal joint. The neo was very rigid and had two parts. The main tumor was as large as a half-chicken egg, the second a bit more dorsally and just distal to the larger one was like a great bean.
We took a fine-needle-aspiration biopsy and the histoligal result was a locally malign canine hemangioperizytoma.
We decided that the tumor is related to the HT and/or TH-meridian. We answered by stimulating the control by needling KI03 and KI01 once a week.
Ajax accepted sauerkraut and yogurt (great!) and Immundog (Orthovet).
2005-06-05: The tumor did not raise anymore up to now and we made a photo with outline tumor borders.
2005-06-24: The tumor is viewable smaller (the little one not touchable, the larger one just the half of the original size).
2005-08-02: The tumor is gone. We decided to give two sessions in KI-Meridian and then to make a control FNA – but we could not – because the tumor was gone and we no idea where to place the needle.
There was no rezidiv until now.

oOo

Lieber Are,
Letzten Dienstag war die Kundin wieder in der Klinik Hofheim zum Ultraschall: Kein Tumor mehr zu finden! Die Klinik glaubt nun, sie

247

hätten sich bei Ihrer ersten Diagnose vertan, obwohl angeblich bereits deutlich Wandauflösungen zu sehen waren. Ich habe die Kundin gebeten, mir diese ersten + die Kontrolle (nach ca. 6 Wochen) Ultraschallbilder auf CD zu brennen, oder wenigsten als Foto zu besorgen. Sobald ich diese habe, schicke ich dir alles zu!

Fairerweise muss ich Dir sagen, dass ich zunächst mit Deiner Akupunkturmethode gearbeitet habe, und ca. 2 Wochen vor dem Kontrollultraschall nur noch mit Bioresonanz, da ich sie per Akupunktur nicht übertherapieren wollte.

Liebe Grüße

Sylvie

oOo

Summaries of my cancer patients treated with your method:

1. Weiblicher Mittelschnautzer, "Gipsy" silber, 14 Jahre alt.

    Erster Besuch in der Praxis wegen seit 4 Wochen rezidivierender blutiger Cystitis.

    Leukozytose, Blut und Leukos im Urin. Strangurie, Mitrialinsuffizienz, Arrythmien. Hatte vor kurzem eine Umfangsvermehrung auf dem Blasenmeridian der entfernt wurde. Hypothyreose : Euthyroxgabe.

    Haustierarzt gab Antibiotika und Homöopathika.

    Behandlung mit Akupunktur bis 6.4.04 dann Überweisung zum Ultraschall zur Tierklinik in Hofheim:

    Tumor am Blasenhals, Harnröhre wahrscheinlich mitbetroffen. Verdacht auf Übergangsepithelkarzinom der Blase Rat der Tierklinik: Meatcam, ev Interleukin Infiltration der Harnröhre. Prognose infaust.

    Besitzer gibt 3 Tg Metacam, wurde dann wegen heftigster Druchfälle wieder abgesetzt.

Am 16.4.04 mit Tumortherapie/Akupunktur begonnen: ausschließlich Herz 9, Herz puls sehr schwach.

    In der folgenden Zeit alle 2–3 Wochen Einnadeltheapie: Herz 9. Keine weiteren Therapieverfahren.

Ultraschallkontrollen durch die Tierklinik Hofheim: 21.5.05: noch 8 mm verändertes Gewebe und Zubildung am Blasenhals. Weiterhin Verdacht auf tumoröses Geschenen. Allgemeinbefinden gut.

5.7.04: Zubildung im Bereich des Blasenhalses nicht mehr zu finden. Verkalkungen der Harnröhre.

4.10.05: Zubildung wieder sichtbar, gegenüber Errstbefund geringgradig vergrößert.

Gipsy wurde wegen zunehmender Strangurie und Tenesmus dann Mitte Oktober eingeschläfert.

2. Weibliche Schäferhündin, "Susi", geb.: 95.

In Behandlung wegen Chronisch degenerativer Myelopathie.

Herzuntersuchung: geringradige Arrhytmien. Zur Abklärung der Narkosefähigkeit Ultraschalluntersuchung des Herzens in der Tierklinik Hofheim.

Verdacht auf großes Chemodektom, Stauungserscheiningen im linken Vorhof und Lungenvenen.

Prognose infaust.

Seither, abgesehen von Geriatrika, keine weitere Behandlung außer Einnadelakupunktur alle 3–4 Wochen: je nach Puls meißt Ni 1.

Ultraschallkontrollen alle 8 Wochen: Der Tumor verändert sich nur geringfügig. "Susi´s" chron degenerative Myelopathie verschlechtert sich unter der Behandlung nicht weiter und das Chemodektom beginnt erst zu schrumpfen, dann aber sehr langsam weiterzuwachsen. (Behandlungsbeginn Juli 04 5.5x5.1 cm, blieb bis Juli 05 unter 6x6 cm). Im Juli 05 musste die Akupunkturbehandlung wegen starker akuter Beschwerden des rechten Knie und Hüftgelenks, der Lebensqualität wegen, umgestellt werden. Daraufhin wurde eine deutliche Umfangsvermehrung auf 8x8 cm festgestellt. Seit September behandele ich wieder nach Pulsdiagnostik und Einnadeltherapie. Eine neue Kontrolle steht aus.

Im Dezember 05 erfreut sich der Hund guter Gesundheit spielt und ist gerne unterwegs. Laut Aussage des

Ultraschalldiagnostikers sei es außergewöhnlich, daß ein Chemodektom so langsam wächst.

oOo

Here are some of my results (in which all has been "cured"):

1. 62 year old with stage 3 breast cancer. Treated regularly since 1998. Chemo only.
2. 50 year old with stage 3 breast cancer. Treated regularly since 2003. Chemo only.
3. 72 year old with stage 3 breast cancer. Treated regularly since 1990. No chemo or radiation.
4. 54 year old with positive biopsy. Biopsy was negative after two treatments. No chemo or radiation.
5. 60 year old with stage 3 breast cancer. Treated with chemo only. Treated regularly since 1995.
6. 65 year old with stage one breast cancer. No chemo or radiation. Treated since 2000.

These are the ones off the top of my head.

Peggy

26. Hunden Mighty

Diagnose: Histocytært sarkom

Den siste tilbakemeldingen fra pasient før manus går videre til en siste teknisk korrektur fra eieren av hunden Mighty, som la ved et bilde som ble tatt etter Are Thoresens første behandling.

From: Stein Unsgård [mailto:stein@eidsvollvaktselskap.no] Sent: 29. januar 2014 01:35
To: arethore@online.no
Subject: bilde Mighty og Are

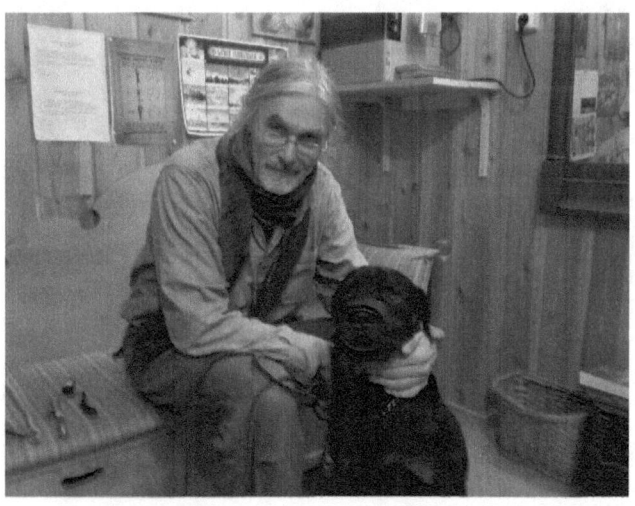

Hei,
sender deg som avtalt bilde av deg og Mighty.

Jeg var og tok blodprøver i dag, disse ble sammenlignet med de første fra 5.1.2014, og resultatet er positivt og utrolige.

Jeg har med kopi til deg.

Vi gleder oss til å komme til avtalt time ons 29.1.2014 kl.1430.

Mvh Stein Unsgår

Noter

[1] Vi er altså tilbake der pasientdagboken før hovedboken avsluttes med en kort beskrivelse av den tredje muligheten «skjebnen» og pasienten girThoresen til en tredje demonstrasjon av behandlingsmetodens effektivitet.

[2] Dette blir gjennomgått fra matematikerens synsvinkel i bl.a. kapitlet «Utprøving av medisiner».

[3] Jf. kapitlet «Gåten og løsningen» i hovedboken hvor det fremgår at løsningen ikke finnes i utforskningen av symptomene, det som har gått galt, men i det som går riktig for seg og som vi enkelt uttrykt finner i vårt immunforsvar mot kreft.

[4] Forskjellen på kvantitativ og kvalitativ utprøving og forskning beskrives i kapitlet «Om laboratorieforskningen

[5] I egen definisjon: En som søker forståelse primært gjennom å tenke helhet som det at delene gjenspeiler en større helhet som hver del ikke kan tenkes adskilt eller løsrevet fra, og som gir hver del dets særskilte preg, i motsetning til en forståelse som består i oppdeling (abstraksjon) og studium av den enkelte delen løsrevet fra de andre delene.

[6] Det er også relevant å nevne hvilke akupunkturmeridianer som skal påvirkes, ikke bare punktene. Intensjonen er imidlertid ikke her å gi noen innføring i denne behandlingsformens tekniske detaljer. Lesernes mange "hvorfor det?" må derfor søkes besvart ut fra andre kilder.

[7] Sitat fra en artikkel av dr. Shen-Ying Zhang, forsker ved St. Giles Laboratory of Human Genetics of Infectious Diseases: *"White blood cells have long reigned as the heroes of the immune system. When an infection strikes, the cells, produced in bone marrow, race through the blood to fight off the pathogen. But new research is emerging that individual organs can also play a role in immune system defence, essentially being their own hero. In a study examining a rare and deadly brain infection, scientists at The Rockefeller University have found that the brain cells of healthy people likely produce their own immune system molecules, demonstrating an "intrinsic immunity" that is crucial for stopping an infection."* Jf. hele artikkelen på http://www.sciencedaily.com/releases/2012/12/121210221259.htm.

[8] At dagens kreftbehandling har mindre helbredende effekt enn de fleste av oss tror, og at den hovedsakelig er begrenset til *å forlenge livet, men ikke å helbrede*, er dokumentert i kapittel 1,: "Statistikk som sannhetsvitne".

[9] Hvilke strategier som jeg har funnet kan være virksomme i tillegg til den beskrevne akupunkturbehandlingen, beskrives i kapittel 12, "Anekdotiske helbredelser og naturlig kreftbehandling".

[10] I dette tilfellet har Manzetti vist at hittil ukjente peptider dannes i blodet hos en brystkreftpasient som resultat av den akupunkturbehandlingen Thoresen har utviklet

for denne pasientgruppen. Manzettis videre forskning med disse nyoppdagede peptidene, blant annet på kreftceller *in vitro* (i glass), og avdekking av virkningsmekanismene ved RNA- eller mekanismeforsøk blir gjennomgått i kapittel 11, "Chi og kjemi. Et møte med molekylærbiolog Sergio Manzetti".

[11] Årsakene til denne svært dårlige statistikken beskrives både innledningsvis på s. 2 i første kapittel og mot slutten av bokens epilog.

[12] Denne konklusjonen underbygges både i hovedboken og denne kommentarboken i lengre beskrivelser og referanser til Jan Mæhlens og Per-Henrik Zahl's kreftforskning og Kreftregisterets misvisende statistikk for overlevelse i kapitlene «Anekdotisk helbredelse «Statistikk som sannhetsvitne».

[13] Ikke i slekt med bokens forfatter på annen måte enn at vi etter hvert har kommet til å dele synspunkter på hovedsaker i kreftproblematikken og har en felles målsetting med arbeidet.

[14] Samtalen med Manzetti er plassert i bokens tredje del "Chi og kjemi", hvor også den naturvitenskapelige delen av Thoresens forskning blir mer inngående beskrevet.

[15] Jf. *Veterinary Medicine: Complementary and Alternative Methods*, op.cit.:

- *Jing Qi*: Denne energien tilkommer oss fra våre foreldre og dessuten fra hele kosmos i unnfangelses- og fødselsøyeblikket. Den kan også "oppdateres" livet igjennom via mat og lignende.
- *Arvet (Yuan-Qi)*: Denne energiformen er for det meste oppbevart i nyrene. Den er ansvarlig for et sterkt og langt liv.
- *Tilegnet (Zong-Qi fra luften, Ying-Qi fra maten)*: Denne energiformen er den livskraften som gjør at vi lever og fungerer. Den strømmer gjennom alle prosessene og tilføres oss via mat, vann, luft, lukter, smaker.
- *Eterisk energi (tilsvarer Yuan-Qi)*: Dette er den energien som danner grunnlaget for strukturen i vår organisme.
- *Eterlegemet* er et begrep for energiens struktur. Det er denne strukturen som former vårt legeme, og som gjør at vi alle har særtrekk, det vil si ser ut som vi gjør.

[16] Her vil jeg også vise til et dokument i pasientjournalen min, datert noe senere, 24.06.09 og hvor onkolog Wenche Gustafson minner Radiumhospitalet om at det «Heller ikke denne gangen er funnet entydige maligne celler». Funn av kreftceller er et avgjørende kriterium for å igangsette kreftbehandling. Dette skyldes de skader kreftbehandling kan påføre personer hvor det er mistanke om kreft men hvor symptomene i virkeligheten er godartede – slik det gjennomgående var vist etter at jeg hadde fått de to første behandlingene av Are Thorsen våren 2007.
Her er Radiumhospitalet nok en gang i utakt med seg selv ved å insistere på å behandle en pasient hvor dette kriteriet ikke er oppfylt.

[17] Jfr. beskrivelsen av PET CT resultatet i hovedbokens nest siste kapittel, "Svaret på utfordringen".

[18] Kilde: NRK, samfunnsredaksjonen i programmet "Sånn er livet".

[19] Uten å vite dette med sikkerhet er det grunn til å anta at ettersom disse pasientene er sterkt svekkede, må medisinene som blir utprøvd, være meget sterke og derfor ha en betydelig risiko for uheldige bieffekter når de anvendes på pasienter med normalt fungerende organer og et ennå ikke sterkt redusert immunforsvar.

[20] Med dette begrepet menes tall som er uadskillelig koblet til bevegelige fenomer, i dette tilfelle, både sykdom, pasienter og mindre fysiske variabler som (varierende) *gyldighet* og at nettopp deres absolutte gyldighet og betydning er erstattet av relativitet.

[21] Da jeg hadde satt meg litt grundigere inn i det statistiske materialet, kom jeg til at den statistiske sannsynligheten for at jeg ville overleve på diagnosetidspunktet, var nærmere én til femti enn én til to. Da tatt i betraktning den statistiske sannsynligheten for at en så stor svulst har metastasert. At det ikke ble konstatert spredning på tidspunktet for de første bildene, kan skyldes at de yngste kreftcellene var de første som ble nedkjempet av kroppens "kreftforsvar" etter at det var blitt stimulert av akupunkturbehandlingen.

[22] Begrepet er ikke fullstendig dekkende for de prosessene som er de første fysiske tegn til kreftutvikling, men er velegnet til å formidle at det her nettopp handler om forstadiet til kreftsykdom.

[23] Ett unntak er forebyggende inntak av D-vitamin og i noen grad også behandling med D-vitamin. Flere studier, den første fra USA og Canada i 2007, har påvist at forebyggende behandling med D-vitamin kan medføre en reduksjon i krefttilfeller. Dette vil bli grundigere behandlet senere i kapitlet.

[24]   Jf.   http://translate.google.no/translate?hl=no&sl=en&u=http://www.ous-research.no/moan/&prev=/search%3Fq%3Djohan%2Bmoan%2Bprofessor%2Bi%2Bmolekyl%25C3%25A6rbiologi%26biw%3D1093%26bih%3D558&sa=X&ei=RPS5UdaPCKGp4gS-xoF4&ved=0CEkQ7gEwBA (lenken er en google-oversettelse av den originale websiden på engelsk).

[25] Studiene er sammenfattet av Paul Clayton i hans bok *Health Defence*, 2002 (norsk oversettelse: *Helseguiden. Hvordan du kombinerer de mest helsebringende næringsstoffene for å bremse aldring og oppnå optimal helse*, Oslo, Forlaget Press 2005).

[26] For eksempel møtte jeg selv ingen annen form for tilnærming til dette problemkomplekset enn spørsmålet om jeg røkte, og hvor mye alkohol jeg konsumerte.

[27] En andel av kvinnene hadde en kreftsykdom de ikke var klar over da de påbegynte undersøkelsen. Dette beregnes statistisk og trekkes fra i det endeligse resultatet.

[28] Jf. http://www.aftenposten.no/nyheter/iriks/article1827469.ece.

[29] Artikkelen tar utgangspunkt i den mest omfattende som er gjennomført av effekten av cellegift, og som ble gjennomført i Australia og publisert i 2004. Jf. http://www.kreftbehandlinger.no/CellegiftStudien.pdf.

At det i USA, Australia og en lang rekke land i andre verdensdeler opereres med en statistikk som viser overlevelse etter 5 år istedenfor en som viser faktisk overlevelse av sykdommen – da jo svært mange kreftpasienter dør langt senere enn 5 år etter diagnosen –, blir grundig behandlet i kapittel 14 ("Statistikk som sannhetsvitne").

[30] Oslo, Universitetsforlaget, 1992.

[31] I en telefonsamtale beskriver Moan denne motforskningen som ubetydelig både i mengde og i kvalitet sammenlignet med det materialet han og hans team har liggende til gjennomsyn på Radiumhospitalet for dem som er interessert i D-vitaminets betydning for vår helse.

[32] Begge temaene er sentrale i kapittel 14 ("Statistikk som sannhetsvitne").

[33] Årsaken til at denne oppfatningen har festet seg hos moderne kreftforskere, skyldes etter min mening at man fra og med "oppdagelsen" av kreft som sykdom ensidig har fokusert på sykdommens siste stadier. Det er liten uenighet om at når sykdommen først har kommet så langt, vil den uten noen form for inngripen i så sjeldne tilfeller bedres eller heles ved selvhelbredelse, at både betegnelsen anekdotiske helbredelser og oppfatningen av sykdommen som irreversibel her er dekkende. At det ikke før i senere tid er gjennomført vitenskapelige undersøkelser om denne oppfatningen er korrekt eller ikke, kan være grunnen til at det først er dagens unge forskere som tar utgangspunkt i det forskningen på dette feltet viser, nemlig at sykdommens natur er dynamisk.

Thoresens kliniske resultater gir entydige indikasjoner på at effekten av hans behandlingsmetode også gjelder sykdommens siste faser. Det vil i så tilfelle si at et stort antall av de pasientene som i dag kategoriseres som *terminale*, kan bli friske dersom ikke svulster eller bivirkninger av sykehusbehandlingen har ødelagt vitale organer eller på andre måter svekket organismen i en slik grad at pasienten dør selv om sykdommen trekker seg tilbake.

[34] http://www.vg.no/nyheter/innenriks/artikkel.php?artid=10129444

[35] Angående Budwiks forskning og diet, se: http://www.3e-centre.com/ http://www.healingcancernaturally.com/budwig_protocol_ix.html#3e-centre og http://www.budwigcenter.com/budwig-protocol.php

[36] Jf. http://www.nytimes.com/2006/01/10/science/10mirr.html?_r=1 for informasjon om speilnevroner og den spede begynnelsen på forskningen omkring dette fenomenet. Man kan også google *mirror neurons*.

[37] Jf. http://www.redjournal.org/article/S0360-3016(08)01216-9/fulltext og http://www.forskning.no/artikler/2008/september/196151.

[38] http://www.pagepress.org/journals/index.php/ams/article/view/ams.2012.e11/pdf.

[39] Dette gjelder alle de mest utbredte kreftformene. Derimot er det oppnådd betydelig bedring i overlevelsen for enkelte mindre utbredte former. Spesielt gledelig er det at dette også gjelder kreft hos barn.

[40] Kilde: NRKs vitenskapelige redaksjon, Trondheim. Noe senere, 4. februar 2013,

sendte Sveriges Televisjon i programmet "Rapport" en reportasje fra Rikshospitalet i Stockholm, hvor en professor konkluderte med at tilbakeholdte studier som er negative for legemiddelprodusentene, generelt er det største problemet knyttet til godkjenningen av legemidler i Sverige. Jeg kan tilføye at amerikanske nettsteder har påpekt at kreftmedisinprodusentene ikke kan reprodusere resultatene av et flertall av de studiene som i sin tid sørget for at medisinene ble godkjent, og at det med andre ord handler om et mer systematisk bedrag enn det som er referert av NRK. Dette er en påstand som kan være riktig eller gal, og som jeg eventuelt må overlate til spesielt interesserte å etterprøve. Ikke desto mindre fremgår det av den nevnte undersøkelsen i Australia og USA av effekten av cellegifter at påstandene er riktige. Uansett burde dette være et felt de som godkjenner bruken av medisin i Norge, burde interessere seg for. Vi bør ha sikkerhet for at våre medisiner er godkjente gjennom prosedyrer som ikke kan mistenkes å være beheftet med alvorlige lovbrudd.

[41] Jf.
http://wissen.spiegel.de/wissen/image/show.html?did=32362278&aref=image035/E0
441/ROSP200404101600162.PDF&thumb=false.

[42] For at ingen skal kunne tvile på mine tall for overlevelse, er det enkelt å etterprøve dem. Først fant jeg den siste tilgjengelige statistikken for hvor mange som har kreft som dødsårsak på dødsattesten. I 2010 var det 11 036 personer. I og med at forekomsten av kreft øker betydelig hvert eneste år, må vi gå tilbake i tid like mange år som det i gjennomsnitt tar fra diagnose til død for dem som ikke overlever sykdommen, for å finne riktig antall diagnostiserte som vi kan sammenligne med. I 2010 var det 207 000 som levde med kreft, og med gjennomsnittlig cirka 25 000 nye diagnoser årlig siste 10-årsperiode får vi nærmere 9 år som gjennomsnittlig overlevelse for alle kreftformene. Vi må da sammenligne antall dødsfall i 2010 med antall kreftdiagnoser i 2002, som var 23 380. Det gir 47,3 % dødelighet.

[43] I 2008 var antall nye brystkrefttilfeller i Norge 2 734. Samme år var det totalt 34 890 kvinner som led av brystkreft. For å få et pålitelig bilde av hvor lang tid en brystkreftrammet kvinne lever med denne sykdommen – enten hun overlever eller dør av den –, må vi dele det totale antallet syke med antallet nye tilfeller i løpet av et år. Statistikken for 2008 gir oss en god indikasjon på at sykdommens varighet frem til dette året var cirka 13 år *i gjennomsnitt*. Siden et større antall kvinner har sykdommen i en betydelig kortere periode, må også mange ha sykdommen i betydelig lengre tid enn 13 år. En konsekvens av dette er at en statistikk som foregir å gi et korrekt bilde av utviklingen i overlevelse av brystkreft, må strekke seg over et betydelig lengre tidsrom enn 13 år. Jf den tidligere omtalte tyske undersøkelsen som omfatter 26 år.

[44]
http://www.kreftregisteret.no/Global/Cancer%20in%20Norway/2010/CIN_2010_wit
h_Special_Issue_clustering_of_cancer_web.pdf
Da jeg i sluttredigeringen, februar 2014, gjennomgikk linkene for å kontrollere at alle linkene på tidspunkt for trykking av den ikke-kommersielle førsteutgaven førte

til websiden, var det kun én link som ga feilmelding. Det var linken som førte til årboken. Årboken kan ikke slettes eller endres i og med at den i original er et fysisk publisert dokument. Linken til den kan heller ikke slettes uten at jeg og sikkert mange andre ville etterlyst den. Om den derimot ble endret ville den være aktiv for alle som benytter linken på websiden, mens lesere av denne boken ikke ville kommet noen vei hvis de hadde skrevet inn linken på sin pc eller senere klikket på linken i den planlagte e-bok utgaven. Det er foretatt en liten endring, 2010 (årstallet) står i den nye linken to ganger istedenfor en gang - som burde være tilstrekkelig – jf den nå virkningsløse linken nedenfor.

Er dette en tilfeldighet eller er det en konsekvens av at jeg sendte en e-post til Kreftregisteret 25. juni 2013 med oppfordring til dialog om min oppdagelse? E-posten ble ikke besvart, men linken til beviset for bokens alvorligste anklage mot Kreftregisterets praksis ble altså endret.

http://www.kreftregisteret.no/Global/Cancer%20in%20Norway/CIN_2010_with_Sp ecial_Issue_clustering_of_cancer_web.pdf

[45] "Naivt" er muligens her misvisende ettersom det handler om en fremtidstro basert på statistikker som *feilaktig* viser fremgang. Derimot blir det riktig ordbruk i sammenligning med miljøkatastrofen vi kan gå mot. Dessuten antar jeg det ligger en form for naivitet til grunn for at blant annet vår forrige statsminister, Jens Stoltenberg, under valgampen i 2013 uttrykte stor tilfredshet med det han *tror* er store fremskritt med henyn til kreftsykdommenes dødelighet. Hvordan dette har kommet til uttrykk har fått plass i bokens epilog der mer dokumentarisk materiale fra hendelser i tiden før bokens utgivelse blir referert.

[46] Først seks år senere fant en gruppe kreftforskere i Oxford den vitenskapelige forklaringen på at dette kunne skje. Detter er kort referert i 1. kapittel, i avsnittet i kursiv og mot slutten av bokens epilog.

[47] Knut Hamsun var nok en gang en trøst å ty til når det jeg sa ble behandlet som om det var sauebreking.

[48] Her er jeg på gyngende grunn, og hvor jeg må nøye meg med et «kanskje» av mangel på 1. hånds kunnskap. Og jeg må dessuten overse, dvs. utelate fra bøkene det jeg egentlig helst ville ha skrevet om: Alle de som i samme ånd og ambisjon sprer et helsevesen utelukkende fokusert på pasientenes ve og vel.

[49] At det frem til ny lov i 2003 ("Lov om alternativ behandling", jf. http://lovdata.no/dokument/NL/lov/2003-06-27-64) forholdt seg slik, og at denne delvise tilbaketrekningen av de forutsetningene den såkalte kvakksalverloven baserte seg på, gjør at vi kan kategorisere dette som en del av "den mørke historien" som moderne medisin har bak seg, eksemplifisert ved årelating, elektrosjokk, lobotomi med mere. At holdningen ikke har endret seg merkbart etter 2003, er den delen av den mørke forhistorien som dessverre i høyeste grad er levende blant leger og "folk flest" og er en stor tragedie for dem dette primært rammer, de såkalte døende pasientene. For denne pasientgruppen er forestillingen om kreftens irreversibilitet et skjebnesvangert dogme, som av hensyn til nettopp disse pasientene burde fjernes gjennom opplysningkampanjer og en omlegging av kreftomsorgen til en omsorg som

i mye større grad enn tidligere inspirerer kreftpasientene på alle stadier av sykdommen til livsstilsendringer og til eventuelt også å søke *naturlig kreftomsorg inklusive naturlig kreftbehandling* som supplerende behandling til den sykehusene til enhver tid velger å tilby pasientene.

[50] Jeg vil understreke det som sies like ovenfor, nemlig at sykehuset ikke har kunnet hjelpe med *selve sykdommen*, noe som burde være innlysende, da det å overleve sykdommen er pasientens altoverskyggende hensikt med å søke behandling. Dette utelukker ikke at sykehusene har hjulpet pasientene på andre måter, spesielt med å forlenge levetiden. Men i og med at man aldri kan vite om den generelt helsenedbrytende behandlingen er en del av de omstendighetene som har vært utslagsgivende for at sykdommen får overtaket, står vi overfor et så "tåkelagt" problemkompleks at det meste som sies og skrives, blir fruktesløse spekulasjoner. Dette skyldes ikke minst det faktum at det ikke finnes forskning som evaluerer behandlingen på en slik måte at den blir sammenlignet med en alternativ eller ingen behandling overhodet. Jeg er oppmerksom på at dette har etiske årsaker. I boken har jeg påvist måter å overvinne disse hindringene på ved blant annet i kapittel 12 ("Anekdotiske helbredelser og naturlig kreftbehandling") å henvise til Hirnreises forskning omkring denne pasientgruppen.

[51] "Et stort antall" må ses på bakgrunn av at sykehusene selv fastslår en terminal pasients mulighet for å overleve – ved det de betegner som anekdotisk helbredelse –, til 0 – null – eller 1 av 100 000 tilfeller (kilder: onkolog Gustafson og Wikipedia). At Hirnreise har intervjuet cirka 600 pasienter som har overlevd diagnosen "terminal kreftpasient", for så å etterprøve det de oppgir som årsak til helbredelsen, bekrefter uansett at diagnosen generelt er så upresis og ikke minst så destruktiv at den burde erstattes av informasjon om hvilke kjente strategier som kan hjelpe pasienten med å bli frisk også i dette stadiet av sykdommen.

[52] Ifølge Ben Gold Acre i boken *Bad Science*, 2012 (norsk oversettelse: "Kvakksalverne", Oslo, Gyldendal 2012) – en mediakjent kritiker av alt som utgir seg for å være vitenskap – har de største amerikanske legemiddelprodusentene en fortjeneste på 1 200 000 000 000 kroner årlig.

[53] Følgende lenke viser eksempler på skjult markedsføring som er avslørt: http://dgesel.wordpress.com/2009/08/10/hello-world/. Imidlertid gjenstår spørsmålet om hvilke metoder som ennå ikke er avslørt.

[54] 4. februar 2013 sendte SVT Rapport en reportasje fra Rikshospitalet i Stockholm, hvor en professor konkluderte med at tilbakeholdte studier som er negative for legemiddelprodusentene generelt, er det største problemet knyttet til godkjenningen av legemidler i Sverige. Jeg kan tilføye at amerikanske nettsteder har fokusert på at kreftmedisinprodusentene ikke kan reprodusere et flertall av de studiene som i sin tid sørget for at medisinene ble godkjent. Med andre ord handler det om et mer systematisk bedrag enn det som tidligere er referert av NRK. Dette gjelder spesielt en relativt ny flom av medisiner med den folkelige betegnelsen "lykkepiller" eller antidepressiva. I dette tilfellet har det blitt avslørt at de minst gunstige studiene som ble foretatt før godkjenningen av medikamentene, ble hemmeligholdt. En

258

konsekvens av dette er at nye studier etter et par tiårs bruk viser at medisinen ikke har noen påviselig gunstig effekt på flere enn én av fem pasienter.

Det kan også være på sin plass å minne om den største studien som er gjennomført på effekten av cellegifter i Australia og USA (referert i note 64), og hvor det bare kan påvises varig effekt på vel 2 % av kreftpasientene som gis disse medisinene.

[55] Det er i Tyskland kampen mot direktivet har vært sterkest, og hvor det er foretatt slike beregninger. Årsaken er at alternative og naturlige medisiner har en helt annen utbredelse her enn i de fleste andre EU-land. På grunn av direktivet risikerer nå en ikke ubetydelig andel av landets kreftpasienter å bli henvist til svartebørsen for å kunne fortsette med sine medisiner, som de – med rette eller urette – er overbevist om hjelper dem i kampen mot sykdommen og døden. Dette forutsetter at direktivet virkelig blir fulgt opp av aktørene på dette markedet og myndighetene som skal håndheve det. I og med EØS-avtalen gjelder direktivet også Norge.

[56] I oppdragsforskning kan økonomisk binding til en oppdragsgiver lettere føre til at forskeren velger andre prioriteringer enn han hadde gjort hvis han hadde arbeidet for en offentlig eller institusjonell oppdragsgiver.

[57] Fase to av den kliniske utprøvingen skjer gjerne med cirka 200 personer. Dersom denne viser signifikant effekt, avsluttes utprøvingen med større randomiserte forsøk for blant annet bedre å kartlegge medikamentets bivirkninger.

[58] Av innlysende årsaker har det vært umulig for meg å etterprøve det nøyaktige antallet av disse studiene og deres kvalitet. For en sammenfatning av dem henviser jeg til Paul Claytons bok *Helseguiden*. Jf. ovenfor note 44.

[59] NRK P2, "Sånn er livet", oktober 2010 (nå "Ekko").

[60] Såkalt fagfellevurdering. Jf. "Cancer and the Hidden Tradition: Is There a Role for Acupuncture Beyond Adjunctive", *Medical Acupuncture* (nummer 1, 2011). Jf. http://www.paradoxpublishing.com/assets/files/publications/articles/aama/vol-23-1-cancer.pdf
Siste halvdel av artikkelen, fra s. 45, er beskrivelser med referanse til Thoresens behandlingsmetode.

[61] Artikkelen burde etter mitt syn vekke interesse hos fagpersoner med respekt for vitenskapelige publikasjoner i de høyest graderte fagtidsskriftene. De publiserer nemlig aldri artikler som ikke er grundig etterprøvd, både med hensyn til innholdet og forfatteren, og som ikke er ansett som nyvinninger innenfor det aktuelle forskningsfeltet.

[62] I siste gjennomgang av manus kom jeg på at jeg bare hadde hundeeierens ord for at platecellekreft er uhelbredelig, og søkte derfor på nettet. I tillegg til beskrivelser av sykdommen kom også hun jeg hadde snakket med på en for meg ukjent nettside: http://www.madamim.net/_Old_MadaMim/ArtikkelFanta-HTML/ArtkkelFantaMai2007.html!

[63] Når ordet studie benyttes i teksten, er det med uttrykkelig forbehold om at den må

regnes som amatørmessig. Thoresen tar også forbehold om bruk av tittelen "forsker" om ham selv. Denne kan ha flere betydninger. Ikke minst innebærer den en formell kompetanse han ikke har.

[64] Det vil nok også dempe diskusjonen om at akupunktur ikke har effekt når det kan påvises i blodprøven at *noe* skjer, og at dette *noe* igjen i laboratoriet kan bli bevist å ha effekt på bakterier, virus og andre mikroorganismer som har medført helseplagene.

[65] "Bare" i denne sammenhengen er et relativt begrep. Det viser til at det store gjennombruddet forut for publisering er gjort, men at oppdagelsen også vil kreve mye supplerende forskning, blant annet av andre forskere. Dette er det ikke "bare bare" å få gjennomslag for i dagens situasjon. Jeg håper og tror oppdagelsen kan legge grunnlaget for en fremtidig forskningsinnsats innen offentlig styrt og betalt forskning dersom – eller forhåpentligvis når – metodens effekt på kreft i større omfang blir anerkjent.

[66] Se en begrunnelse for dette et par sider lenger frem i teksten.

[67] Det vil si i de tilfellene hvor det å fjerne kreftsvulsten ved operasjon ikke blir vurdert å ha noen helbredende effekt fordi svulsten for eksempel i for stor grad har infiltrert omkringliggende organer eller annet kroppsvev. Jeg var selv et eksempel på denne kategorien høsten 2008, før Thoresen for tredje gang stanset kreftutviklingen og fikk svulsten til å minke, slik at det ved neste CT- og MR-undersøkelse ikke lenger var problematisk å fjerne den.

[68] Her skal det presiseres at ikke alle pasienter responderer på akupunkturbehandlingen, noe som ifølge Thoresen er en generell usikkerhetsfaktor ved all akupunkturbehandling.

[69] Jf. for eksempel doktorgradsstipendiat Jill Hervik ved Sykehuset i Vestfold, som tar sin doktorgrad på temaet "akupunkturbehandling på sykehus". Under et møte i oktober 2012 orienterte hun meg om et forskningsprosjekt som har ført til at sykehuset i flere år har benyttet en akupunkturbehandling som går ut på annet enn bare å lindre smerte. Behandlingen baserer seg på lignende prosesser som de som ligger til grunn for Thoresens behandlingsmetode, ved at de stimulerer kroppens evne til selvhelbredelse. Hervik kunne fortelle at det er to årsaker til et såpass radikalt skritt ut på broen mellom østlig og vestlig medisin, som utgjør et av gjennomgangstemaene i denne boken:

- En studie gjennomført på Henry Ford Hospital i Detroit og presentert på *European Breast Cancer Conference* i Berlin, april 2008,
- og en mindre studie gjennomført på Sykehuset i Vestfold av Jill Hervik og Odd Mjåland, kirurg ved Sørlandet Hospital, Kristiansand. Jf. note 56 og 57.

[70] Jf. kapittel 4: "Hvem er Are Thoresen?"

[71] Av hensyn til en akutt problemsituasjon som utførlig beskrives i bokens epilog, vil ikke Thoresen at by og sykehus blir gjort kjent før en eventuell samarbeidsavtale

foreligger. Jeg kjenner de forberedelsene som er gjort for å få til dette samarbeidet, og tar det med i denne førsteutgaven av boken i håp om at et første forsøk med metoden på et sykehus og under medisinfaglig og vitenskapelig kontroll kan skje med en eller annen form for offisiell støtte fra Norge.

[72] Dvs. uten å samtidig gi cellegift, sannsynligvis *fluoropyrimedinbasert chemoterapi.* Jf. Felleskatalogen.no og søkeord Avastin.

[73] Jf. http://www.etablererkontoret.no/manedens-etablerer/margit-buen-bor-pa-en-liten-gard-i-ovre-bo-hvor-hun-na-er-i-gang-med-a-utvikle-sin-egen-virksomhet-hun-har-hatt-eget-firma-i-noen-ar-som-hun-har-drevet-ved-siden-av-utdanningen-men-na-onsker-h-2/, og www.margitbuen.no.

[74] Med litt godvilje og i ekstra runde tall kan den misvisende statistikken Kreftregisteret publiserer med navnet "Overlevelse" tolkes slik Stoltenberg gjør det. Problemet er ikke en raus avrunding, men at Kreftregisterets statistikk som vist i kapittel 14 ("Statistikk som sannhetsvitne") ikke viser noe som helst om hvor mange som overlever kreftsykdommen, men bare hvor mange som overlever i minst fem år etter diagnosen. Gjennomsnittlig restlevetid *for dem som dør av sykdommen, er nærmere 9 år.* Så fremdeles overlever bare 1 av 2 kreftsykdommene eller mer presist 52,3 % (etter mine utregninger).

[75] Thoresen har ingen annen innflytelse på forsøket enn at han utfører selve behandlingen av hundene. Forsøket ledes, overvåkes og bedømmes av uavhengige fagpersoner, hvis oppgave er å anerkjenne forsøkets vitenskapelige kvalifikasjoner slik at det kan være emne for en objektiv faglig studie.

[76] Jf.
https://www.forskerforbundet.no/Global/hjernekraftverk/Plakat_JohanMoan2.jpg

[77] Ifølge Skavland, en fast gjest i NRK når uautorisert medisin diskuteres, overlever nå 76 % av norske kreftpasienter sykdommen, altså i overkant 3 av 4. Og ikke 2 av 3, slik vår forrige statsminister hevdet i valgkampen, eller 1 av 2, som er den nakne kjensgjerningen.

Hvor har Skavland sine tall fra? Dette utfordrer jeg ham til å gjøre rede for, overfor NRK og alle oss som både stoler på radioen og årets allmennleger. At jeg velger en slik fremgangsmåte, skyldes ikke alene hans feilinformering, men at han er et takknemlig eksempel på fagpersoner som selv gjør det de beskylder kolleger med andre synspunkter enn sine egne for å gjøre, nemlig å legge frem tall og påstander de ikke har vitenskapelig belegg for.

Selv om Skavland uttrykkelig sa "i Norge", mistenker jeg ham for å referere den amerikanske statistikken, som et av de siste årene medførte at USA plutselig gjorde det *tilsynelatende* mye bedre enn alle europeiske land med hensyn til resultatene av kreftbehandlingen. Dette skyldes en enda dristigere manipulering med kreftstatistikken enn den det norske kreftregisteret har bedrevet. Begge er utførlig beskrevet i kapittel 13: "Statistikk som sannhetsvitne".

[78] Jf. kapitlet «Gåten og løsningen» hvor det fremgår at løsningen ikke finnes i utforskningen av symptomene, det som har gått galt, men i det som går riktig for seg

261

og som vi enkelt uttrykt finner i vårt immunforsvar mot kreft.

www.ingramcontent.com/pod-product-compliance
Lightning Source LLC
Chambersburg PA
CBHW021421170526
45164CB00001B/45